临床诊疗指南

肾脏病学分册

中华医学会　编著

人民卫生出版社

图书在版编目（CIP）数据

临床诊疗指南．肾脏病学分册 / 中华医学会编著．—北京：人民卫生出版社，2011.6

ISBN 978-7-117-12443-0

Ⅰ.临… Ⅱ.中… Ⅲ.①临床医学－指南②肾疾病－诊疗－指南 Ⅳ.R4-62 R692-62

中国版本图书馆 CIP 数据核字（2009）第 215659 号

人卫智网	**www.ipmph.com**	**医学教育、学术、考试、健康，购书智慧智能综合服务平台**
人卫官网	**www.pmph.com**	**人卫官方资讯发布平台**

策划编辑 杜 贤 姚 冰 周春桃 刘 盛 兰 南 刘艳梅
责任编辑 邬 洁 刘艳梅
封面设计 郭 淼
版式设计 何美玲

临 床 诊 疗 指 南
肾脏病学分册

编　　著：中华医学会
出版发行：人民卫生出版社（中继线 010-59780011）
地　　址：北京市朝阳区潘家园南里 19 号
邮　　编：100021
E - mail：pmph @ pmph.com
购书热线：010-59787592　010-59787584　010-65264830
印　　刷：北京虎彩文化传播有限公司
经　　销：新华书店
开　　本：787 × 1092　1/16　　**印张：**23
字　　数：425 千字
版　　次：2011 年 6 月第 1 版　2024 年 12 月第 1 版第 15 次印刷
标准书号：ISBN 978-7-117-12443-0
定　　价：48.00 元
打击盗版举报电话：010-59787491　E-mail：WQ @ pmph.com
质量问题联系电话：010-59787234　E-mail：zhiliang @ pmph.com
数字融合服务电话：4001118166　E-mail：zengzhi @ pmph.com

内容提要

本书是在卫生部、中华医学会领导下，中华医学会肾脏病学分会组织全国临床一线专家编写。全书共五十六章，分别对原发性、继发性肾小球疾病和肾间质疾病以及慢性肾衰竭及其并发症的临床表现、诊断要点和治疗原则与方案进行了系统、详细阐述。本书编写过程中，力求科学性、新颖性和实用性，参考了国内外肾脏疾病诊治指南、专家共识和最新资料，与国际接轨，体现当今肾脏疾病先进的诊疗水平；从我国临床实际情况出发，符合国内肾脏疾病临床诊疗需求。本书对于规范、指导我国肾脏疾病的临床诊疗工作，具有重要参考价值。

本书内容新颖、系统，科学规范，实用性强，是临床医生和相关医疗行政管理人员必备的参考书籍。

序

在卫生部的领导和财政部的支持下，中华医学会、中华口腔医学会和中华护理学会组织了50多个专科分会的医学专家和学者编写出版了这套《临床技术操作规范》与《临床诊疗指南》。这是我国医疗卫生工作中的一件具有里程碑意义的大事。我为此感到由衷的高兴，并表示热烈祝贺。

当前医学科学技术迅猛发展，新理论、新技术、新设备不断涌现，医学模式的转变，人口的老龄化，疾病谱的变化为临床医学提供了新的发展机遇，也带来新的挑战，对临床医务人员提出了新的更高的要求。《临床技术操作规范》与《临床诊疗指南》总结了我国医学专家多年的临床实践经验，凝聚了我国老、中、青三代医务人员的智慧，同时吸纳了循证医学证实了的医学科技进展。《临床技术操作规范》与《临床诊疗指南》的出版适应了当代发展的需求，将进一步指导和规范医务人员的诊断、治疗、护理等业务工作行为，有章可循。广大医务工作者要认真学习、执行《临床技术操作规范》和《临床诊疗指南》，为人民群众提供高质量的医疗服务。这必将对提高医疗质量，保障医疗安全发挥重大的作用。《临床技术操作规范》与《临床诊疗指南》的出版发行也为卫生行政部门加强医疗服务的监管提供了科学的依据。

编写《临床技术操作规范》与《临床诊疗指南》是一项艰巨浩大的工程。参加编写的专家来自全国各地，有已为我国医疗卫生事业做出重要贡献的老一辈专家，也有在医、教、研领域担当重任的中年学者，还有冉冉升起的医学新星。在编写过程中，专家们尽心尽责，严肃认真，保证了《临床技术操作规范》与《临床诊疗指南》的科学性和可操作性。我代表卫生部并以我个人的名义对中华医学会、中华口腔医学会、中华护理学会和各位编写专家表示衷心的感谢。

现代医学科技发展日新月异，循证医学成果推陈出新。《临床技术操作规范》与《临床诊疗指南》第一版难免存在不足。中华医学会、中华口腔医学会和中华护理学会要结合新成果和广大医务工作者对第一版提出的不足之处，对《临床技术操作规范》与《临床诊疗指南》定期修订，使其日臻完善。

卫生部部长

2008年12月2日

序

在国家卫生部的重视和领导下，中华医学会组织编写的《临床诊疗指南》出版了。这是继《临床技术操作规范》出版后，我国医疗卫生管理界的又一项开创性的出版工程。这部旨在指导全国广大医务工作者临床诊疗行为的巨著的成功出版，是全国军地医疗卫生界数千名专家教授精诚合作的成果。我谨代表全军广大卫生人员，向为本书编写和出版工作付出辛勤劳动的军地医学专家、中华医学会和人民卫生出版社，致以崇高的敬意和衷心的感谢!

出版与《临床技术操作规范》相配套的《临床诊疗指南》，是加强医院科学化管理、保证正常医疗秩序、提高医疗工作质量的前提。随着当代医药科技的迅猛发展，信息技术、生物技术和其他高新技术在各领域的广泛应用，临床诊疗新理论、新技术、新方法不断涌现，医学学科之间、医学学科与人文社会学科之间也广泛相互渗透、影响，形成了一大批引人注目的医学新学科。同时，人口的老龄化、疾病谱的变化、全民卫生保健意识的不断增强，特别是随着国家医改的逐步深入，对广大医务工作者的临床诊疗技术和执业能力提出了更高的要求。学习新理论，掌握新技术，不断提高诊治水平，是军地广大医务人员所面临的共同任务，更是提高我国医疗事业整体水平的紧迫需要。

中华医学会组织编写的这部《临床诊疗指南》，全面、系统地介绍了医学科学的最新进展，既有科学可靠的临床诊断标准，又有优化先进的临床治疗方案，充分体现了科学性、先进性、权威性的有机统一，这部巨著的出版，对于加强军队医院科学化管理，保证正常医疗秩序，提高医疗工作质量，确保医疗安全，都具有重要的指导意义。我希望，军队各级医疗机构以及全体医疗工作者，在严格执行《临床技术操作规范》的同时，重视抓好《临床诊疗指南》的学习和使用。以一流的业务技术，一流的医疗质量，一流的服务水平，为广大患者提供更优质的服务，为繁荣我国军地卫生事业，不断做出更大的贡献。

总后勤部卫生部部长 張雁灵

2008 年 12 月

前　　言

《临床诊疗指南》是由国家财政部支持、卫生部领导、中华医学会组织编写的指导全国临床医务人员诊断治疗行为的第一部医学学术巨著。

现代临床医疗工作随着信息技术、生物技术和其他高新技术的发展和应用，临床新技术不断涌现，各相关学科的专业分化和交叉更加明显，对疾病的预防、诊断、治疗和转归、康复的认识更加深入，推动着临床医疗事业日新月异的向前发展。尤其是近年发展起来的循证医学采用信息技术，经过大样本的分析研究，在取得充分可靠证据的基础上，提出科学可靠的诊疗方案，实现优化的临床诊断治疗。人类疾病纷繁复杂，病人的病情千变万化，探求疾病预防、诊断、治疗、转归、康复的规律，是对广大医务人员的挑战，更是面临着新的发展机遇。

随着我国社会主义市场经济和社会事业的协调发展，人民生活水平的不断提高，对医疗服务的质量和水平提出了愈来愈高的要求。医务人员必须具备全面的医学理论知识、熟练的医疗技术操作能力、丰富的临床实践经验和良好的医德；要不断更新知识和技术，提高临床诊断治疗水平才能胜任临床医疗工作；要在医疗过程中对每一个病人进行连续、严密的观察，及时准确地做出分析、判断和处理，提供规范化服务。

为了满足广大医务人员学习提高业务水平的需要，对医务人员临床诊断、治疗工作进行具体的指导，使诊疗行为有章可循、有据可依，以有利于提高医务人员的综合素质，提高医疗服务的质量，有利于加强医疗工作的管理，有利于提高人民群众的健康水平，制定符合我国国情的临床诊断治疗指南，成为我国医疗事业发展过程中的一件大事。正是基于这样的考虑，在国家财政部的支持下，卫生部委托中华医学会组织专家编写了《临床诊疗指南》。

自 2001 年开始，《临床诊疗指南》在卫生部的领导下，中华医学会牵头组织了中华口腔医学会和临床专业密切相关的 56 个专科分会，由数千名专家教授历经 4 年编写而成。《临床诊疗指南》内容丰富翔实，具有科学性、权威性、先进性、指导性的鲜明特点，供全国各级医疗机构及其医疗专业人员在临床医疗工作中参照使用。大家在实践中如发现有什么问题或意见和建议，希望能及时反馈给中华医学会，以便再版时进行修订。

《临床诊疗指南》按学科以分册的形式将陆续出版发行。

中华医学会

2004 年 9 月

临床诊疗指南

领导小组名单

组　长　陈　竺

副组长　黄洁夫　王国强　马晓伟　陈啸宏　刘　谦　尹　力
张雁灵　陈新年　钟南山

成　员（以姓氏笔画为序）

王　羽　王正国　王忠诚　王海燕　王澍寰　巴德年
史轶蘩　白书忠　朱晓东　庄　辉　刘　俊　刘彤华
刘雁飞　汤钊猷　祁国明　买买提明·牙生　李兰娟
李秀华　吴孟超　吴明江　吴咸中　邱贵兴　沈倍奋
张震康　陆道培　陈可冀　陈香美　陈洪铎　金连弘
郝希山　胡亚美　顾玉东　高润霖　郭应禄　韩济生
韩晓明　戴建平　魏于全

领导小组办公室

主　任　张宗久　韩晓明（兼）

副主任　赵明钢　姜永茂

临床诊疗指南

编辑委员会名单

临床诊疗指南·肾脏病学分册

编写说明

肾脏病是常见病和多发病，人群中慢性肾脏病患病率超过10%，并且肾脏病病种繁多、治疗方案不一，因此制定肾脏病的临床诊治指南，实施规范化肾脏病诊治，对提高肾脏病诊疗水平、保障国民健康非常重要。

在中华医学会领导下，第七届中华医学会肾脏病学分会组织学会常委、委员和青年委员，以及部分临床一线工作的专家亲自执笔，历时两年编写了《临床诊疗指南·肾脏病学分册》。本书编写强调了以循证医学为基础，参考了国内外肾脏病临床指南、教科书、专著以及最新资料，力求与国际接轨，体现国内外肾脏病诊治的先进水平，保证《指南》的科学性；另一方面，本书编写中也同时强调实用性，顾及我国各级医院肾脏病临床诊治的实际情况，尽可能达到指导临床医生诊治肾脏病的作用。本书包括了肾脏病的常见病和多发病，希望能够借此规范肾脏病临床诊治，提高我国肾脏病的临床诊治水平。

在本书编写过程中，多方面征求了肾脏病领域的专家、学者意见，多次召开编委和编者会议，对书稿进行充分讨论；在此基础上由责任编者亲自修稿，共同定稿，力求本书的科学性和实用性。但由于肾脏病专业涉及病种较多，某些疾病在国际上也缺少多中心、大样本、前瞻和随机对照研究，循证医学证据不足，因此本书编写更多地是汇集了专家们的诊疗经验和共识，难免存在疏漏，仅供同道参考。

特别需要强调的是《临床诊疗指南·肾脏病学分册》是集体智慧的结晶，凝集了全体编委和编者的心血和智慧，体现了中华医学会肾脏病学分会和谐、协作和奉献的精神。

中华医学会
肾脏病学分会 主任委员

2011年3月

临床诊疗指南·肾脏病学分册

编著者名单

主　　编 陈香美　院士　解放军总医院

常务编委（按姓氏笔画排序）

丁小强　教授　复旦大学附属中山医院
王力宁　教授　中国医科大学附属第一医院
刘　健　教授　新疆医科大学附属第一医院
刘伏友　教授　中南大学湘雅二医院
刘志红　院士　南京军区总医院
李　英　教授　河北医科大学第三医院
李学旺　教授　中国协和医科大学北京协和医院
余学清　教授　中山大学附属第一医院
陈　楠　教授　上海交通大学附属瑞金医院
陈江华　教授　浙江大学医学院附属第一医院
郑法雷　教授　中国协和医科大学北京协和医院
侯凡凡　教授　南方医科大学南方医院
顾　勇　教授　复旦大学附属华山医院
黄颂敏　教授　四川大学华西医院
梅长林　教授　第二军医大学附属长征医院
章友康　教授　北京大学附属第一医院

编　　委（按姓氏笔画排序）

丁国华　教授　武汉大学人民医院
王　莉　教授　四川省人民医院
王汉民　副教授　第四军医大学西京医院
王俭勤　教授　兰州大学第二医院
史　伟　教授　广东省人民医院
白光辉　教授　青海医学院附属医院

邢昌赢　教授　江苏省人民医院
刘加林　主任医师　贵州省人民医院
刘章锁　教授　郑州大学第一附属医院
李文歌　主任医师　中日友好医院
李荣山　教授　山西医科大学附属第二医院
李晓玫　教授　北京大学附属第一医院
李海英　主任医师　西藏自治区第一人民医院
吴　华　教授　北京医院
张　玲　教授　重庆医科大学第二临床学院
张金黎　主任医师　云南省第一人民医院
张爱平　教授　济南军区总医院
陈　建　主任医师　南京军区福州总医院
陈孟华　教授　宁夏医学院附属医院
苗里宁　教授　吉林大学第二医院
林　珊　教授　天津医科大学总医院
赵久阳　教授　大连医科大学附属第二医院
郝　丽　教授　安徽医科大学附属医院
胡　昭　教授　山东大学齐鲁医院
钟良宝　教授　海南医学院附属医院
袁伟杰　教授　上海交通大学附属第一人民医院
倪兆慧　教授　上海交通大学附属仁济医院
涂卫平　教授　江西医学院第二附属医院
梦雅平　教授　内蒙古医学院第一附属医院
龚智峰　主任医师　广西壮族自治区人民医院
解汝娟　教授　哈尔滨医科大学第一附属医院

编　　者（按姓氏笔画排序）

丁　洁　教授　北京大学附属第一医院
丁小强　教授　复旦大学附属中山医院
王　梅　教授　北京大学人民医院
王力宁　教授　中国医科大学附属第一医院
王伟铭　教授　上海交通大学附属瑞金医院
毛海萍　教授　中山大学附属第一医院
史　伟　教授　广东省人民医院
付　平　教授　四川大学华西医院

刘必成　教授　东南大学附属中大医院
刘伏友　教授　中南大学湘雅二医院
刘志红　院士　南京军区总医院
孙雪峰　教授　解放军总医院
李　英　教授　河北医科大学第三医院
李文歌　主任医师　中日友好医院
李学旺　教授　中国协和医科大学北京协和医院
李荣山　教授　山西医科大学第二医院
李雪梅　教授　中国协和医科大学北京协和医院
吴　镝　副教授　解放军总医院
何娅妮　教授　第三军医大学大坪医院
张　宏　教授　北京大学附属第一医院
陈　楠　教授　上海交通大学附属瑞金医院
陈　靖　教授　复旦大学附属华山医院
陈江华　教授　浙江大学医学院附属第一医院
陈香美　院士　解放军总医院
陈晓农　副教授　上海交通大学附属瑞金医院
陈惠萍　教授　南京军区总医院
林洪丽　教授　大连医科大学附属第一医院
季大玺　教授　南京军区总医院
郑法雷　教授　中国协和医科大学北京协和医院
赵明辉　教授　北京大学附属第一医院
胡伟新　教授　南京军区总医院
顾　勇　教授　复旦大学附属华山医院
倪兆慧　教授　上海交通大学附属仁济医院
黄颂敏　教授　四川大学华西医院
黄锋先　教授　中山大学附属第一医院
梅长林　教授　第二军医大学长征医院
章友康　教授　北京大学附属第一医院
谢院生　教授　解放军总医院
蔡广研　教授　解放军总医院

责任编者（按姓氏笔画排序）

丁小强　教授　复旦大学附属中山医院
王力宁　教授　中国医科大学附属第一医院

刘　健　教授　新疆医科大学附属第一医院
刘志红　院士　南京军区总医院
李　英　教授　河北医科大学第三医院
张景红　教授　解放军第八十五医院
余学清　教授　中山大学附属第一医院
陈　楠　教授　上海交通大学附属瑞金医院
陈香美　院士　解放军总医院
郑法雷　教授　中国协和医科大学北京协和医院
袁伟杰　教授　上海交通大学附属第一人民医院
顾　勇　教授　复旦大学附属华山医院
倪兆慧　教授　上海交通大学附属仁济医院
黄颂敏　教授　四川大学华西医院
章友康　教授　北京大学附属第一医院
蔡广研　教授　解放军总医院

目　　录

第一章　急性肾炎综合征

【概述】

急性肾炎综合征（acute nephritic syndrome）是由多种疾病引起的一组临床症候群，其共同的临床特点表现为：急性发作的血尿、蛋白尿、水肿和高血压，可以伴有一过性肾功能不全。

急性肾炎综合征可见于各种肾小球疾病，主要包括：

1. 感染性疾病　急性感染后肾小球肾炎最为常见，其中以急性链球菌感染后肾炎最为典型。此外，偶见于其他细菌或病原微生物感染之后，如细菌、病毒、立克次体、螺旋体、支原体、真菌、原虫及寄生虫等引起的相关性肾炎。

2. 原发性肾小球疾病　如 IgA 肾病和非 IgA 系膜增生性肾炎、膜增生性肾炎以及新月体性肾炎的起病时或病程的某个阶段。

3. 继发性肾小球疾病　如系统性红斑狼疮、过敏性紫癜肾炎以及部分小血管炎和冷球蛋白血症等全身系统性疾病的肾脏受累。

临床上初步确定患者为急性肾炎综合征后，需要进一步明确其病因。尤其需要指出的是，急性肾炎综合征与急性肾炎是完全不同的概念，后者常特指急性链球菌感染后肾炎。

【临床表现】

急性肾炎综合征是一组临床症候群，病因不同，临床表现各异，但其共同的临床表现是：急性起病，几乎所有患者都有血尿（约 30%可为肉眼血尿），可呈轻度到中度的蛋白尿（部分患者可达肾病范围的蛋白尿），可有管型尿（红细胞管型、颗粒管型等），80%的患者有水肿和高血压，可以伴有一过性肾功能不全（表现为尿量减少和氮质血症），严重时可因水钠潴留而引起充血性心力衰竭、肺水肿和脑水肿。

【诊断要点】

1. 典型的临床表现　急性发作的血尿、蛋白尿、水肿和高血压，可以伴有一过性肾功能不全。

2. 鉴别诊断　应注意临床上表现为急性肾炎综合征的患者需要进一步明确其病因。表 1-1 列出了表现为急性肾炎综合征的常见肾小球疾病及其鉴别要点。

表 1-1 表现为急性肾炎综合征的常见肾小球疾病及其特点

疾　病	前驱感染	潜伏期	临床过程	多系统受累	低补体血症	其他特点
急性链球菌感染后肾炎	有	1～3周	自限性	无	一过性（8周）	抗链“O”升高
病毒感染后肾炎	有	多为3～5天	多为自限性	可有	无	可有病毒抗体阳性
急进性肾炎	可有	—	急骤进展	无	可有	血清抗肾小球基膜（GBM）抗体阳性提示抗GBM病；抗中性粒细胞胞质抗体（ANCA）阳性提示系统性小血管炎
系膜增生性肾炎（IgA型或非IgA型）	有	数小时至数天	反复发作	无	无	IgA肾病时可有血清IgA升高
膜增生性肾炎	多数有	—	持续进展	无	常持续存在	多合并肾病综合征，可伴有冷球蛋白血症
狼疮肾炎	—	—	持续进展，反复发作	有	狼疮活动时存在	抗核抗体（ANA）、抗双链DNA（ds-DNA）、抗Sm抗体阳性
过敏性紫癜肾炎	可有	—	反复发作	可有	无	典型皮疹，可有关节、肠道受累

3. 辅助检查

（1）实验室检查：除了常规的实验室检查外，尤其要结合鉴别诊断进行相关化验（见表1-1），如一过性低补体血症和抗链球菌溶血素“O”（ASO）阳性提示急性链球菌感染后肾炎，血清抗GBM抗体阳性提示为抗肾小球基膜病，ANCA阳性支持系统性小血管炎，ANA阳性应考虑系统性红斑狼疮等自身免疫性疾病等。

（2）B超检查：多数表现为双肾增大或正常大小。

4. 肾活检病理学检查　除了大多数急性感染后肾小球肾炎（如急性链球菌感染后肾炎）经对症、支持治疗可缓解和恢复以外，其他以急性肾炎综合征为表现的原发性或继发性肾小球疾病在治疗方案上可能存在较大差异。因此，当临床过程不符合典型的急性感染后肾小球肾炎时应及时进行肾活检以明确诊断。

【治疗方案及原则】

应依照引起急性肾炎综合征的各种原发或继发性肾小球疾病的病因进行治疗（参见各个章节）。

第二章　急进性肾炎综合征

【概述】

急进性肾炎综合征是指在肾炎综合征（血尿、蛋白尿、水肿和高血压）基础上短期内出现少尿、无尿，肾功能急剧下降的一组临床症候群。病理改变特征为肾小球内新月体形成，又名新月体性肾炎。我国目前采用的新月体性肾炎的诊断标准为肾穿刺标本中50％以上的肾小球有大新月体（新月体占肾小囊面积50％以上）形成。本病病情危重，预后差，一般要求及时乃至急诊肾活检以力争早期诊断。如能早期明确诊断并根据各种不同的病因及时采取正确的治疗，可改善患者的预后。

急进性肾炎（rapidly progressive glomerulonephritis，RPGN）可以是原发性，也可以继发于其他肾小球疾病。除ANCA相关小血管炎和Goodpasture综合征以外，其他疾病如在IgA肾病、系统性红斑狼疮（SLE）、过敏性紫癜等基础上均可发生新月体性肾炎。

根据肾脏免疫病理检查，RPGN分为三种类型：抗肾小球基膜（GBM）抗体型（Ⅰ型）、免疫复合物型（Ⅱ型）和寡免疫沉积型（Ⅲ型）。

目前研究证实，除免疫复合物型新月体性肾炎以外，原发性RPGN中多数患者外周血中存在可资诊断和鉴别诊断的自身抗体。我国资料显示RPGN中约40％的患者血清ANCA阳性，约10％～20％为血清抗GBM抗体阳性。因此，在开展肾活检之前，检测上述自身抗体往往可以做到更为早期的诊断。

【临床表现】

1. 急性发病，血尿、蛋白尿、水肿和高血压。部分患者可发生肉眼血尿，尿沉渣可见红细胞管型。部分患者蛋白尿可达到肾病综合征范围。

2. 急性肾损伤　部分患者短期内出现少尿、无尿，肾功能多急剧恶化，部分患者可进展至尿毒症而依赖透析。

3. 多脏器受累　ANCA相关小血管炎和系统性红斑狼疮（SLE）患者可表现为多脏器受累，Goodpasture综合征可发生肺出血。

4. 其他原发病的表现　其他疾病如IgA肾病可有感染相关血尿和血清IgA水平升高，过敏性紫癜可有皮肤紫癜、关节痛和腹痛。

【诊断要点】

1. 急进性肾炎综合征　多为急性起病，在血尿、蛋白尿、水肿和高血压的基础上短期内出现少尿、无尿，肾功能急剧下降。

2. 肾脏病理　应尽快施行肾活检以明确诊断。肾穿刺标本中50%以上的肾小球有大新月体形成。

3. 鉴别诊断　临床上部分其他原因引起的急性肾损伤也可表现为急进性肾炎综合征，应注意鉴别。如血栓性微血管病、急性间质性肾炎和严重的毛细血管内增生性肾小球肾炎等。后者的治疗方案与新月体性肾炎存在较大差异。

4. 辅助检查

（1）一般实验室检查：血尿、蛋白尿，血肌酐进行性升高；可有与肾损害程度不平行的贫血；ANCA 相关小血管炎患者多有明显的红细胞沉降率（血沉）快和 C 反应蛋白（CRP）强阳性。

（2）血清自身抗体：血清抗 GBM 抗体阳性提示为抗肾小球基膜病，ANCA 阳性支持系统性小血管炎，ANA 阳性应考虑系统性红斑狼疮等自身免疫性疾病。

（3）B 超：双肾增大或正常大小。

【治疗方案及原则】

急进性肾炎综合征的治疗方案取决于是否为新月体性肾炎及其肾脏病理类型。

1. 明确病因后根据病理类型确定治疗方案，详见相关章节。

2. 支持、对症治疗。

3. 肾功能严重受累者可给予透析疗法。

第三章　慢性肾炎综合征

【概述】

慢性肾炎综合征（chronic nephritic syndrome）是指以蛋白尿、血尿、高血压、水肿为基本临床表现，可有不同程度的肾功能减退，起病方式各有不同，病情迁延，病变缓慢进展，最终将发展为慢性肾衰竭的一组肾小球疾病。由于本组疾病的病理类型及病期不同，主要临床表现可呈多样化，其诊断不完全依赖于病史的长短。我国以 IgA 肾病最多见。各种继发性肾脏病以及遗传性肾病也可表现为慢性肾炎综合征。慢性肾炎综合征持续数年，甚至数十年后，肾功能逐渐恶化并出现相应的临床表现（如血压增高、贫血等），最终发展至慢性肾衰竭。病变进展速度个体差异很大，病理类型是决定肾功能进展快慢的重要因素（如系膜毛细血管性肾小球肾炎进展较快，膜性肾病进展较慢），血压控制不好及持续大量蛋白尿者，肾功能恶化较快，但也与是否重视保护肾脏及治疗是否恰当有关。慢性肾炎综合征的主要原因是慢性肾小球肾炎（慢性肾炎），因此，本文主要介绍慢性肾炎。

【临床表现】

慢性肾炎可发生于任何年龄，但以青、中年男性为主。起病方式和临床表现多样。多数起病隐袭、缓慢，以血尿、蛋白尿、高血压、水肿为其基本临床表现，可有不同程度肾功能减退，病情迁延、反复，渐进性发展为慢性肾衰竭。

1. 临床起病特点

（1）隐匿起病：有的患者无明显临床症状，偶有轻度水肿，血压可正常或轻度升高，多通过体检发现此病。

（2）慢性起病：患者可有乏力、疲倦、腰痛、纳差、眼睑和（或）下肢水肿，伴有不同程度的血尿或蛋白尿，部分患者可表现为肾病性大量蛋白尿。也有的患者以高血压为突出表现，伴有肾功能正常或不同程度受损（肾小球滤过率下降）。

（3）急性起病：部分患者因劳累、感染、血压增高、水与电解质紊乱使病情呈急性发作，或用肾毒性药物后病情急剧恶化，经及时去除诱因和适当治疗后病情可一定程度缓解。

2. 实验室与影像学检查 实验室检查有尿检异常，尿蛋白常在1～3g/d，尿沉渣镜检为肾小球源性血尿，可见管型。

B型超声波检查早期肾脏大小正常，晚期可出现双侧对称性缩小，肾皮质变薄。

3. 肾脏病理 肾活检可表现为各种病理类型的肾小球疾病，病理检查对于指导治疗和估计预后具有重要价值。我国常见慢性肾炎的类型有系膜增生性肾小球肾炎（包括IgA肾病和非IgA系膜增生性肾小球肾炎）、局灶节段性肾小球硬化、膜性肾病及系膜毛细血管性肾小球肾炎等。

病变后期均可转化为硬化性肾小球肾炎，不同类型病理变化本身的特点可部分消失。

【诊断要点】

慢性肾炎的诊断并不完全依赖病史的长短，多数慢性肾炎其病理类型决定其起病即为慢性病程。一般而言，凡有尿检异常（血尿、蛋白尿、管型尿）、水肿及高血压病史，病程迁延，无论有无肾功能损害均应考虑此病，肾活检病理检查可确诊并有利于指导治疗。

慢性肾炎个体间差异较大，临床表现多样，易造成误诊。特别应注意某一表现突出者，如高血压突出者而易误诊为原发性高血压，增生性肾炎（如IgA肾病等）感染后急性发作者易误诊为急性肾炎，应予以鉴别，同时应注意除外继发性肾小球肾炎及遗传性肾小球肾炎。

慢性肾炎主要与下列疾病鉴别：

1. 无症状性血尿或（和）蛋白尿 轻型慢性肾炎应与无症状性血尿或（和）蛋白尿相鉴别，后者无水肿、高血压和肾功能减退。但某些无症状性血尿或（和）蛋白尿可以转化为慢性肾炎。鉴别有困难者可以进行肾活检。

2. 感染后急性肾小球肾炎 有前驱感染并以急性发作起病的慢性肾炎需与此病相鉴别。与感染后急性肾小球肾炎不同之处在于，慢性肾炎急性发作多在短期内（数日）病情急剧恶化，血清C3一般无动态变化。此外，两者的转归不同，急性肾小球肾炎1～2个月内多可自愈。

3. 原发性高血压肾损害 慢性肾炎血压明显增高者需与原发性高血压肾损害（即良性肾小动脉性硬化症）鉴别，后者多有高血压家族史，先有较长期高血压，其后再出现肾损害，远曲小管功能损伤（如尿浓缩功能减退、夜尿增多）多较肾小球功能损伤早，尿改变轻微（微量至轻度蛋白尿，可有镜下血尿及管型），常有高血压的其他靶器官（心、脑、视网膜）并发症。

4. 继发性肾小球肾炎 如狼疮肾炎、过敏性紫癜肾炎等，依据相应疾病的全身表现及特异性实验室检查（自身抗体阳性及其他免疫学异常），一般不难鉴别。

5. 遗传性肾炎（Alport 综合征） 常为青少年（多在 10 岁之前）起病，有阳性家族史（多为性连锁显性遗传），同时有眼（球形晶状体等）、耳（神经性聋）、肾（血尿，轻、中度蛋白尿及进行性肾功能损害）异常。

【治疗方案及原则】

慢性肾炎早期应该针对其病理类型给予相应的治疗，抑制免疫介导炎症，抑制细胞增生，减轻肾脏硬化，并应以防止或延缓肾功能进行性恶化、改善或缓解临床症状以及防治并发症为主要目的。

可采用下列综合治疗措施：

1. 积极控制高血压 可以防止肾功能减退或使已经受损的肾功能有所改善，防止心血管并发症，并改善远期预后。

（1）治疗原则

1）力争达到目标值：如尿蛋白＜1g/d，血压应该控制在 130/80mmHg 以下；对于蛋白尿≥1g/d，无心、脑血管并发症者及患者可以耐受的，血压应控制在 125/75mmHg 以下。

2）降压不能过低、过快，保持降压平稳。

3）一种药物小剂量开始调整，必要时联合用药，直至血压控制满意。

4）优选具有肾保护作用、能延缓肾功能恶化的降压药物。

（2）治疗方法

1）非药物治疗：限制饮食钠的摄入，伴高血压患者应限钠（＜3g/d），每日钠入量控制在 80～100mmol，降压药物应该在限制钠饮食的基础上进行；调整饮食蛋白质与含钾食物的摄入；戒烟，限制饮酒；减肥；适当锻炼等。

2）药物治疗：常用的降压药物有血管紧张素转化酶抑制剂（ACEI）、血管紧张素受体拮抗剂（ARB）、长效钙通道阻滞剂（CCB）、利尿剂、β受体阻断剂等。由于 ACEI 与 ARB 除具有降低血压作用外，还有减少尿蛋白和延缓肾功能恶化的肾保护作用，应优选。使用 ACEI 与 ARB 类药物应该定期检测血压、肾功能和血钾。部分患者首次应用 ACEI 与 ARB 两周左右出现血肌酐升高，需要检查有无危险因素，如果未超过基础水平的 30%，仍然可以继续应用。有双侧肾动脉狭窄者禁用。肾功能不全患者应用 ACEI 与 ARB 要慎重，尤其要注意防止高血钾。少数患者应用 ACEI 后有持续性干咳的不良反应，可以换用 ARB 类。

2. 减少尿蛋白并延缓肾功能的减退 蛋白尿与肾脏功能减退密切相关，因此应该严格控制。ACEI 与 ARB 具有降低尿蛋白作用，其用药剂量常需要高于其降压所需剂量。但应预防低血压的发生。

3. 限制食物中蛋白及磷的摄入　低蛋白与低磷饮食可以减轻肾小球高压、高灌注与高滤过状态，延缓肾小球硬化，根据肾功能的状况给予优质低蛋白饮食，保证进食优质蛋白质（动物蛋白为主）。在进食低蛋白饮食时，应适当增加碳水化合物的摄入以满足机体生理代谢所需要的热量，防止负氮平衡。限制蛋白入量后同样可以达到低磷饮食的作用。

4. 避免加重肾损害的因素　感染、低血容量、脱水、劳累、水电解质和酸碱平衡紊乱、妊娠及应用肾毒性药物（如氨基糖苷类抗生素、含有马兜铃酸中药、非甾体抗炎药、造影剂等），均可能损伤肾，应避免使用或者慎用。

5. 糖皮质激素和细胞毒药物　由于慢性肾炎是包括多种疾病在内的临床综合征，其病因、病理类型及其程度、临床表现和肾功能等差异较大，故是否应用应根据病因及病理类型确定。

6. 其他　抗血小板聚集药、抗凝药、他汀类降脂药、中医中药也可以使用。

第四章　肾病综合征

【概述】

肾病综合征（nephrotic syndrome，NS）是肾小球疾病的常见表现，由多种病因引起，其对治疗的反应和预后差异甚大。临床上不能仅满足肾病综合征的诊断，必须对其作出病因、病理、并发症乃至完整诊断，以提高肾病综合征治疗的缓解率，改善患者的预后。

引起原发性肾病综合征的病理类型有多种，以微小病变肾病、肾小球局灶节段硬化、系膜增生性肾炎、膜性肾病、膜增生性肾小球肾炎等几种类型最为常见。

肾病综合征的分类根据病因分为原发性和继发性，前者之诊断主要依靠排除继发性肾病综合征。继发性肾病综合征的病因常见于糖尿病肾病、狼疮肾炎、肾淀粉样变性、药物肾损害、肾肿瘤等。

【临床表现】

1. 症状和体征　可发生于任何年龄，发病前可有职业病史、有毒有害物接触史、服用药物或食物过敏史等情况，可继发于呼吸道、皮肤的感染、病毒性肝炎、肿瘤、糖尿病、系统性疾病等，起病可急骤也可隐匿，患者可有乏力、恶心、腰酸、食欲下降等，部分患者可无明显临床症状。除水肿、蛋白尿外，临床还可表现为血尿、高血压及不同程度肾功能减退。

其主要症状为水肿，特点是水肿首先出现于皮下组织较疏松部位，如眼睑、颜面等处，然后出现于下肢（常从踝部开始），多为指压凹陷性水肿，严重的可发展至全身，引起胸水、腹水、心包积液。水肿与体位有明显的关系，如出现一侧下肢与体位无关的固定性水肿，应怀疑下肢深静脉血栓形成。但也有部分患者水肿不明显。

2. 实验室检查　典型的肾病综合征实验室检查表现为：①大量蛋白尿（尿蛋白定量＞3.5g/d）；②低白蛋白血症（血浆白蛋白＜30g/L）；③高脂血症。

此外，尿沉渣镜检红细胞可增多，可见管型，肾功能正常或受损［肾小球滤过率（GFR）下降］，可伴免疫指标（抗核抗体、抗双链DNA、ANCA、免疫球蛋白等）、肿瘤指标（CEA、AFP、PSA等）、病毒指标（HBV、HCV、

HIV 等）、骨髓穿刺活检异常。肾穿刺活检可明确病理分型。

3. 肾病综合征的主要并发症

（1）感染：肾病综合征患者由于存在营养不良、免疫状态异常、激素及免疫抑制剂的应用，感染的机会增加。感染部位多发生在呼吸道、泌尿系统和消化道。常见的致病菌有肺炎球菌、溶血性链球菌和大肠埃希菌等，引起呼吸道感染（肺炎、支气管炎）、胸膜炎。其他如结核分枝杆菌、病毒（疱疹病毒等）、真菌的感染机会也明显增加。在严重肾病综合征伴大量腹水时，易在腹水的基础上发生自发性细菌性腹膜炎（spontaneous bacterial peritonitis, SBP）。

（2）血栓栓塞：是肾病综合征常见的甚至严重致死性的并发症之一。临床上以肾静脉和深静脉血栓最为常见，部分可呈典型肺梗死表现。大多数肾静脉血栓的患者表现为亚临床型。膜性肾病中肾静脉血栓的发生率最高，可达50%以上，其次为膜增生性肾小球肾炎。

（3）急性肾衰竭：是肾病综合征的主要并发症，可发生在肾病综合征的不同阶段，但以疾病初期和肾病未获缓解时的发生率为最高。合并急性肾衰竭的原因主要有：①严重血容量不足所致的肾前性氮质血症；②缺血、感染或药物引起的急性肾小管坏死；③感染、药物及过敏所致的急性间质性肾炎；④高凝所致的急性肾静脉血栓形成；⑤肾间质水肿。对肾病综合征合并急性肾衰竭者应积极寻找原因，及早给予对因治疗，肾功能大多可恢复正常。

（4）代谢紊乱：肾病综合征患者存在明显的低白蛋白血症，蛋白代谢呈负平衡。长期低白蛋白血症可造成患者营养不良、贫血、机体抵抗力下降、生长发育迟缓、甲状腺激素水平低下、钙磷代谢紊乱、维生素 D 缺乏等。

【诊断要点】

1. 诊断条件

（1）大量蛋白尿（尿蛋白定量＞3.5g/d）。

（2）低白蛋白血症（血浆白蛋白＜30g/L）。

（3）高度水肿。

（4）高脂血症（血浆胆固醇、甘油三酯均明显增高）。

前两项是诊断肾病综合征的必要条件，后两项为次要条件。临床上只要满足上述两项必要条件，肾病综合征的诊断即成立。对肾病综合征患者应行肾活检明确病理类型，以指导临床治疗。

肾病综合征可为原发性和继发性。如考虑为继发性应积极寻找病因，在排除继发性肾病综合征，如糖尿病肾病、过敏性紫癜肾炎、狼疮肾炎、乙肝相关性肾炎、肾淀粉样变等之后才能诊断为原发性肾病综合征。

2. 病理分型　肾病综合征并非独立疾病，在肾活检基础上完善病理类型的诊断尤为重要。原发性肾小球肾炎所致的肾病综合征常见的病理类型分为：

（1）微小病变肾病（MCN）：光镜下肾小球基本正常，近端小管上皮细胞可见脂肪变性，故又被称为“类脂性肾病”。免疫荧光阴性，电镜下特征性表现为弥漫性足突融合，肾小球内一般无电子致密物沉积。

（2）系膜增生性肾小球肾炎（MsPGN）：光镜下可见肾小球弥漫性系膜细胞增生伴系膜基质增多，而肾小球毛细血管壁和基膜正常。按免疫荧光结果可分为IgA肾病（单纯IgA沉积或以IgA沉积为主）和非IgA系膜增生性肾小球肾炎（以IgG或IgM沉积为主）。

（3）局灶节段性肾小球硬化（FSGS）：其病理特征为局灶损害。病变以系膜基质增多、血浆蛋白沉积、球囊粘连、玻璃样变性为特征，伴或不伴球性硬化。电镜下可见弥漫性足细胞足突消失，免疫荧光呈现IgM和C3沉积。

（4）膜性肾病（MN）：以局限于肾小球基膜的免疫复合物沿肾小球基膜外侧（上皮下）沉积，刺激基膜增生，致使“钉突”形成、基膜弥漫增厚为特征。

（5）膜增生性肾小球肾炎（MPGN）：其共同特点为肾小球基膜增厚、系膜细胞增生及系膜基质扩张，毛细血管袢呈“双轨征”为其典型病理改变。

难治性肾病综合征是指部分患者表现为对激素依赖或激素抵抗。激素依赖是指激素治疗有效，激素减量或停药后2周内复发。激素抵抗是指使用足量泼尼松（龙）1mg/(kg·d)或甲泼尼龙0.8mg/(kg·d)，8～12周无效，局灶节段性肾小球硬化的判断时间应延长为16周。

【治疗方案及原则】

1. 病因治疗　有继发性原因者应积极治疗原发病。对基础疾病采取积极有效的治疗，包括手术或化疗治疗肿瘤、停用相关药物、进行积极有效的抗肝炎病毒治疗、治疗感染性疾病、有效控制自身免疫性疾病等。

2. 对症支持治疗

（1）一般治疗

1）休息：肾病综合征患者应适当注意休息，有严重水肿及低白蛋白血症者应以卧床休息为主。病情稳定者应适当活动，以防止血栓形成。

2）饮食：在肾病综合征严重低白蛋白血症时蛋白质的摄入量为1.2～1.5g/(kg·d)。在严重水肿或高血压时，应限制钠盐及水的摄入量，一般摄入钠为2～3g/d。少油、低胆固醇饮食。

（2）利尿消肿：对于水肿明显，限钠限水后仍不能消肿者可适当选用利尿剂。

1）噻嗪类利尿剂：主要作用于远曲小管，通过抑制氯和钠在髓袢升支粗段及远端小管前段的重吸收而发挥利尿作用。常用的有氢氯噻嗪，剂量一般为50～80mg/d，分次口服。使用时需注意低钠和低钾的发生。

2）袢利尿剂：主要作用于髓袢升支粗段，抑制钠、钾和氯的重吸收。利尿作用快速而强大。常用的有呋塞米，20～80mg/d，分次口服。其他袢利尿剂如托拉塞米，利尿作用较强而持久，尿钾、钙的排出作用较呋塞米弱。使用时注意低钠、低钾和低氯的发生。

3）潴钾利尿剂：主要作用于远端小管后段，抑制钠和氯的重吸收，但有潴钾作用。潴钾利尿剂单独使用利尿效果欠佳，与噻嗪类利尿剂合用能增强利尿效果，并减少电解质紊乱的发生。常用的有螺内酯，20～40mg，每日2～3次口服。使用时注意高钾血症的发生，肾功能不全者慎用。

4）补充白蛋白：可提高血浆胶体渗透压，促进组织间隙中的水分回吸收到血管内而发挥利尿作用。补充白蛋白的适应证为肾病综合征严重水肿、明显低白蛋白血症，使用利尿剂不能达到利尿消肿效果时。补充白蛋白可以减轻水肿等症状，但对病程没有明显的影响。肾病综合征治疗不应过度补充白蛋白而应强调针对原发病的治疗。

（3）降压治疗：肾病综合征患者应严格控制血压，降压的靶目标应低于130/80mmHg，虽然血管紧张素转化酶抑制剂（ACEI）和血管紧张素受体拮抗剂（ARB）能有效控制血压，降低蛋白尿，延缓肾衰竭进展，降低心血管并发症的发生率和病死率等，但在肾病综合征严重水肿，存在肾血流量相对不足时，应避免使用，以免引起肾前性急性肾衰竭。在肾病综合征部分缓解或稳定后开始应用，并可根据病情剂量翻倍，降低蛋白尿。

（4）糖皮质激素：原发性肾病综合征治疗的最基本药物仍为糖皮质激素。激素使用的原则为：①起始剂量要足。成人泼尼松1mg/(kg·d)，最大剂量不超过60～80mg/d；儿童可用至2mg/(kg·d)，最大剂量不超过80mg/d。足量治疗维持4～12周，视病理类型而定。目前一般不主张膜性肾病单用足量激素治疗，而采用半量糖皮质激素联合免疫抑制剂治疗。②肾病综合征缓解后逐渐递减药物。③激素治疗的总疗程一般在6～12个月，对于常复发的肾病综合征患者，在激素减至0.5mg/(kg·d)或接近肾病综合征复发的剂量时，维持足够长的时间，然后再逐渐减量。激素剂量在10mg左右时，不良反应明显减少。目前常用的激素是泼尼松，在有肝功能损害的患者选用泼尼松龙或甲泼尼龙口服。糖皮质激素治疗肾病综合征时要注意个体化，应尽可能采用每天一次顿服。长程糖皮质激素治疗时应注意药物不良反应（如高血糖、高血压、股骨头无菌性坏死、消化道溃疡、感染等），定期进行相关检查。

（5）免疫抑制治疗：对激素依赖或激素抵抗，或激素有反指征患者可考虑在激素基础上加用或单用免疫抑制剂治疗。但要密切注意药物的不良反应。

1）烷化剂：环磷酰胺（cyclophosphamide，CTX）是临床应用最多的烷化剂。环磷酰胺的一般剂量为2mg/(kg·d)，口服2～3个月；或每次0.5～0.75g/m^2，静脉滴注，每月一次。病情稳定后减量，累积剂量一般不超过10～12g。环磷酰胺的主要不良反应为骨髓抑制、肝功能损害、性腺抑制、脱发、出血性膀胱炎、感染加重及消化道反应。使用过程中应定期检查血常规和肝功能。

2）环孢素（cyclosporin A，CsA）：是神经钙调酶抑制剂，可通过选择性抑制T辅助细胞及细胞毒效应而起作用。起始剂量为3～5mg/(kg·d)，大部分患者在治疗的一个月内起效。起效后逐渐减量，维持剂量≥6个月。血药浓度应维持在谷浓度150～200ng/ml左右。环孢素的不良反应主要为齿龈增生，多毛，肝、肾毒性等。肾功能不全及肾小管间质病变严重的患者慎用。

3）其他：吗替麦考酚酯（mycophenolate mofetil，MMF）、他克莫司（tacrolimus，FK506）等用于治疗激素抵抗和激素依赖的原发性肾病综合征有一定疗效。主要抑制T、B淋巴细胞增生，能增加肾病综合征的缓解率，降低复发率，减少激素用量等。具体剂量、疗程视个体而异。

3. 并发症治疗

（1）抗凝和抗血小板黏附治疗：肾病综合征患者由于严重的低白蛋白血症、凝血因子的改变和激素的使用，常处于高凝状态，其血栓形成并发症发生率较高，以下肢深静脉血栓和肾静脉血栓形成为常见，尤其是膜性肾病患者，血栓形成率高达50%～60%。建议在血浆白蛋白水平低于20g/L的肾病综合征患者中常规应用。常用的药物有：①普通肝素和低分子量肝素。普通肝素监测活化部分凝血活酶时间（activated partial thromboplastin time，APTT）在正常的1.5～2.5倍；低分子量肝素在使用4小时左右监测抗凝血因子Ⅹa活性。肝素的主要不良反应为血小板减少、黏膜出血、伤口出血等，严重者可导致致命性出血。②双香豆素。应密切监测凝血酶原时间（prothrombin time，PT）。主要不良反应是出血、血肿，一旦出血严重，应立即停药，并给予维生素K 10mg静脉注射对抗。③抗血小板黏附药，阿司匹林。常规剂量50～100mg，每天1次口服。④磷酸二酯酶抑制药，双嘧达莫（dipyridamole）。常规剂量为每次100mg，每天3次口服。较常见的不良反应为头痛、胃肠道刺激等。

（2）降脂治疗：临床上根据血脂的异常情况选择降脂药物，如以胆固醇升高为主，则选用3-羟基-3-甲基戊二酰单酰辅酶A（HMG-CoA）还原酶抑制剂，如辛伐他汀、氟伐他汀、阿托伐他汀、普伐他汀等。对于以甘油三酯升高为主的，则选用纤维酸类药物（fibric acid），如非诺贝特、吉非贝齐等。降脂药物的主要不良反应是肝毒性和横纹肌溶解，使用过程中需注意监测肝功能和肌酶，并避免两类降脂药物同时使用。

（3）其他并发症（如感染、急性肾衰竭、代谢紊乱等）的治疗见相关章节。

第五章　无症状血尿

【概述】

正常人尿中无红细胞或偶见红细胞。若尿液外观颜色正常，仅在镜检时发现红细胞计数增多，称为镜下血尿（microscopic hematuria）。一般认为，镜下血尿不伴有泌尿系统局部和全身症状时称为无症状血尿（asymptomatic microscopic hematuria）。

由于红细胞在低渗尿中较快被破坏、溶解，因此，强调留取新鲜尿液做镜检，如尿试纸检查潜血阳性，必须做尿沉渣镜检，才能明确是否存在真性血尿。

对无症状血尿的发病率文献报道不一，与研究人群的性别、年龄、随访数量及每个被研究者筛查次数有关，高危人群的检出率高于一般人群。Woolhandler 等回顾分析了五项研究，样本量最少 1000 人，最多 95 200 人，无症状血尿的患病率波动于 0.19％～16.1％。Britton 等分别在两个地区对 60 岁以上男性人群进行膀胱癌的自愿筛查，结果发现，无症状血尿的患病率分别为 13.0％和 20.1％。在一项以青年男性为对象的前瞻性研究中，进行一次筛查时，无症状血尿的检出率为 39％，在以后的随访中，对该人群进行两次以上的检查后发现，无症状血尿的检出率为 16％，提示部分无症状血尿可能为一过性的。另有个别研究认为，女性人群无症状血尿的患病率高于男性人群。

文献中关于无症状血尿的病因、诊断和评估方法尚无统一意见，临床医生应该对无症状血尿给予足够重视，根据病史和体检决定是否及何时进行筛检或进行全面评估检查。

【临床表现】

患者由于没有泌尿系统的局部症状，亦没有全身症状，常常在常规体检或其他疾病就诊筛查时发现血尿，不合并水肿、高血压、腰痛等症状。

【诊断要点】

1. 确认是否存在无症状血尿的诊断标准

（1）三次尿常规检查中有两次检查发现每高倍镜视野红细胞数≥3 个，或尿沉渣 Addis 计数，每小时红细胞数≥10 万个或 12 小时尿红细胞数≥50 万个，称为血尿。

（2）不伴有泌尿系统局部和全身症状的镜下血尿称为无症状血尿。

2. 排除假性镜下血尿　月经污染、泌尿系轻度外伤及性交后均可引起一过性血尿，因此当诊断无症状性镜下血尿后，需 48 小时后复查尿常规，以除外假性镜下血尿。

3. 镜下血尿的病因诊断　无症状血尿的病因很多，从无需治疗的轻微病变到危及患者生命的恶性病变，既可见于一过性良性病变，如运动性血尿，或某些疾病的早期如 IgA 肾病、薄基膜肾病、肾结核，亦可见于泌尿系统恶性肿瘤。但因无伴随症状而不易发现，因而易被漏诊，只有在偶然行尿液常规检查时才可能会被发现。目前主要将其分为肾小球源性和非肾小球源性两大类（表 5-1）。

表 5-1　无症状血尿的病因分类

分　类	病　因
肾小球源性	IgA 肾病
	薄基膜肾病（良性家族性血尿）
	遗传性肾炎（Alport 综合征）
	其他原因所致的肾小球肾炎
非肾小球源性	
上尿路	结石
	肾盂肾炎
	多囊肾
	髓质海绵肾
	高钙尿和（或）高尿酸尿（无结石）
	肾损伤
	肾乳头坏死
	输尿管狭窄和肾积水
	肾梗死或动静脉畸形
	左肾静脉压迫（胡桃夹现象）
	肾结核
	肾细胞癌
	肾盂/输尿管移行细胞癌
下尿路	膀胱炎、前列腺炎或尿道炎
	良性膀胱/输尿管息肉或肿瘤
	膀胱癌
	前列腺癌
	尿道狭窄
不确定病因	运动性血尿
	良性血尿（尚不能解释的显微镜下血尿）
	假性血尿（通常伴有肉眼血尿）
	过度抗凝（华法林等）

目前，IgA 肾病和薄基膜肾病被公认为肾小球源性血尿的最常见原因。在无症状血尿患者的评估中，肾活检并非必要的常规检查方法，但随访中如果出

现持续性蛋白尿和（或）合并高血压或肾小球滤过率下降，则应及时进行肾活检，因为某些进展性肾小球疾病早期，临床上可以仅仅表现为无症状血尿。

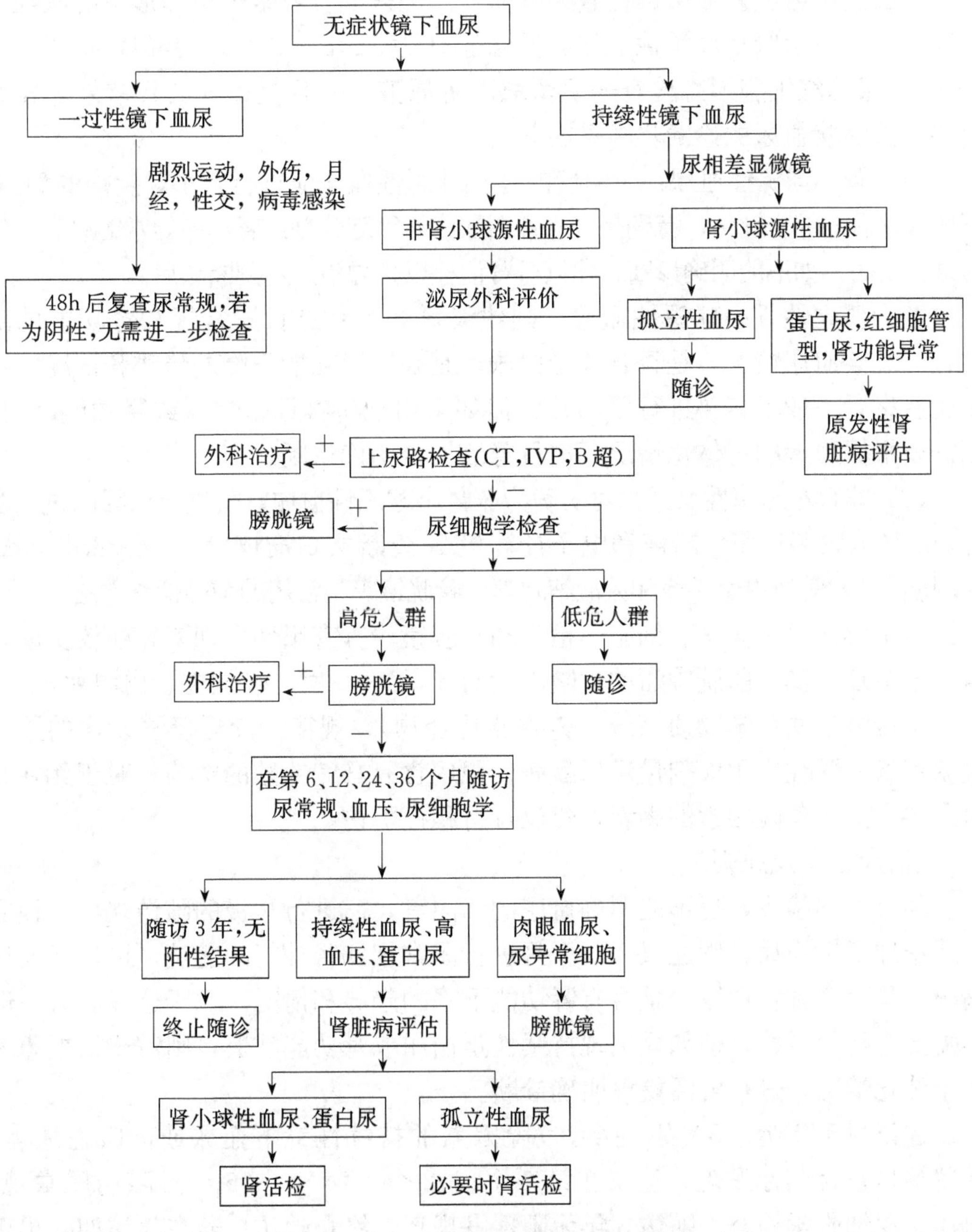

图 5-1 无症状血尿的诊断步骤

在非肾小球源性血尿中，肾脏和上尿路的病变包括肿瘤、结石、囊性病（包括多囊肾和髓质海绵肾）、肾乳头坏死、代谢缺陷如高钙尿、高尿酸尿等；下尿路的病变包括膀胱、尿道和前列腺疾病。有文献报道，非肾小球源性镜下血尿中泌尿系统肿瘤发生率约占5%，其发病率随年龄的增加及暴露危险因素的增多而增高。因此，对于这部分患者应重视筛查和随诊。

一般选用尿相差显微镜检查来判断血尿的来源。异常大小和形态的尿红细胞>70%，提示肾小球源性血尿，其敏感性为75%～90%，特异性为98%～100%。尿的红细胞形态检查需要留取新鲜尿液，并且复查3次其结果才较为可靠。无症状血尿的诊断步骤见图5-1。

（1）肾小球源性血尿：对明确的肾小球源性血尿应进行肾小球疾病的病因、程度和预后的综合评估，特别是合并蛋白尿或红细胞管型或肾功能异常的患者。针对这些疾病，如不能明确诊断，建议行肾活检以指导治疗，判断预后。

若为孤立性肾小球源性血尿，则建议每3个月进行尿常规和肾功能的随访，以观察血尿情况，是否合并蛋白尿，是否有肾功能下降的趋势和情况。对于这些患者一般不需要进行肾活检，但如果出现持续性蛋白尿或肾功能减退，则需要根据患者的个体化情况，进行肾活检以明确诊断。

（2）非肾小球源性血尿：对明确为非肾小球源性血尿，需进行病因的进一步筛查。静脉尿路造影、超声和电子计算机X线断层扫描技术（computed tomography，CT）等影像学手段和尿液细胞学、膀胱镜等是常用的辅助检查方法。

对于泌尿系影像学、细胞学检查和膀胱镜检查有阳性发现者，建议泌尿外科手术治疗。其中膀胱肿瘤的危险因素有年龄>40岁、吸烟史、肉眼血尿史、工作中接触某些化学物质（苯、芳香族化合物）、规律治疗后反复发作的尿路刺激症状、既往应用大剂量环磷酰胺、服用含有马兜铃酸的中药。对于无症状血尿伴有上述危险因素的患者，建议进行积极随访。

【治疗方案及原则】

经过上述检查，仍不能明确血尿的病因者，需进行积极的随访观察。孤立性肾小球源性血尿，则建议每3个月进行尿常规和肾功能的随访，以观察血尿情况，是否合并蛋白尿，是否有肾功能下降的趋势和情况。对于这些患者一般不需要进行肾活检，但如果出现持续性蛋白尿或肾功能减退，则需要根据患者的个体化情况，进行肾活检以明确诊断。

建议对于年龄>50岁，伴有危险因素的持续性镜下血尿或肉眼血尿者，膀胱镜检查无阳性发现，建议在第6个、12个、24个、36个月随访尿常规、血压、尿细胞学检查。随访3年无阳性发现者，终止随访；若在随访期间出现蛋白尿、高血压或肾功能异常，则按肾小球源性血尿进行重新评估。对于孤立性肾小球源性血尿，不主张肾活检，对于合并蛋白尿、高血压、肾功能异常的患者，建议行肾活检；对于出现肉眼血尿或尿中出现异常形态细胞的患者，建议重新行膀胱镜检查。

第六章　无症状蛋白尿

【概述】

蛋白尿的定义是尿蛋白排泄量>150mg/24h。无症状蛋白尿是在无症状的人群中检测到蛋白尿，可能是原发或继发性肾脏病的最初表现，也可能是暂时性的或非进展性的尿检异常。无症状蛋白尿多在体检时发现，健康人群普查时，蛋白尿的检出率在0.4%～4.9%。根据蛋白尿的临床特征可分为间断性或持续性、直立性或非直立性、肾病性或非肾病性、孤立性或蛋白尿伴血尿等。无症状蛋白尿患者的预后差异大，一般功能性、一过性的大多预后良好，进展至肾功能不全的少见；持续性、进展性蛋白尿可发展至终末期肾衰竭。因此，应对无症状蛋白尿患者仔细检查蛋白尿原因，进行长期跟踪随访，掌握肾活检时机，制订合理有效的治疗方案，评估预后。

【临床表现】

1. 孤立性蛋白尿　包括一些不同的临床疾病，可进一步分为"良性型"（包括功能性、特发性一过性、特发性间断性和直立性）和"持续型"（包括不同种类的肾脏疾病）。

（1）良性孤立性蛋白尿：这是在发热、剧烈运动、遇寒、精神压力和怀孕时常发生的蛋白尿类型，在一些急性疾病如充血性心力衰竭时也可出现蛋白尿而无肾实质病变，故认为是功能性的。蛋白尿是由于肾血流动力学改变造成的。发热增加了肾小球对血浆蛋白的滤过率，一般在症状控制数天后蛋白尿就消失，与进展性肾病无关。运动后蛋白尿是由于肾小球通透性增加和肾小管重吸收降低所致。

（2）特发性一过性蛋白尿：此型蛋白尿多见于儿童、青春期和年轻成人，是最常见的良性孤立性蛋白尿。患者无症状，蛋白尿往往在常规筛查、体检时发现。尿沉渣检查无明显异常，复查时蛋白尿消失，可能是生理性的肾血流动力学改变所致。对于此型患者需重复进行尿蛋白检测，以确定是一过性、间断性还是持续性的蛋白尿。

（3）特发性间断性蛋白尿：此种类型的蛋白尿约50%与体位有关。大部分患者年龄小于30岁，肾功能正常，血压正常。肾活检发现，约40%为正常或轻微病变，60%存在不同程度的肾小球病变。可见这一类型包括了一组不同类型的患者。

（4）体位性（直立性）蛋白尿：指在直立位或腰部前凸时出现的蛋白尿，卧位后即消失。通常见于儿童和青春期，其发生率各家报道不一，多数认为在青少年的发生率约为2%～10%。诊断本型蛋白尿应具备下列条件：①无肾脏病病史及临床表现；②无其他与肾脏病有关的全身性疾病；③无高血压；④无尿沉渣异常；⑤肾功能正常；⑥血生化及血清学检查正常；⑦尿路X线检查正常；⑧24小时尿蛋白定量一般小于1g，卧位12小时尿蛋白总量应小于75mg。体位性蛋白尿的发生机制尚不完全了解，可能是血流动力学和神经内分泌调节改变，导致滤过分数增加、肾小球毛细血管通透性增加而产生蛋白尿。10～20年的随访资料发现，67.4%～83%的患者蛋白尿消失，肾功能、血压均正常，无进展性肾病的迹象。部分在肾活检中存在肾实质病变的患者，随访中发现有病情进展。故对体位性蛋白尿患者，在确切原因尚未确定之前，需长期随访。

（5）持续性孤立性蛋白尿：此型蛋白尿最具临床意义。蛋白尿在平卧位或直立位、晨尿或随机尿都能测得，多见于青年男性。持续性蛋白尿几乎肯定是肾实质疾病。肾活检显示各种不同的结果，在约40%正常或轻微的肾脏病理改变患者中，很少发展为进展性肾病。而高达60%的持续性蛋白尿患者肾活检显示明显的肾小球系膜细胞/系膜基质增生、节段性肾小球硬化和肾间质纤维化等病变，大部分患者将进展至严重的肾脏病。必须对此型患者注意观察，严密随访。

2. 蛋白尿伴显著的肾脏病　持续性孤立性蛋白尿可能是任何进展性肾病的最初临床表现，包括原发性肾小球疾病或继发性肾小球疾病。此型蛋白尿在随访过程中常可出现水肿、高血压、肾功能不全或尿沉渣检查异常（详见相关章节）。

【诊断要点】

无症状蛋白尿由于缺乏临床症状和体征，其诊断必须依赖辅助检查。当发现尿常规异常时，必须进行一系列的检查，以明确蛋白尿的类型、严重程度，指导临床治疗、判断预后。

1. 实验室检查

（1）尿常规：简单、快速、价格低廉。应多次重复检查，以明确是一过性、体位性或持续性蛋白尿。在长期随访过程中，应定期进行尿常规检查。

（2）24小时尿蛋白定量检查：明确尿蛋白的排泄量并观察其变化，指导临床开展肾活检。一般2g以上的蛋白尿多为肾小球疾病性蛋白尿，2g以下蛋白尿的病因较复杂，可以是肾小球源性、肾小管性、组织性或渗出性蛋白尿等。

（3）微量白蛋白尿及尿白蛋白/肌酐检测：微量白蛋白尿是指 24 小时尿白蛋白排泄率在 30～300mg 或 20～200μg/min，尿白蛋白/肌酐：10～25mg/mmol，总蛋白排泄＜150mg/d。微量白蛋白尿是肾小球性疾病的一种类型，常在糖尿病肾病或高血压肾损害的早期检测到，在胰岛素抵抗型糖尿病患者中，微量白蛋白尿是有用的预示进展至糖尿病肾病的指标。尿微量白蛋白/肌酐的测定则校正了脱水引起的尿液浓度变化，能更好地反映尿微量白蛋白的排泄情况。清晨第一次尿或随意尿样均可。

（4）尿系列微量蛋白/尿蛋白电泳：通过放射免疫或酶联免疫方法测定各种特异性蛋白质，包括尿视黄醇结合蛋白、*N*-乙酰-β-D 氨基葡萄糖苷酶（NAG）、α_1-微球蛋白、微量白蛋白、转铁蛋白和免疫球蛋白 IgG；通过尿蛋白电泳区别肾小球性或肾小管性蛋白尿、选择性或非选择性蛋白尿。

（5）血常规：了解患者有无贫血及血液方面异常。

（6）血生化检查：包括血糖（空腹和餐后）、肝肾功能、血脂等，了解有无糖尿病、高脂血症等伴发疾病，了解肾功能情况。

（7）肝炎病毒指标检查：包括乙型肝炎病毒、丙型肝炎病毒、艾滋病病毒等，以了解有无慢性病毒性肝炎及肝炎病毒相关性肾病。

（8）免疫指标及血、尿免疫蛋白电泳检查：包括血免疫球蛋白、血沉、补体、类风湿因子、抗核抗体、抗双链 DNA 抗体、可提取性核抗原（ENA）等，以排除系统性红斑狼疮、多发性骨髓瘤、轻链沉积病等继发性肾小球疾病。

2. 肾活检病理检查　系损伤性检查，应掌握肾活检指征和时机。一般功能性、特发性一过性、特发性间断性和直立性蛋白尿不需行肾活检；持续性蛋白尿者一般不需立即行活检，但必须密切随访，根据尿蛋白定量及肾功能情况决定肾活检时机，一般 24 小时尿蛋白定量大于 1g 或出现肾功能损害时应考虑肾活检；蛋白尿伴显著肾脏病者应及时肾活检明确病理类型、病变程度，为指导临床治疗和判断预后提供依据。无症状蛋白尿常见的病理类型为 IgA 肾病、局灶节段性肾小球硬化和膜性肾病。

3. 影像学检查　包括 X 线、B 超、CT、磁共振成像（MRI）等，以排除继发性、遗传性肾脏病。

【治疗方案及原则】

无症状蛋白尿在制订治疗方案前必须明确蛋白尿性质，根据蛋白尿性质和相关的临床资料制订合理的治疗方案。对于良性孤立性蛋白尿、特发性一过性蛋白尿、特发性间断性蛋白尿、体位性蛋白尿以密切随访观察为主，不需使用特殊药物；而持续性孤立性蛋白尿、蛋白尿伴显著肾脏病的患者须根据临床特征和（或）肾脏病理类型，有针对性地制订治疗方案。

1. 一般治疗

（1）饮食控制：无症状蛋白尿患者食物中蛋白质摄入量不宜过高，同一般正常人相似即可。在无高血压和无水肿时可正常盐饮食。

（2）避免诱因：包括祛除潜在感染病灶、避免感染、从事较轻工作、生活有规律、避免使用肾毒性药物等。

（3）控制伴发疾病：如糖尿病、高血压、高脂血症、高尿酸血症、冠心病等。

2. 持续性孤立性蛋白尿的治疗　长期严密随访，根据蛋白尿情况可使用血管紧张素转化酶抑制剂或血管紧张素受体拮抗剂，中药汤剂或中成药等以减少蛋白尿，保护肾功能。

3. 伴有肾病蛋白尿的治疗　此类患者一般需使用血管紧张素转化酶抑制剂和（或）血管紧张素受体拮抗剂、中药、抗凝药物等。肾脏病理改变以系膜增生性肾炎（IgA 或非 IgA）、局灶节段性肾小球肾炎、微小病变肾病、膜性肾病等为主，根据肾脏病理类型和肾组织具体病变情况，决定是否使用肾上腺糖皮质激素和（或）免疫抑制剂。

第七章　微小病变型肾病

【概述】

微小病变型肾病（minimal change disease，MCD）是一组临床以单纯性肾病综合征为表现的疾病。光镜下肾小球基本正常，可有轻度系膜增生，近端小管上皮细胞可见脂肪变性，故又被称为“类脂性肾病”。电镜下肾小球特征性表现为弥漫性足突融合，肾小球内一般无电子致密物沉积。免疫荧光阴性。微小病变型肾病占成人原发性肾病综合征的10%，好发于8岁以下儿童，男孩多于女孩，为儿童最常见的肾病综合征类型，占80%左右。成人在原发性微小病变型的肾病综合征中发病率相对较低，约占20%。

【临床表现】

1. 一般表现

（1）起病常无明显诱因，但亦可有上呼吸道感染等前驱表现。

（2）明显水肿，始于颜面部，逐渐波及全身，并随体位发生改变。

（3）大量蛋白尿，为选择性蛋白尿，以白蛋白尿为主。

（4）低白蛋白血症。

（5）高血压和血尿少见，镜下血尿仅发生于约20%患者中。

（6）水肿明显时多伴有肾前性氮质血症。

2. 儿童微小病变型肾病的特点

（1）儿童微小病变型肾病起病较快，常在感染或过敏后发生。

（2）肾病综合征是单纯性的，不伴有血尿、高血压或肾功能受累。

（3）患者可有腹痛、深静脉血栓形成等表现。

（4）低蛋白血症易并发感染，如肺炎、自发性腹膜炎等。

（5）血清补体水平正常。

（6）不需要立即行肾活检。

3. 成人微小病变型肾病的特点

（1）应仔细寻找继发因素，如：

1）药物史：非甾体抗炎药（NSAIDs）、干扰素、利福平、锂盐等均可引起微小病变型肾病。

2）血液系统肿瘤：如霍奇金病，少数由非霍奇金淋巴瘤引起，尤其是≥

50岁的微小病变型肾病的患者。

（2）需行肾活检。

（3）糖皮质激素的使用方案不同于儿童。

（4）激素抵抗较儿童多，约占20%。

【诊断要点】

1. 肾病综合征（详见肾病综合征章节）。

2. 病理 光镜下肾小球基本正常，可有轻度系膜增生，近端小管上皮细胞可见脂肪变性。电镜下肾小球特征性表现为弥漫性足突融合，肾小球内一般无电子致密物沉积。免疫荧光阴性。

【治疗方案及原则】

1. 一般治疗 大量蛋白尿期以卧床休息为主，但应保持适度床上及床旁活动以防止深静脉血栓形成。水肿明显者应适当予以低盐饮食（每日摄入钠盐<2～4g）。蛋白质摄入每日1g/kg。

2. 对症治疗

（1）利尿消肿：一般情况下，在应用糖皮质激素治疗1周后，对激素有反应者尿量会迅速增加，水肿可有明显改善。对激素治疗反应差、水肿不能消退者，可适当使用利尿剂。常用氢氯噻嗪25～50mg，每日1～2次，加螺内酯20～40mg，每日1～2次；或加氨苯蝶啶50～100mg，每日1～2次，或呋塞米口服20～40mg，每日1～2次；效果不显可改静脉注射，同时加用保钾利尿药。

（2）抗凝：血栓及栓塞是肾病综合征的常见并发症之一，血浆白蛋白<20g/L应给予抗凝（如低分子肝素皮下注射）和抗血小板黏附治疗（双密达莫300mg/d或阿司匹林100mg/d）。有明显血栓栓塞症状（气促、低碳酸血症、下肢粗细不均、血纤维蛋白原升高、D-二聚体阳性等），即应尽快给予抗凝溶栓治疗。

（3）感染：为微小病变型肾病最常见的并发症，亦是其复发的重要诱因。易于发生呼吸道、泌尿道、皮肤、自发性腹膜炎等感染。原则上不主张预防性使用抗生素，一旦发生感染，应尽快根据药敏选用敏感、肾毒性小的抗生素治疗。

（4）急性肾衰竭：因有效循环血容量的减少，导致肾脏血流量下降而引起肾前性急性肾衰竭，以及在血容量下降的情况下使用大剂量利尿剂和抗生素引起肾小管空泡变性或急性肾小管坏死。

3. 糖皮质激素 糖皮质激素对微小病变型肾病治疗效果较好。但随着患者年龄增加，糖皮质激素的有效率有下降趋势。

对儿童微小病变型肾病，推荐泼尼松（龙）口服 60mg/(m^2·d)（不超过 80mg/d）或甲泼尼龙 48mg/(m^2·d)，治疗 4～6 周后（90%的患者尿蛋白可以转阴），改为隔日泼尼松（龙）40mg/m^2，或甲泼尼龙 32 mg/m^2，标准疗程是 8 周，但停药后复发率高，可延长维持治疗用药时间。隔日疗法治疗 4 周后，每月减少隔日治疗剂量的 25%。总疗程 6 个月以上，可减少复发率。

成人近 25%的肾病综合征患者为微小病变型肾病，糖皮质激素疗效较儿童略差，常需要更长时间的糖皮质激素治疗。治疗起始剂量以泼尼松（龙）1mg/(kg·d)（一般不超过 60mg/d）或甲泼尼龙 0.8mg/(kg·d)。约 60%成人患者于足量激素治疗 8 周获得缓解，尚有 15%～20%患者于治疗后 12～16 周获得缓解。故如足量激素治疗 8 周未获得完全缓解时，可适当延长足量激素治疗至 12～16 周，但需注意防治不良反应。完全缓解 2 周后开始减量，每 2 周减去原剂量的 5%～10%。并以每日或隔日 5～10mg，维持相当长时间后再停药，根据病情选择疗程，一般总疗程不短于 6 个月。

4. 细胞毒类免疫抑制剂　对于激素依赖型（激素治疗缓解，在停药后或减量过程中复发）、激素抵抗型（激素治疗 8～12 周未缓解）及多次（>2 次）复发的病例，应考虑激素联合使用免疫抑制剂治疗。常用药物为：①环磷酰胺，0.5～0.75g/m^2 体表面积，每月一次静脉注射治疗，总剂量一般不超过 10～12g；②环孢素，3～5mg/(kg·d)，每日分两次服用。监测环孢素血药浓度谷值在 100～200ng/ml 之间，疗程 8～12 个月；③其他免疫抑制剂（如吗替麦考酚酯等）亦可选用。

第八章　局灶节段性肾小球硬化

【概述】

局灶节段性肾小球硬化（focal segmental glomerular sclerosis，FSGS）是以病理形态学特征来命名的常见的肾小球疾病。其病变特征是部分（局灶）肾小球和（或）肾小球部分毛细血管袢（节段）发生硬化性改变，病变首先累及肾皮质深层的髓旁肾小球，早期就可以出现明显的肾小管-间质病变，蛋白尿、肾病综合征是其突出的临床表现。本病对各种治疗的反应均较差，疾病呈慢性进展性过程，最终发生慢性肾衰竭。局灶节段性肾小球硬化的同义语包括局灶节段性肾小球硬化伴透明样变、局灶硬化性肾小球肾炎及局灶硬化性肾病等。

局灶节段性肾小球硬化可以是特发性的，也见于其他肾脏疾病组织受损的代偿过程中。因此，特发性局灶节段性肾小球硬化的诊断必须首先排除继发因素。

【临床表现】

本病见于任何年龄，儿童及青少年多见，平均发病年龄为 21 岁，男女之比为 2.2∶1。本病的发生率各家报告不一，儿童肾病患者局灶节段性肾小球硬化的发生率约 7%～15%，成人原发性肾病综合征患者中约 15%～20%。近年来其发生率有增高趋势。局灶节段性肾小球硬化存在种族差异，黑色人种多发。

1. 临床表现　无特征性，大多数特发性局灶节段性肾小球硬化以起病隐匿的肾病综合征首发，10%～30%的患者为非肾病性蛋白尿。成人无症状蛋白尿的患者较儿童多。镜下血尿常见（约占 2/3 左右），可有肉眼血尿。疾病早期就出现高血压、肾小管功能受损和肾功能损害，但多数患者在病程中逐渐发生。上呼吸道感染、预防接种等因素均可加重临床症状。

2. 实验室检查　80%以上的患者尿蛋白呈非选择性，即尿中以分子量较大的蛋白质（如 IgG、C3、α_2 巨球蛋白）为主，可见多形性红细胞尿。常有肾小管功能异常的表现，如肾小管性酸中毒、低分子量蛋白尿、糖尿、尿浓缩稀释功能异常等。常见低蛋白血症和高胆固醇血症。血清 IgG 降低，补体正常。

3. 病理表现

（1）光镜：肾小球病变呈局灶性（仅累及部分肾小球）、节段性（受累肾小球的部分毛细血管袢硬化）分布是本病特征性的病变。各个肾小球的病变程度轻重不一，节段性硬化的范围亦不相同，一般肾皮质深层髓旁肾单位的肾小球节段硬化出现最早，也最明显。硬化处组织PAS染色强阳性，嗜银，主要成分是细胞外基质，受损肾小球毛细血管袢的内皮下和塌陷的毛细血管袢可见透明样变的物质，即所谓的“透明滴”。节段硬化的肾小球内可见泡沫细胞（单核-巨噬细胞吞噬低密度脂蛋白形成），并见节段袢与邻近的肾小囊壁粘连。白细胞、泡沫细胞和细胞碎屑常聚集在节段硬化处。未硬化的肾小球病变轻微或呈弥漫性系膜基质增生改变，无坏死性病变。硬化肾小球比例较高时，相对完好的肾小球体积代偿性增大。

局灶节段性肾小球硬化患者足细胞病变突出，光镜下足细胞病变包括足细胞肿胀、增生，胞质内含空泡和蛋白质小滴，节段外周袢足细胞胞体附着减少等。

局灶节段性肾小球硬化患者的节段病变既可累及血管极，也可累及尿极，或两处均受累。有人认为节段硬化始于血管极者预后较始于尿极者差。随着疾病的进展，逐渐出现整个肾小球硬化。大量球性肾小球硬化不是本病特征，常需借助免疫病理检查鉴别。

肾小管病变包括灶性肾小管萎缩、基膜增厚。间质纤维化和灶性细胞浸润，间质中可见泡沫细胞。局灶节段性肾小球硬化患者肾小管损伤和间质病变的程度与肾小球受累的程度和范围有一定联系，随着肾小球病变进展，肾小管萎缩和间质纤维化的范围增加。然而在无或轻度肾小球病变时，也常见到灶性肾小管萎缩。因此肾病综合征患者肾小球正常，而肾小管萎缩、间质纤维化明显时应高度怀疑局灶节段性肾小球硬化。

间质小血管病变包括小动脉内皮下透明沉积物、管壁增厚等（可与系统血压无关），硬化的肾小球周围或肾小管间质严重病变的区域血管病变明显。

近年来，有人根据局灶节段性肾小球硬化组织学病变特征，将特发性局灶节段性肾小球硬化分为五种组织学类型：经典型（classic variant）、门部型（perihilar variant）、细胞型（cellular variant）、顶部型（tip variant）和塌陷型（collapsing variant）。虽然病理改变可以分为五种不同类型，但这些不同类型的病变有时可以同时见于一个患者中。

（2）免疫病理：IgM、C3、C1q呈不规则颗粒状、团块状或结节状在节段硬化处肾小球毛细血管袢沉积，少见IgG沉积。未硬化的肾小球通常阴性，或在系膜区见IgM、C3沉积，偶尔在节段血管袢沉积。肾小球足细胞和肾小管上皮细胞胞质见非特异性免疫球蛋白和（或）补体阳性。如果肾小球系膜区弥漫颗粒状的IgG、IgA阳性，同时电镜观察肾小球系膜区电子致密物沉积，要注意排除继发性局灶节段性肾小球硬化。

（3）电镜：局灶节段性肾小球硬化病变早期可见系膜泡沫细胞，之后系膜基质（基膜样物质）增多，系膜区、系膜旁区偶尔内皮下可见细颗粒状电子致密物沉积。肾小球节段硬化处肾小球基膜扭曲、增厚，毛细血管袢闭锁、塌陷，有时节段肾小球基膜分层，可见泡沫性巨噬细胞、细胞碎屑、脂滴、颗粒样基质等。病变后期，硬化处无细胞结构，进展为非特异性瘢痕并与肾小囊粘连。

肾小球足细胞病变包括足细胞肥大，胞质内含空泡、吞噬性溶酶体等；足细胞足突节段剥离，致肾小球基膜裸露，肾小球基膜裸露处可见细胞碎屑，肾小球基膜致密层间见基膜样物质增多（提示足细胞损伤严重），足细胞足突弥漫或节段性融合，微绒毛化；靠近肾小球基膜的足突内微丝斑聚集等。

【诊断要点】

本病的确诊有赖于肾活检病理诊断，由于局灶节段性肾小球硬化是局灶、节段性病变，当肾活检取材不佳，尤其是未取到皮髓交界组织时，可能误诊。当肾小球病变与肾小管间质病变程度不符，肾小管萎缩、间质纤维化突出，或肾小球体积大小不一，或对糖皮质激素治疗反应差的肾病综合征，或有高血压、血尿及肾功能损害时，即使未见到硬化的肾小球，仍应考虑本病，必要时需行重复肾活检。

以下几点有助局灶节段性肾小球硬化诊断：①早期存在高血压和肾功能损害：起病就存在高血压和肾功能损害，尤其是成年患者更突出；②镜下血尿发生率高：约2/3的局灶节段性肾小球硬化患者见镜下血尿；③尿蛋白的选择性差：尽管一些患者早期也可出现选择性蛋白尿，但多数局灶节段性肾小球硬化患者为非选择性蛋白尿（微小病变型肾病患者则以选择性蛋白尿多见）；④肾小管功能受损：局灶节段性肾小球硬化患者尿中NAG、视黄醇结合蛋白（RBP）、尿溶菌酶水平升高，尿渗透压降低；⑤血清IgG水平：血清IgG水平明显降低，其下降幅度超过尿中IgG的丢失量；⑥对激素治疗的反应差：一些局灶节段性肾小球硬化患者早期激素治疗敏感，晚期激素治疗抵抗。

在确诊为局灶节段性肾小球硬化后，需排除各种继发性局灶节段性肾小球硬化的可能性。

【治疗方案与原则】

1. 原发性局灶节段性肾小球硬化的治疗原则

（1）积极对症治疗：包括抗凝、抗血栓形成、降血压、降血脂、降蛋白尿（ACEI/ARB）、营养的维护与支持疗法。

（2）保护肾功能：防止或延缓肾功能损害，减慢病情进展。

（3）防治并发症：包括感染、血栓栓塞性并发症、水电解质及酸碱代谢异常、药物治疗的不良反应等。

（4）病情反复发作的肾病综合征患者，可以考虑糖皮质激素和免疫抑制药物治疗。

2. 治疗方案选择

（1）糖皮质激素：首次治疗很重要，其疗效对估计病情、确定长期治疗方案及预后判断有重要意义。目前因使用糖皮质激素的剂量、疗程有所改变，多数文献报道初治患者的完全缓解率＞40％。糖皮质激素治疗剂量、时间的基本方案为：泼尼松 1～2mg/(kg・d)，一般不超过 60mg/d，持续 2～4 个月，治疗有效者（完全缓解或部分缓解）逐渐减量至 0.5mg/(kg・d) 或 60mg/隔日，持续 6～8 周后逐步减撤。大部分患者在 5～9 个月达到完全缓解（平均时间 3～4 个月），疗程不到 2 个月完全缓解率小于 30％。

完全缓解者应逐渐撤减糖皮质激素，且在撤减过程中应加服免疫抑制剂，以避免复发。

判定糖皮质激素无效的标准是：泼尼松 1mg/(kg・d) 4 个月后仍持续存在肾病综合征。初治无效的患者，应予迅速减量，在 4～6 周内停药。

儿童患者足量、长期（中位数为 6 个月）激素治疗的完全缓解率较成人局灶节段性肾小球硬化佳（95％与 42％）。

原发性局灶节段性肾小球硬化经首次糖皮质激素治疗能获得较长时间缓解者预后好。治疗缓解后肾病综合征复发者，75％以上再治仍能缓解，再治无效者预后差，与初治无效者结果相当。

复发患者的治疗应视复发频率而定。如果糖皮质激素停药较长时间（≥6 个月）后复发，给予第二疗程的糖皮质激素。而经常复发（6 个月中复发次数超过或等于 2 次，或 12 个月中复发超过或等于 3 次）、糖皮质激素依赖（糖皮质激素减量期间复发 2 次，或停药 1 个月内复发）、不适用较大剂量糖皮质激素者，最好加用其他免疫抑制剂。

（2）免疫抑制剂：可以选用的细胞毒药物有：环磷酰胺、苯丁酸氮芥、环孢素、他克莫司、吗替麦考酚酯等。

环孢素可用于治疗局灶节段性肾小球硬化，但环孢素可降低肾小球滤过率（GFR），可引起高血压和肾毒性以及治疗后有较高复发率。

他克莫司在激素抵抗患者中的疗效仅见个别报道，患者缓解后亦可复发，目前其治疗局灶节段性肾小球硬化患者的不良反应及剂量和疗程仍无定论。

吗替麦考酚酯治疗激素抵抗局灶节段性肾小球硬化尚缺乏随机对照的临床

试验研究。

雷公藤多苷片也可用于局灶节段性肾小球硬化患者的治疗，不仅可用于激素缓解后的维持治疗以减少复发、巩固疗效，对激素抵抗患者，或因激素不良反应不能接受大剂量治疗者，雷公藤多苷片也能使部分患者达到完全缓解。

局灶节段性肾小球硬化首次糖皮质激素治疗无效或复发后再治无效者，预后较差，易进展为慢性肾衰竭。

（3）血管紧张素转化酶抑制剂或血管紧张素受体拮抗剂：在理论上和实践中治疗局灶节段性肾小球硬化都获得良好的效果，其机制是：①减缓肾小球硬化的进展速度；②降低发生肾功能不全的危险性，使蛋白尿在1～3g/d的患者发生肾功能不全的危险性（血肌酐值倍增）下降＞50％，蛋白尿超过3g/d者危险性下降＞65％；③降低蛋白尿，减少尿蛋白＞45％；④降低血压，避免高血压带来肾脏进一步损害。

（4）降脂治疗：脂质代谢异常参与本病的发病过程，降脂治疗可干预局灶节段性肾小球硬化病程，达到延缓肾小球硬化和疾病进展之目的。血脂恢复正常也降低冠心病、脑血管疾病的危险性。

（5）抗凝、抗血栓：改变肾小球局部高凝状态，可能影响凝血机制介导的肾小球硬化，从而减缓本病进展。同时对肾病综合征患者的血栓栓塞性并发症有防治作用。

（6）血浆置换和免疫吸附：有报道在应用免疫抑制剂的同时，采用血浆置换能有效缓解那些治疗反应差、快速进展至终末期肾衰竭、肾移植后复发的青年局灶节段性肾小球硬化患者（可能与循环因子相关）的临床症状。停止血浆置换再次复发者，重复血浆置换治疗仍能使病情改善。

此外，难治性局灶节段性肾小球硬化患者亦可采用葡萄球菌蛋白A免疫吸附柱进行免疫吸附治疗。

局灶节段性肾小球硬化患者在接受肾移植后短期内即可复发，有人提出局灶节段性肾小球硬化的复发率高达50％～100％，甚至在移植后即刻疾病就可复发。局灶节段性肾小球硬化的复发可能与体内循环因子相关。

第九章 膜性肾病

【概述】

膜性肾病（membranous nephropathy，MN）是一个病理形态学诊断名词，其特征性的病理学改变是肾小球毛细血管袢上皮侧可见大量的免疫复合物沉积，该沉积物局限于肾小球基膜（glomerular basement membrane，GBM）的上皮侧，一般不伴肾小球固有细胞增生和局部炎症反应。临床表现为肾病综合征，或无症状、非肾病范围的蛋白尿，部分患者伴有镜下血尿、高血压和肾功能损害。

膜性肾病是导致成人肾病综合征的一个常见病因。国内报道膜性肾病占原发性肾小球肾炎的9.89%，在西方国家，膜性肾病所占的比例大约为30%。儿童不仅膜性肾病的发生率低（<5%），而且大多为继发性膜性肾病。膜性肾病发病机制尚未完全阐明，很多系统性疾病以及一些药物和环境因素，均可以导致继发性膜性肾病。

【临床表现】

膜性肾病发病年龄多见于40岁以上患者，男女比例约为2∶1。

大多数患者以肾病综合征起病，约20%的患者表现为无症状、非肾病范围的蛋白尿。膜性肾病患者尿蛋白定量很少超过15g/d，如超过，要注意微小病变型肾病或局灶节段性肾小球硬化的存在。膜性肾病患者每天尿蛋白定量波动很大，可能与患者蛋白摄入、体位和活动量有关。

约有一半患者有镜下血尿，但大量镜下血尿不是膜性肾病的特征，临床上要注意寻找继发性病因。

17%～50%成年患者起病时伴高血压。若起病时就有高血压和肾功能损害，预后通常较差。

膜性肾病起病往往较隐匿，有些患者是在常规体检时发现有蛋白尿。突然起病，尤其是伴明显肾小管功能损害者，要警惕继发性膜性肾病的存在（感染、药物和毒物）。

膜性肾病患者，特别是在肾病综合征临床表现持续存在的情况下，静脉血栓形成的发生率可以高达40%，明显高于其他肾小球疾病患者。

蛋白尿的程度和持续时间与患者预后关系密切。此外，男性、高龄患者、伴肾功能不全和较多肾小球硬化和肾小管损伤者预后较差。

【诊断要点】

诊断主要依靠临床表现和肾活检病理改变。

1. 症状

(1) 年龄以 40 岁以上多见，起病往往较隐匿。

(2) 临床表现为肾病综合征（大量蛋白尿、低蛋白血症、高度水肿、高脂血症），或无症状、非肾病范围的蛋白尿。

(3) 可伴少量镜下血尿。

(4) 部分患者伴高血压和（或）肾功能损伤。

2. 体征　双下肢或颜面水肿，严重时可出现腹腔积液、胸腔积液，多为漏出液；部分患者可无临床症状，在常规体检时发现有蛋白尿。

3. 辅助检查

(1) 尿蛋白定量通常＞3.5g/d，但很少超过 15g/d。

(2) 低蛋白血症，血浆白蛋白＜30g/L。

(3) 高脂血症，以胆固醇升高为主。

(4) 自身抗体阴性，血清补体水平正常。

(5) 乙型肝炎和丙型肝炎病毒标志物检查阴性。

4. 肾活检病理改变

(1) 光镜：肾小球毛细血管袢基膜病变是膜性肾病的特征性改变。肾小球无增生性和炎症渗出性病变，晚期可出现系膜区增宽、节段性细胞增生，也可表现为肾小球毛细血管袢节段性塌陷、废弃，甚至整个肾小球毁损。

早期光镜下肾小球体积正常或稍增大，毛细血管袢开放好，轻度扩张状，PASM-Masson 和 Masson 三色染色上皮侧可见颗粒状的嗜复红物沉积，沉积物间可见基膜反应性增生，向外延伸形成“钉突”。随疾病进展，肾小球毛细血管袢基膜增厚，袢僵硬。肾小球基膜“钉突”与“钉突”融合，将嗜复红物包绕，致肾小球基膜增厚不规则。晚期肾小球基膜内嗜复红物溶解、吸收，基膜呈“链条样”改变。上述不同时期病变可同时出现在一个病例中。原发性膜性肾病肾小球系膜区和内皮下一般无免疫复合物沉积，如存在则应与继发性膜性病变鉴别，如狼疮肾炎等。

随疾病进展，可发生肾小管萎缩和间质纤维化，间质可见泡沫细胞。由于膜性肾病起病年龄多为中老年，因此常见动脉透明变性和弹力层分层。如早期就存在肾小管和间质病变，应注意除外继发性膜性肾病。

(2) 免疫病理：IgG 呈颗粒状沿肾小球毛细血管袢分布，多数患者可伴有 C3 沉积，少数病例尚可见 IgM 和 IgA 沉积。若发现 C4、C1q 沉积，要注意除外继发性因素的存在。

(3) 电镜：肾小球毛细血管袢基膜上皮侧见电子致密物沉积。Ⅰ期：上皮侧电子致密物较小，呈散在性分布，基膜结构完整。Ⅱ期：上皮侧致密物增多，基膜样物质增生，向上皮侧凸起形成钉突。Ⅲ期：基膜样物质进一步包绕电子致密物至膜内，基膜明显增厚，出现不规则分层。Ⅳ期：基膜内电子致密物开始吸收，出现电子透亮区，基膜呈虫蚀样改变。如果在系膜区和内皮下见电子致密物，应注意继发性病因的存在。

足细胞病变包括足细胞胞质肿胀，足突融合、厚度增加。可见足细胞活化的一些表现，如细胞器增加、脂质和蛋白吸收滴以及微绒毛化。

【治疗方案及原则】

膜性肾病患者的临床自然病程差异悬殊，表现出三种转归形式，即自发缓解、持续蛋白尿伴肾功能稳定、持续蛋白尿伴肾功能进行性减退，因此对膜性肾病的治疗一直存在很大的争议。有学者认为膜性肾病有较高的自发缓解率(30%)，故不主张确诊后马上开始免疫抑制剂治疗；另一种观点则认为有部分膜性肾病患者逐渐进展至终末期肾衰竭，应积极给予免疫抑制剂治疗。目前较为共识的观点是：对于初发的、表现为非肾病范围蛋白尿，肾功能正常的患者可以暂不给予免疫抑制剂治疗，在进行非特异性治疗的同时，密切观察病情进展；对于临床表现为大量蛋白尿者，早期进行免疫抑制剂治疗可能是必要的，希望达到降低蛋白尿、减少并发症、延缓肾功能恶化的目的。

1. 非免疫治疗　针对尿蛋白定量＜3.5g/d、血浆白蛋白正常或轻度降低、肾功能正常的年轻患者。

(1) 控制血压：血压控制在125/75mmHg以下，药物首选血管紧张素转化酶抑制剂（ACEI）或血管紧张素受体拮抗剂（ARB）。

(2) 抗凝治疗：针对膜性肾病患者静脉血栓形成的高发生率，可预防性地给予抗凝治疗。存在高危因素（尿蛋白持续＞8g/d，血浆白蛋白＜20g/L，应用利尿剂或长期卧床等）的患者应积极抗凝治疗。

(3) 低蛋白饮食：大量蛋白尿患者饮食中蛋白质摄入宜控制在0.8g/(kg·d)，同时给予充分的热量，总热量一般应保证146.54kJ（35kcal)/(kg·d)。

(4) 其他：包括治疗水肿、高脂血症等。

2. 免疫治疗　免疫抑制剂治疗取决于其蛋白尿的程度、持续时间以及肾功能的状态。一般认为蛋白尿＞3.5g/d伴肾功能减退，或蛋白尿＞8g/d的高危患者应予以免疫治疗。

对膜性肾病免疫治疗方案及其疗效评价也存在很大的争议。总体认为单独应用糖皮质激素（以下简称激素）无效，激素＋环磷酰胺（CTX）或环孢素

(CsA) 治疗，能使部分患者达到临床缓解。对于疗效的判断不一定追求达到完全缓解（尿蛋白量≤0.3g/d），部分缓解（尿蛋白≤3.5g/d 或尿蛋白下降>50%，血清白蛋白>30g/L）同样也能有效地改善患者的预后。

膜性肾病对治疗的反应与预后的关系

	10 年肾存活率（%）	肾功能下降速率［Ccr，ml/(min·年)］
完全缓解	100	−1.5
部分缓解	90	−2
无效	45	−10

（1）激素＋细胞毒药物：Ponticelli 等提出的意大利方案：甲泼尼龙（MP）和苯丁酸氮芥（CH）6 个月周期性治疗。具体方案为第 1 个、3 个、5 个月的前 3 天静脉滴注甲泼尼龙 1g/d，连续 3 天，后续口服泼尼松 0.4mg/(kg·d)，在第 2 个、4 个、6 个月口服苯丁酸氮芥 0.2mg/(kg·d)，总疗程半年，能有效减少蛋白尿和保护肾功能。

此后 Ponticelli 又提出甲泼尼龙＋环磷酰胺方案：第 1 个、3 个、5 个月初给予甲泼尼龙 1g 静脉滴注，连续 3 天，隔天口服泼尼松 0.5mg/kg，共 6 个月，同时给予口服环磷酰胺 1.5～2mg/(kg·d)，共 12 个月，疗效优于甲泼尼龙＋苯丁酸氮芥。对于轻至中度肾功能不全并存在大量蛋白尿患者，随访观察 7 年，证实蛋白尿水平明显下降，并且肾功能保持稳定，但仍有 32%患者复发，同时 66%的患者存在较为严重的不良反应，如骨髓抑制、感染及出血性膀胱炎等。

（2）环孢素：小剂量环孢素可以有效地治疗膜性肾病。环孢素剂量为 3～4mg/(kg·d)，联合小剂量泼尼松（每天 0.15mg/kg）治疗，蛋白尿缓解率明显增加，无严重不良反应。环孢素造成肾毒性常见于剂量>5mg/(kg·d) 和（或）存在广泛肾间质纤维化的患者。血药浓度监测有利于避免环孢素的不良反应。一般起始治疗的谷浓度希望维持在 100～200ng/ml。环孢素停药后，部分患者会复发。

（3）雷公藤多苷：国内报道采用雷公藤多苷片加小剂量激素治疗特发性膜性肾病，可明显减少蛋白尿，完全缓解率高，不良反应较小。诱导剂量雷公藤多苷 120mg/d，分次口服，疗程 3～6 个月。如 3 个月内完全缓解，渐减量为维持剂量 60mg/d。如 3 个月时部分缓解或无缓解，诱导剂量雷公藤多苷最多可延长至 6 个月，再改为 60mg/d 维持。同时服用泼尼松 30mg/d，8 周后逐渐减量至 10mg/d。维持治疗时间为一年。

（4）其他：可以选择的药物还有吗替麦考酚酯、他克莫司和利妥昔单抗等，部分难治性患者有效。

第十章　IgA 肾病

【概述】

IgA 肾病是以肾小球系膜区 IgA 沉积为特征的肾小球肾炎。IgA 肾病分为原发性和继发性两大类，原发性 IgA 肾病是世界上最常见的原发性肾小球疾病，在我国约占肾活检患者的 30%～40%，占肾活检诊断的原发性肾小球疾病的 45%左右。IgA 肾病的发病有一定的年龄、性别、种族和地区差异，青壮年多见。IgA 肾病是一种进展性疾病，只有 5%～30%的 IgA 肾病患者尿检异常能完全缓解，大多数患者呈慢性进行性发展。起病后每 10 年约有 20%发展到终末期肾病（ESRD）。IgA 肾病是我国终末期肾病的首要原因。IgA 肾病进展的危险因素主要有肾小球硬化、肾间质纤维化、高血压、大量蛋白尿和肾功能减退。

原发性 IgA 肾病的病因尚未完全阐明。继发性 IgA 肾病的常见原发病包括过敏性紫癜、病毒性肝炎、肝硬化、系统性红斑狼疮、强直性脊柱炎、类风湿关节炎、混合性结缔组织疾病、结节性多动脉炎、结节性红斑、银屑病、溃疡性结肠炎、克罗恩病、肿瘤、艾滋病等。本文主要叙述原发性 IgA 肾病。

【临床表现】

IgA 肾病在临床上可以表现为孤立性血尿、反复发作性肉眼血尿、无症状血尿和蛋白尿，也可合并水肿、高血压、肾功能减退，表现为肾炎综合征或肾病综合征。

反复发作性肉眼血尿，多在黏膜或皮肤感染后数小时或数日出现，感染控制后肉眼血尿减轻或消失。肉眼血尿期间，多数没有明显的自觉症状，偶有腰酸胀痛感。肉眼血尿间歇期间很少出现大量蛋白尿和高血压，病程常有自限性，多数患者预后较好，肾功能多能长时间保持稳定。

无症状性尿检异常，包括单纯无症状镜下血尿和持续性镜下血尿伴轻至中度蛋白尿（尿蛋白<3.5g/24h）。多数患者起病隐匿，起病时多无高血压及肾功能不全等临床表现。部分患者病情可进展，出现肾功能减退。

IgA 肾病也可表现为持续性大量蛋白尿（尿蛋白≥3.5g/24h），甚至肾病综合征。如果大量蛋白尿的 IgA 肾病合并明显血尿、高血压、肾功能减退，提示病情易进展。如果肾功能快速进行性恶化，同时合并明显血尿和大量蛋白尿，则要考虑细胞性新月体形成和毛细血管袢坏死，应争取尽快行肾活检以明确诊断。

高血压是 IgA 肾病的常见表现之一。在 IgA 肾病肾活检明确诊断时，约有 40%的患者有高血压。随着病程延长和病情加重，高血压发生率增加。合并高血压患者可伴有不同程度的血尿、蛋白尿和肾功能不全以及高尿酸血症。少数患者表现为恶性高血压，肾功能快速进行性恶化。

部分患者就诊时已达到终末期肾病阶段，除表现蛋白尿、镜下血尿及高血压外，还合并慢性肾功能不全的其他表现，如贫血、夜尿增多等，血肌酐多在 442μmol/L 以上，B 超显示肾脏缩小、双肾实质变薄、皮髓质分界不清。很多患者已失去肾活检的机会。

IgA 肾病的尿红细胞多为畸形的红细胞，尤其是出现芽孢状或棘形红细胞，对诊断有较大的价值。但肉眼血尿明显时，尿中正常形态红细胞的比例可增加。尿蛋白定量以中小量多见，为非选择性蛋白尿。部分患者血清 IgA 增高。肾功能不全的患者，血清肌酐、尿素氮和血尿酸增高。即使是肾功能正常的 IgA 肾病患者，也有部分血尿酸升高。

【诊断要点】

1. IgA 肾病的临床诊断线索　尽管 IgA 肾病的临床表现和实验室检查缺乏特征性的改变，但如果出现以下表现，应怀疑 IgA 肾病：①在上呼吸道感染或扁桃体炎发作的同时或短期内出现肉眼血尿，感染控制后肉眼血尿消失或减轻；②典型的畸形红细胞尿，伴或不伴蛋白尿；③血清 IgA 值增高。

2. IgA 肾病的病理诊断

（1）光镜所见：肾小球系膜病变是 IgA 肾病基本的组织学改变，表现为系膜增生和系膜基质增多。典型的 IgA 肾病 PAS 染色时可见系膜区、旁系膜区圆拱状的深染物质。Masson 三色染色上述部位则可见嗜复红物沉积。IgA 肾病的组织学改变多种多样，从肾小球基本正常，到弥漫系膜增生性病变、新月体形成以及局灶、节段硬化性病变。病变类型与疾病的临床表现、病程有一定关系。

（2）免疫病理改变：是诊断 IgA 肾病必需的检查，主要表现为以 IgA 为主的免疫球蛋白在肾小球系膜区呈团块状或颗粒状弥漫沉积，可伴有 IgG 和 IgM 的沉积。绝大多数病例合并 C3 的沉积，并与 IgA 的分布一致。出现 C4、C1q 沉积要注意除外继发性因素。

（3）电镜所见：肾小球系膜区、旁系膜区见电子致密物沉积，有的呈圆拱状，少数病例肾小球内皮下亦见节段性电子致密物，基膜上皮侧一般无电子致密物沉积。少数患者肾小球毛细血管袢可见节段性基膜厚薄不一或基膜节段分层、系膜插入。

IgA 肾病组织形态学病变程度的判断，最新发表的牛津 IgA 肾病分类，重点关注系膜细胞增生、节段性肾小球硬化、毛细血管内细胞增生、肾小管萎缩/间质纤维化的程度。临床上通常采用的病理分级包括 Lee 分级和 Haas 分级，均根据病变的严重程度和病变的类型，由轻到重分为Ⅰ、Ⅱ、Ⅲ、Ⅳ、Ⅴ级，但内涵不完全一样，不能混合使用。

3. IgA 肾病的鉴别诊断　原发性和继发性 IgA 肾病的鉴别主要依靠病史和辅助检查。一般情况下，肾脏免疫病理表现为肾小球系膜区有 IgA 沉积的疾病，只要有继发因素存在，首先考虑继发性 IgA 肾病，尤其是 IgA 的沉积是局灶或节段性的或不很明显以及组织病理表现的程度和类型很不均一时，更应考虑继发性 IgA 肾病。

由于 IgA 肾病主要表现为无痛性的镜下血尿和肉眼血尿，因此 IgA 肾病在临床上需要与主要表现为血尿的其他疾病鉴别，如 Alport 综合征、薄基膜肾病、左肾静脉压迫综合征、恶性肿瘤、尿路感染等。

原发性 IgA 肾病与非 IgA 系膜增生性肾炎等其他增生性肾小球疾病的鉴别有时较困难，需要肾活检病理检查才能明确诊断。

【治疗方案与原则】

根据不同的临床表现及病理改变决定治疗方案。处理原则：①防治感染；②控制血压；③减少蛋白尿；④保护肾功能；⑤避免劳累、脱水和肾毒性药物的使用；⑥定期复查。常用的治疗方法包括：血管紧张素转化酶抑制剂（ACEI），血管紧张素受体拮抗剂（ARB），糖皮质激素和其他免疫抑制剂，抗血小板聚集、抗凝及促纤溶药，中药的应用以及扁桃体摘除。欧美国家部分学者推荐使用鱼油，但由于其疗效不确切，国内少用。

1. 反复发作性肉眼血尿的治疗　对于扁桃体感染或其他感染后反复出现肉眼血尿或尿检异常加重的患者，应积极控制感染，建议行扁桃体摘除。回顾性研究显示，扁桃体摘除可以降低部分患者的蛋白尿、血尿和终末期肾衰竭的发生率。

2. 无症状性尿检异常的治疗　对于血压正常、肾功能正常、单纯性镜下血尿、病理改变轻微的 IgA 肾病患者，不需要特殊治疗，但需要定期复查。对于有扁桃体肿大或扁桃体感染后尿检异常加重的患者，可行扁桃体摘除。也可以根据患者血尿的程度，选用一些抗血小板聚集和活血化瘀的药物。

对于血尿伴有尿蛋白 0.5～1.0g/d 的患者，扁桃体摘除、ACEI/ARB 以及抗血小板聚集、抗凝促纤溶治疗，有利于患者完全缓解。

对于尿蛋白＞1g/d的患者，不管血压是否增高，首选ACEI或（和）ARB。要避免血压降得过低、影响脏器供血。如果使用最大耐受剂量的ACEI和ARB，尿蛋白仍＞1g/d，宜加用糖皮质激素治疗，可给予泼尼松0.6～1.0mg/(kg·d)，4～8周后酌情减量，总疗程6～12个月。如激素反应不佳或有禁忌证，可应用免疫抑制剂治疗。另外，激素和其他免疫抑制剂的应用，除了考虑尿蛋白量以外，还要考虑肾活检病理改变。明显的炎细胞浸润、系膜细胞增生、细胞性新月体形成，是应用激素和其他免疫抑制剂的适应证。

3. 大量蛋白尿的治疗　对于临床表现为大量蛋白尿，病理表现为肾小球系膜细胞增生、球囊粘连、间质炎细胞浸润明显的IgA肾病患者，需要肾上腺糖皮质激素和其他免疫抑制剂、ACEI、ARB以及抗血小板聚集、抗凝、促纤溶的综合治疗。由于激素和其他免疫抑制剂具有一定的不良反应，因此要严格掌握使用的适应证。

对于临床表现为肾病综合征、病理表现为轻微病变或微小病变的IgA肾病患者，按微小病变型肾病综合征处理。

4. 高血压的治疗　对于IgA肾病合并高血压的患者，排除肾动脉狭窄和严重肾衰竭后，首选ACEI或（和）ARB。如果降压效果不好，可以加用长效的钙离子拮抗剂、利尿剂和β、α受体阻断剂。

5. 肾功能急剧恶化的治疗　对于IgA肾病合并肾功能急剧恶化的患者，宜首先明确肾功能不全的原因，针对原因进行治疗。合并脱水、感染、肾毒性药物所致的，补充容量，抗感染，停用可疑药物。合并药物所致急性间质性肾炎的，除停用可疑药物外，可用激素治疗。合并恶性高血压的，积极控制血压。对于临床表现明显血尿、蛋白尿、肾功能急剧恶化，病理表现为明显的肾小球系膜细胞增生、毛细血管袢坏死、细胞或纤维细胞新月体形成、弥漫性间质炎细胞浸润的IgA肾病患者，在没有严重感染、活动性消化道溃疡出血等禁忌证的前提下，可给予甲泼尼龙冲击治疗，即静脉滴注甲泼尼龙0.5～1.0g/d，连续3日。随后给予常规剂量的肾上腺皮质激素和其他免疫抑制剂治疗。同时根据血压和肾功能的改变，给予降压治疗和抗血小板聚集、抗凝、促纤溶治疗。

6. 终末期IgA肾病的治疗　对于肾脏已缩小、绝大多数肾小球已球性硬化、血肌酐＞442μmol/L的IgA肾病患者，给予慢性肾衰竭一体化治疗，目的是延缓肾功能的恶化、防治并发症、提高患者生活质量、做好肾脏替代治疗前的准备。重点是低蛋白饮食以减轻肾脏的负担，同时给予足够的热卡和适当的必需氨基酸；适当饮水以保持足够的尿量；尽可能将血压控制在130/80mmHg以内；补充铁剂、叶酸、维生素B_{12}和促红细胞生成素以纠正贫血；

适当补充碳酸氢钠治疗代谢性酸中毒；适当补充碳酸钙和活性维生素 D_3 以纠正钙磷代谢紊乱，防治继发性甲状旁腺功能亢进。

由于 IgA 肾病的临床表现和病理改变复杂多样，因此治疗的策略也应该是综合的、个体化的，需要联合不同的治疗方法并随病情的改变适当进行调整。

第十一章　系膜增生性肾小球肾炎

【概述】

系膜增生性肾小球肾炎（mesangial proliferative glomerulonephritis，MsPGN）是一个病理形态学的诊断，病理上以光镜下肾小球呈弥漫性系膜细胞增生和（或）系膜基质增多为特征的肾小球性肾炎。由多种病因引起，临床经过不一。原发性系膜增生性肾小球肾炎按其免疫病理可分为 IgA 肾病（系膜区以 IgA 沉积为主）以及非 IgA 肾病的系膜增生性肾小球肾炎两大类，前者已于第十章进行专题详述，本章将详细叙述非 IgA 肾病的系膜增生性肾小球肾炎。

【临床表现】

1. 一般情况　系膜增生性肾小球肾炎可见于各个年龄段，但以青少年较多，男性多于女性，男女之比约（1.5～2.3）：1。

2. 症状

（1）多数患者呈隐匿起病。约 30%～40%患者起病前有感染，多为上呼吸道感染。有前驱感染病史者，可呈急性起病。

（2）临床表现呈多样化，可表现为无症状性蛋白尿和（或）血尿、肾炎综合征或肾病综合征。本病血尿发生率较高，约 70%～90%病例有血尿，常为镜下血尿，20%～30%可表现为反复发作的肉眼血尿。蛋白尿多少不一，但通常为非选择性蛋白尿。也可以肾病综合征、无症状蛋白尿和（或）血尿方式起病。就诊时肾功能大多正常，少数（10%～25%）有不同程度肾功能减退。高血压多见于重度系膜增生性肾小球肾炎，与肾功能减退及肾脏病理改变程度密切相关。

3. 实验室检查　除了常规尿检异常外，血清 IgG 不升高，表现为肾病综合征时 IgG 可以降低，血清补体成分正常，部分患者血清 IgM 可以升高，血循环免疫复合物阳性，尿红细胞形态学检查以变形红细胞为主。

4. 病理表现

（1）光镜检查：呈弥漫性系膜细胞增生伴基质增多。早期以系膜细胞增生为主，晚期系膜基质增多。根据增生程度，可分为轻度、中度、重度三级。系膜内可有少数单核细胞和中性粒细胞浸润。严重者可引起系膜硬化。肾小球毛细血管壁及基膜正常。肾小管及间质基本正常，随病变进展，可出现肾小管萎缩、间质炎症细胞浸润及纤维化。肾内血管一般正常。

（2）免疫病理：在我国最常见 IgG 和 C3 沿系膜区或毛细血管壁团块状或颗粒状沉积。也可以 IgM 沉积为主，有学者将其命名为“IgM 肾病”。

（3）电镜检查：呈系膜细胞和（或）系膜基质增生，伴电子致密物沉积。

【诊断要点】

青少年患者，隐匿起病或在前驱上呼吸道感染后起病。临床表现为单纯血尿和（或）中度以下蛋白尿、肾炎综合征或肾病综合征，伴或不伴血压增高。确诊需要依靠肾活检病理检查。

系膜增生性肾小球肾炎在进行免疫病理检查除外 IgA 肾病后，还需要与一些以系膜增生性肾炎为病理表现的原发性肾小球肾炎（如急性感染后肾小球肾炎、微小病变型肾病、局灶节段性肾小球硬化）以及继发性肾小球疾病（如过敏性紫癜肾炎、狼疮肾炎、类风湿关节炎肾损害、强直性脊柱炎肾损害、遗传性肾炎以及糖尿病肾病等）进行鉴别。因此，在病理诊断的同时密切结合患者的临床表现及化验检查，一般鉴别诊断并不困难。

【治疗方案及原则】

1. 治疗原则

（1）防治感染，去除诱因：对上呼吸道感染等前驱症状应积极治疗。对孤立性或反复发作性肉眼血尿患者，必要时可行扁桃体摘除术。

（2）对症处理：包括利尿、控制血压等。

（3）减少蛋白尿，保护肾功能：可用血管紧张素转化酶抑制剂（ACEI）或血管紧张素受体拮抗剂（ARB）。注意定期监测血压和肾功能。

2. 根据临床表现和病理改变进行治疗，并在随访中根据治疗效果调整方案。

（1）对于临床表现为单纯血尿，病理改变仅有轻度系膜增生的系膜增生性肾小球肾炎患者，其预后良好，一般无需特殊治疗，应避免上呼吸道感染，控制血压，以免加速疾病的进展。

（2）对于临床表现为肾炎综合征，病理改变为轻度到中度系膜增生的系膜增生性肾小球肾炎患者，首先使用 ACEI/ARB 进行治疗。对于临床表现为肾病综合征者，根据病理改变轻重不同采用不同的治疗方案，酌情使用激素或合用免疫抑制剂，以减少蛋白尿，减轻肾脏病理改变。

（3）合并有高血压及慢性肾功能不全的系膜增生性肾小球肾炎患者，其病理改变多为重度系膜增生，并伴有系膜硬化或肾小球硬化、肾小管萎缩、间质纤维化，其对激素治疗的反应不佳，预后较差。此类患者应严格控制血压，应用ACEI/ARB药物及抗凝或抗血小板治疗，按照慢性肾炎进行治疗，以保护肾功能、延缓肾病进展为主。

预后主要和临床表现、肾脏病理改变程度以及对治疗的反应有关。大多数病理表现较轻的系膜增生性肾小球肾炎患者预后较好，对治疗的反应良好，但部分患者容易复发。就诊时有高血压、肾功能损害，持续大量蛋白尿且对激素治疗不敏感，以及肾脏病理改变为重度系膜增生伴硬化者，预后较差。

第十二章　毛细血管内增生性肾小球肾炎

【概述】

毛细血管内增生性肾小球肾炎是指病理上表现为以肾小球毛细血管内皮细胞和系膜细胞弥漫性增生性变化为主、伴有中性粒细胞为主的细胞浸润为基本病变特征的肾小球疾病。常表现为急性肾炎综合征，最典型的疾病是急性链球菌感染后肾炎，也可见于其他细菌（如肺炎球菌、脑膜炎球菌、淋球菌、克雷伯杆菌、布氏杆菌、伤寒杆菌等）或其他病原微生物（如病毒、立克次体、螺旋体、支原体、真菌、原虫及寄生虫等）感染之后的肾小球肾炎。这一病理类型在病理上有时尚需与下列情况鉴别，如原发性肾小球疾病（IgA 肾病和非 IgA 系膜增生性肾炎等）的起病时或病程的某个阶段、继发于全身性系统性疾病（如系统性红斑狼疮、过敏性紫癜肾炎以及部分小血管炎和冷球蛋白血症等）的肾脏受累等。本章主要讨论急性链球菌感染所致的毛细血管内增生性肾小球肾炎。

【临床表现】

急性链球菌感染后肾炎多数为散发，亦可呈流行性发病。本病主要发生于儿童，成年（特别是老年）患者病情常较重。随着对急性链球菌感染的早期诊断和控制，本病的患病率已明显下降。

1. 潜伏期　大部分患者有前驱感染史（咽部或皮肤），轻者可无感染的临床表现，仅抗链球菌溶血素“O”（ASO）滴度上升。肾炎的严重程度并不取决于前驱感染的严重程度。

链球菌感染后常于 7～20 天开始出现临床症状，潜伏期长短与感染部位有关，呼吸道感染者潜伏期多为 6～12 天，皮肤感染者潜伏期较长，平均为14～21 天。

2. 一般表现

（1）血尿：常为起病的第一个症状，几乎全部患者均有血尿，其中肉眼血尿出现率约 30％～40％。尿色呈洗肉水样，约数天至 1～2 周即消失。严重血尿患者排尿时尿道有不适感及尿频，但无典型的尿路刺激症状。血尿可持续存在数月，大多于一年内痊愈。

（2）蛋白尿：大部分患者尿蛋白阳性，在 0.5～3.5g/d 之间，常为非选择性蛋白尿。仅约不到20%的患者尿蛋白在3.5g/d以上，多为成年患者，常常病程迁延和（或）预后不良。大部分患者尿蛋白于数日至数周内转阴。

长期不愈的蛋白尿、血尿提示病变持续发展或为其他肾小球疾病。

（3）水肿：常为起病早期症状及主要表现，见于60%以上的病例。轻者为晨起眼睑水肿，严重时可延及全身。大部分患者于2周左右自行利尿、消肿。如水肿或肾病综合征持续发展，常提示预后不佳。

（4）高血压：见于80%左右病例，老年人更多见。多为中等度的血压增高，偶可见严重的高血压。舒张压升高者占80%以上，但很少患者超过130mmHg，常不伴高血压眼底改变。

高血压的原因主要与水钠潴留、血容量扩张有关。高血压与水肿的程度常平行一致，并且随着利尿而恢复正常。如血压持续升高2周以上无下降趋势，表明肾脏病变较严重。

（5）尿量减少：大部分患者起病时尿量减少，可由少尿引起氮质血症。2周后尿量渐增，肾功能恢复。只有少数患者（不足5%）由少尿发展成为无尿，提示可能呈新月体肾炎病变。

（6）肾功能损伤：常有一过性氮质血症，血肌酐及尿素氮轻度升高，严重者出现急性肾衰竭。经利尿之后，氮质血症可恢复正常。少数患者虽经利尿后肾功能仍不能恢复，预后不佳。

（7）全身表现：患者常有疲乏、厌食、恶心、呕吐（与氮质血症不完全成比例）、嗜睡、头晕、视物模糊（与高血压程度及脑缺血、脑水肿有关）及腰部钝痛（因肾实质肿大，牵扯感觉神经末梢所致）。仅偶有个例与风湿热并存。

3. 严重合并症

（1）充血性心力衰竭、肺水肿：重症患者可出现充血性心力衰竭及肺水肿，主要由于严重的水钠潴留、血容量增加及高血压所致，尤以成年及老年人为多见，可能原有一定程度的基础心脏病未及时诊治，常为导致死亡的主要原因。

（2）高血压脑病：儿童患者相对多见，发生率5%～10%。表现为剧烈头痛、呕吐、嗜睡、神志不清、黑蒙，严重者有阵发性惊厥及昏迷，常常因此而掩盖了急性肾炎本身的表现。由于高血压主要原因为水钠潴留，而且持续时间较短暂，因此眼底改变一般都不明显，仅有视网膜小动脉痉挛表现。严重时亦可出现视网膜出血、渗出，视神经乳头水肿。

4. 实验室检查

（1）尿常规改变：除红细胞尿及蛋白尿外，尚可见红细胞管型、颗粒管型及少量肾小管上皮细胞及白细胞。白细胞也可增多，偶可见白细胞管型，这并不表明有尿路感染存在。

(2) 血液化验：可呈轻度正色素、正细胞性贫血，血红蛋白约110～120g/L。血清白蛋白浓度轻度下降，主要与血液稀释有关，仅较长时期大量蛋白尿才引起严重的低蛋白血症。可有一过性高脂血症，与低蛋白血症并不一致。血容量明显增多者可呈现稀释性低钠血症，少尿患者常有高钾血症。

(3) 血清学检查：大部分患者血清总补体活性CH50及C3明显下降，约10%患者C1q、C4等短暂轻微下降，均于8周以内恢复正常水平。如补体水平持续下降，则应怀疑系膜毛细血管性肾炎或其他系统性疾病（如红斑狼疮、心内膜炎或其他隐匿的败血症、冷球蛋白血症等）。少数患者血冷球蛋白阳性。

链球菌进入人体后，其菌体抗原成分能刺激机体产生相应的抗体。其中ASO已在临床广泛应用。于链球菌感染后3周滴度上升（>1∶200），3～5周达高峰，以后渐渐下降。ASO滴度上升只表明近期有链球菌感染史，不能确定目前是否存在链球菌感染，其滴度高低与链球菌感染的严重性相关，与肾炎的严重性及预后无关。但急性肾炎时ASO阴性不能否定有链球菌前驱感染史。

5. 病理表现　毛细血管内增生性肾炎基本病变为弥漫性内皮及系膜细胞增生伴细胞浸润（中性粒细胞、单核细胞、嗜酸性粒细胞等）。

(1) 光镜检查：急性增生性病变最常见。肾小球细胞成分增多，血管袢肥大，充满肾小囊，毛细血管腔有不同程度的阻塞，偶有小血栓形成。以内皮及系膜细胞增生为主，常伴有渗出性炎症，细胞浸润以中性粒细胞为主，上皮下可见嗜复红蛋白沉积。少数患者肾小球病变严重，毛细血管袢断裂，红细胞自毛细血管内逸出，为坏死性炎症或出血性炎症，更严重者形成新月体。

肾小管改变不突出，呈上皮细胞变性或肾小管炎。肾间质水肿，偶有中性粒细胞、单核细胞及淋巴细胞的灶性浸润。

(2) 免疫荧光检查：以IgG及C3为主的颗粒状物质沉积于肾小球毛细血管袢，随着病程的进展C3沉积强度可大于IgG，偶可见IgM、IgA、C1q、C4等少量沉积。

肾脏小血管及肾小管上很少见免疫沉积物。

(3) 电镜检查：疾病早期可见电子致密物沉积及细胞增生、浸润。上皮下电子致密物形成驼峰（hump）及膜内沉积为本病电镜表现的特点。驼峰常在上皮细胞裂隙孔上，为不规则的团块状沉积，与基膜外稀疏层之间有一分离层。电子致密物分布与荧光显微镜下沉积类型有关。

【诊断要点及鉴别诊断】

短期内发生血尿、蛋白尿、尿少、水肿、高血压等典型病例，病前1～3周有咽部感染或皮肤感染史，有关链球菌培养及血清学检查阳性，血清补体下降等，可帮助临床确诊本病。临床表现不明显者，须连续多次尿常规检查，根据尿液典型改变及血补体动态改变做出诊断。仅在临床诊断不肯定时需要肾活检病理诊断。

由于临床上常缺乏确凿一致的病因、病理诊断根据，故诊断急性链球菌感染后肾炎时需小心除外以下疾病：

1. 以急性肾炎综合征起病的肾小球疾病

（1）其他病原体感染后急性肾炎：成年人感染后急性肾炎的致病菌常是葡萄球菌或革兰阴性细菌，而不是链球菌，而且常发生于糖尿病、酗酒及静脉吸毒者。金黄色葡萄球菌感染后肾炎可见于皮肤感染、组织深部脓肿及心内膜炎。可由感染细菌与抗体引起免疫复合物介导性肾小球肾炎。临床上呈急性肾炎综合征表现，也可见循环免疫复合物阳性、冷球蛋白血症及低补体血症。病理改变类似链球菌感染后肾炎，呈弥漫性增生及渗出性肾小球炎症。此外，革兰阴性菌败血症、葡萄球菌败血症、梅毒、伤寒等也可引起急性肾炎综合征的表现。

病毒（水痘病毒、乙型肝炎病毒、腮腺炎病毒、EB病毒、柯萨奇病毒及某些流感病毒）急性感染期亦可引起急性肾炎。临床过程较轻，常不伴血补体下降，有自限倾向。

（2）其他原发性肾小球肾炎：在起病时或病程的某个阶段可呈急性肾炎综合征表现。如：①IgA肾病及非IgA系膜增生性肾炎：常于呼吸道感染后发生血尿，有时伴蛋白尿，但前驱感染不是链球菌感染（链球菌培养阴性，ASO滴度不升高），潜伏期短（数小时至数天），血补体正常，约30%IgA肾病患者血IgA可升高，病程呈反复发作；②新月体肾炎Ⅱ型（免疫复合物型）：发病过程与本病很相似，但患者呈进行性少尿、无尿及急骤发展的急性肾衰竭，需及时肾活检以与本病鉴别；③系膜毛细血管性肾炎：起病过程与急性肾炎很相似，也可有呼吸道前驱感染甚至链球菌感染史，约40%患者呈典型急性肾炎综合征表现并伴低补体血症，甚至血清ASO滴度亦可上升，临床过程很难鉴别。但系膜毛细血管性肾炎无自愈倾向，故诊断为急性肾炎者如病程超过两个月仍无减轻应考虑行肾活检明确病理以助诊治。

（3）全身系统性疾病的肾脏受累：系统性红斑狼疮肾炎及过敏性紫癜肾炎均可呈急性肾炎综合征的临床表现。其他少见的全身性疾病，如各种小血管炎性疾病、冷球蛋白血症，各种原因的血栓性微血管病等，亦可呈急性肾炎综合征起病，但多伴有其他系统受累的表现，详见各有关章节。

急性肾炎于下述两种情况需及时做肾活检以明确诊断：①少尿1周以上或进行性尿量下降，肾小球滤过功能呈进行性损害者。虽少数急性肾炎可呈此种表现，但更多见于急进性肾炎，及时肾活检明确诊断十分重要。②病程超过2个月而无好转趋势者。此时应考虑以急性肾炎综合征起病的其他原发性肾炎（如IgA肾病及非IgA肾病的系膜增生性肾炎、系膜毛细血管性肾炎）及全身系统性疾病肾脏受累（如红斑狼疮肾炎、过敏性紫癜肾炎），需要肾活检明确诊断。

2. 急性全身感染性发热疾病　高热时均可出现一过性蛋白尿及镜下血尿，可能与肾血流量增加、肾小球通透性增加及肾小管上皮细胞肿胀有关。尿检异常发生于感染、高热的极期，随着退热，尿检恢复正常，不伴水肿、高血压等肾脏疾病的临床表现。

3. 急性泌尿系感染或急性肾盂肾炎　急性肾炎时可有腰痛，少尿及尿中红细胞较多时，亦有排尿不适感，尿中白细胞亦可较多，需与泌尿系感染相鉴别。泌尿系感染多有全身及局部感染的表现，如发热、尿路刺激症状、尿中大量白细胞甚至白细胞管型、尿细菌培养阳性。经抗感染治疗后的疗效亦有助于鉴别。

4. 非肾小球疾病　如急性过敏性间质性肾炎、溶血性尿毒症综合征、血栓性血小板减少性紫癜等非肾小球疾病也可出现与急性肾炎类似的临床表现。此外，急性肾炎合并症（如心力衰竭、高血压、脑病等）严重而表现突出时，常掩盖肾炎综合征的临床表现，如充血性心力衰竭时，易与原发性心肌病及冠心病（尤其是老年患者）相混。

【治疗方案及原则】

急性链球菌感染后肾炎是一种自限性疾病。因此基本上是对症治疗，主要环节为预防和治疗水钠潴留、控制循环血容量，从而达到减轻症状（水肿、高血压）、预防致死性合并症（心力衰竭、脑病、急性肾衰竭），以及防止各种加重肾脏病变的因素，促进病肾组织学及功能的修复。

1. 一般治疗　急性起病后应基本卧床休息，直至肉眼血尿消失，利尿消肿，血压恢复正常（大约2周）。应给富含维生素的低盐饮食（食盐2.0～3.0g/d），出现肾功能不全、氮质血症者，应限制蛋白质入量，同时限制钾入量。

2. 对症治疗

（1）利尿：限制水、钠入量后水肿仍明显者，应加用利尿剂。可用噻嗪类利尿剂和髓袢利尿剂，如呋塞米、布美他尼等。

（2）控制血压：利尿后即可达到控制血压的目的，必要时可用钙通道阻滞剂以增强扩张血管效果。出现高血压脑病时给予止痉、吸氧、降颅压等以减轻脑水肿。

（3）控制心力衰竭：主要措施为利尿、降压，必要时可应用酚妥拉明或硝普钠静脉滴注，以减轻心脏前后负荷。如限制钠盐摄入与利尿仍不能控制心力衰竭，可应用血液滤过脱水治疗。

（4）急性肾衰竭：对于合并新月体形成的患者可给予糖皮质激素（包括冲击治疗）和细胞毒药物或血浆置换。急性链球菌感染后肾炎在以下两种情况下应用透析治疗：①少尿性急性肾衰竭，特别是有高钾血症时，如肾脏活检确诊本病，则以透析治疗维持生命，配合上述对症治疗，疾病仍可自愈。②严重水钠潴留，引起急性左心衰竭者。

（5）高钾血症的治疗：注意限制饮食中钾入量，应用排钾性利尿剂均可防止高钾血症的发展。必要时可用透析治疗。

（6）感染灶的治疗：在有明确的感染病灶或细菌培养阳性时，应积极应用抗生素治疗，有预防病菌传播的作用，不主张长期应用抗生素预防感染。

第十三章　膜增生性肾小球肾炎（附　致密物沉积病）

【概述】

膜增生性肾小球肾炎（membranoproliferative glomerulonephritis，MPGN）又称系膜毛细血管性肾小球肾炎（mesangiocapillary glomerulonephritis），是系膜增生和细胞增多伴广泛的毛细血管袢增厚的一种疾病。病理学上可分为Ⅰ型、Ⅱ型及Ⅲ型。现在认为膜增生性肾小球肾炎Ⅱ型是单独的疾病，称为致密物沉积病（dense deposit disease，DDD)。其临床表现类似，都可表现为肾炎或肾病综合征、高血压，经常伴低补体血症。自发病起，50%～60%的患者于10年内发生肾衰竭。膜增生性肾小球肾炎可分为原发性和继发性，本章主要叙述原发性。

【临床表现】

部分膜增生性肾小球肾炎可表现为突然发生的血尿、重度蛋白尿、高血压，发生症状前可有前驱的上呼吸道感染。部分患者为缓慢发病，逐渐出现水肿、镜下血尿和蛋白尿。半数患者表现为肾病综合征，1/3有高血压，20%发病时即有肾功能不全。尿检时通常都可见到血尿、细胞及颗粒管型。膜增生性肾小球肾炎Ⅰ型患者50%存在低补体血症。

一般呈慢性进展过程。临床症状发生后最初几年肾功能正常或轻度异常，发病10年时约40%患者进展到终末期肾病。少数患者呈急剧进展性，其中有些患者肾活检病理可见膜增生性肾小球肾炎基础上的新月体肾炎表现。影响肾功能进展的临床及病理学因素包括大量蛋白尿、高血压、发病时即有血肌酐升高。活检时发现严重的肾小管间质性损害以及明显细胞性新月体形成是预后不良的病理学指标。

【诊断要点】

1. 诊断与鉴别诊断　临床上患者出现血尿、蛋白尿、肾功能不全、高血压，尤其是低补体血症时应高度考虑膜增生性肾小球肾炎。大多数膜增生性肾小球肾炎肾活检标本只有经光镜、免疫荧光和电子显微镜检查后才可做出诊断。有膜增生性肾小球肾炎组织病理学表现者也可见于系统性疾病，包括：①自身免疫性疾病，如狼疮肾炎、混合型冷球蛋白血症、干燥综合征、结节病、补体缺陷、类风湿关节炎；②感染性疾病，如乙型及丙型肝炎、内脏脓肿、感染性心内膜炎、分流性肾病、三日疟、血吸虫感染、支原体感染、HIV感染；③肿瘤，如淋巴瘤、白血病、肾胚细胞瘤、轻链病；④其他，如镰状细胞贫血等。因此，病理学上符合膜增生性肾小球肾炎，还应做抗 dsDNA 抗体、冷球蛋白、血与尿蛋白免疫电泳、乙型和丙型肝炎病毒血清标志物检测，老年患者应筛查恶性肿瘤，以确定是原发还是继发性膜增生性肾小球肾炎。

2. 病理学表现　系膜细胞增生、系膜基质增加、毛细血管壁增厚是膜增生性肾小球肾炎的主要光镜表现，病理学上分为Ⅰ型、Ⅱ型与Ⅲ型。

(1) Ⅰ型也称为内皮下膜增生性肾小球肾炎，病理学特点为：

1) 细胞增多，由系膜细胞增生和中性粒细胞浸润所致。

2) 毛细血管袢增厚，由系膜细胞和系膜基质以及中性粒细胞的插入形成。

3) 银染色下可见典型的双轨征象，一层是真正的基膜，另一层为系膜基质插入形成的假基膜。

4) 系膜的增加使小叶的形状更为突出，肾小球呈分叶状，也可见结节样形状；中央小叶硬化伴肾小球毛细血管扩张是其特征。

5) 膜增生性肾小球肾炎Ⅰ型多呈弥漫性改变，少数患者为局灶和节段性改变。也有作者认为这是疾病早期的表现，随着病情的进展，则会形成弥漫性改变。

6) 免疫荧光表现为颗粒性 C3 的沉积，常伴颗粒型 IgG 沉积，而较少伴 IgM 沉积。半数患者存在 C1q、C4。免疫荧光主要存在于内皮下，系膜区不显著。少数病例呈小叶状，沉积于叶状毛细血管袢的外缘，而系膜区无沉积。

7) 电镜下可见电子致密物主要沉积于内皮下部位。

(2) 膜增生性肾小球肾炎Ⅱ型非常少见，主要的光镜表现类似于膜增生性肾小球肾炎Ⅰ型，所不同的是电镜下可见肾小球基膜断续的电子致密物条带样沉积，也称之为致密物沉积病（dense deposit disease，DDD）。

(3) 膜增生性肾小球肾炎Ⅲ型的主要光镜和免疫荧光表现类似于膜增生性肾小球肾炎Ⅰ型，只是电镜下可见肾小球基膜上皮下大量的电子致密物沉积。

【治疗方案与原则】

膜增生性肾小球肾炎的治疗仍然无一致的方案。尽管曾有作者报告大剂量的肾上腺皮质激素隔日疗法、大剂量甲泼尼龙静脉注射冲击治疗继以口服泼尼松、免疫抑制剂与抗凝药物、阿司匹林、双嘧达莫等治疗，但是长时间的对照研究结果与对照组比较并无明显区别。

目前可参考的治疗方案为：

1. 对肾功能正常的无症状蛋白尿患者不推荐使用特殊治疗，可使用 ACEI

和（或）ARB治疗。

2. 有严重的肾病综合征患者可试用泼尼松，每日1mg/kg 4～8周，然后逐步减量。若尿蛋白在4～6个月无变化，则应停止使用。若尿蛋白有显著下降，则应以最小的有效剂量维持治疗。

3. 对于肾功能急剧下降者应进行重复肾活检，证实为存在明显细胞性新月体形成或有间质性肾炎者，应给予甲泼尼龙静脉注射、口服泼尼松以及环磷酰胺治疗。

4. 少数患者对环孢素治疗有反应。

5. 可试用阿司匹林、双嘧达莫、华法林等抗血小板和抗凝药物。

附　致密物沉积病

致密物沉积病（dense deposit disease，DDD）也称为膜增生性肾小球肾炎Ⅱ型，主要见于青少年，8～16岁者占全部Ⅱ型膜增生性肾小球肾炎的70%，女性稍多于男性，女∶男为3∶2。致密物沉积病发病原因不清，基因检查的报告显示是由于旁路补体激活调节的H因子（CHF）的基因异常。部分患者发病与脂代谢异常有关。

致密物沉积病的临床表现与Ⅰ型膜增生性肾小球肾炎类似，所不同的是肾炎综合征较Ⅰ型膜增生性肾小球肾炎多见而肾病综合征则少于Ⅰ型膜增生性肾小球肾炎，高血压较Ⅰ型膜增生性肾小球肾炎更为显著。合并新月体肾炎及慢性间质小管性肾炎者较多。致密物沉积病患者很难缓解，缓解率不到5%。肾移植后大部分患者复发，尤其是致密物沉积病合并新月体肾炎者，不同报告复发率为50%～100%。复发多发生于移植后2年半，复发占肾移植受体肾脏丧失功能原因的15%～50%。预后差于Ⅰ型膜增生性肾小球肾炎，10年时50%的患者进入终末期肾病。

致密物沉积病的诊断参考Ⅰ型膜增生性肾小球肾炎的诊断与鉴别诊断，确诊须依据肾活检典型的免疫荧光及电镜下病理表现。致密物沉积病患者补体激活是通过旁路途径，无血清C4下降。80%～90%的致密物沉积病患者血清C3下降，持续时间更长者往往合并C5b-9的减少。致密物沉积病的免疫荧光检查可见毛细血管壁线样或带状的强C3沉积，无或只有轻微的免疫球蛋白。电子显微镜下可见肾小球基膜内缎带状的电子致密物沉积；系膜区圆形的或不规则形状的电子致密物，偶尔可见内皮下及上皮下的电子致密物，有时沉积在上皮下，类似于链球菌感染后肾炎的驼峰。光镜表现与Ⅰ型膜增生性肾小球肾炎类似。与Ⅰ型膜增生性肾小球肾炎不同的是，并不总是有膜性增生的表现，有些患者有显著的肾小球基膜增厚，但只有局灶的细胞增多或无细胞增多。而另一些患者存在局灶或弥漫的细胞增多，但是肾小球基膜并无明显的增厚。少数患者有新月体形成。

治疗主要是非特异性治疗，包括降压，使用ACEI、ARB类药物以及他汀类药物。肾上腺糖皮质激素无效，有学者报道使用吗替麦考酚酯可以降低C3肾炎因子，确定CHF异常者可用新鲜冷冻血浆、血浆置换（回输新鲜冷冻血浆）。

第十四章　新月体性肾炎
（附　Goodpasture 综合征）

【概述】

新月体性肾炎由一组疾病构成，其共同的病理特点为肾穿刺标本中 50% 以上的肾小球有大新月体形成。临床上多表现为急进性肾炎综合征，即在肾炎综合征（血尿、蛋白尿、水肿和高血压）基础上短期内出现少尿、无尿，肾功能急剧下降的一组临床症候群。本病病情危重，预后差，但如能早期明确诊断并根据各种不同的病因及时采取适宜的治疗，可改善患者的预后。

急进性肾炎病因多样。根据肾脏免疫病理将其分为三型：抗肾小球基膜（GBM）抗体型、免疫复合物型和少免疫沉积型。抗肾小球基膜抗体型的免疫病理特点为 IgG 和 C3 沿肾小球毛细血管袢呈线样沉积；免疫复合物型为免疫球蛋白和补体成分呈颗粒样或团块样沿肾小球毛细血管袢和系膜区沉积；而少免疫沉积型则无明显免疫球蛋白成分沉积，其中多与 ANCA 相关小血管炎密切相关。

美国的资料显示，其新月体肾炎中超过半数为少免疫沉积型，约 1/3 为免疫复合物型，仅 1/10 为抗肾小球基膜抗体型。而我国仍以免疫复合物型为主，其次为少免疫沉积型，再次为抗肾小球基膜抗体型。各种类型的治疗方案和预后存在差异。

【临床表现】

1. 抗肾小球基膜抗体型　该型有两个发病高峰：20～40 岁和 60～80 岁。年轻男性多见于第一个高峰，而女性略多见于第二个高峰。

该病一般可急骤起病，也可隐袭起病，表现为典型的急进性肾炎综合征，部分患者发病后也可以出现肺出血而诊断为 Goodpasture 综合征。该型患者较少出现肾病综合征范围的蛋白尿。

约 1/3 的患者血清抗 GBM 抗体和 ANCA 同时阳性（双阳性），多为核周型 ANCA（pANCA）/髓过氧化物酶特异性 ANCA（MPO-ANCA）阳性。临床上双抗体阳性者可以出现肾脏以外的脏器受累，类似 ANCA 相关小血管炎。

2. 免疫复合物型　临床上表现为急进性肾炎综合征，也可隐袭发病。在免疫复合物性肾小球肾炎基础上出现的新月体性肾炎还同时具有基础肾脏病各自的特点，如IgA肾病多发生于中年，狼疮肾炎和过敏性紫癜肾炎等多发生于青少年。该型患者可出现肾病综合征范围的蛋白尿。

3. 少免疫沉积型 多见于中老年。虽然患者多表现为急进性肾炎综合征，但一部分小血管炎患者肾功能损害进展可以较为缓慢，尿沉渣可仅有少量红细胞或轻度蛋白尿。肾病综合征范围蛋白尿和少尿相对少见。

该型既可为肾脏局限的小血管炎，也可表现为ANCA相关小血管炎患者全身多系统受累的一部分。系统性小血管炎患者肾外表现详见第17章。肺出血是决定小血管炎患者短期预后最为重要的临床表现，弥漫性肺泡毛细血管炎引起的肺大出血可造成患者窒息而危及生命。

【诊断要点】

1. 急进性肾炎综合征 多为急性起病，在血尿、蛋白尿、水肿和高血压的基础上短期内出现少尿、无尿，肾功能急剧下降。部分患者就诊时已依赖透析。

2. 肾脏病理 肾穿刺标本中50%以上的肾小球有大新月体形成。三种类型的肾脏病理特点迥异。

(1) 抗肾小球基膜抗体型：直接免疫荧光可见IgG沿肾小球毛细血管袢呈典型的线样沉积。光镜检查可见多数乃至100%的肾小球新月体形成，且多数新月体类型基本一致。肾小球多严重受损。电镜下肾小球内基本无电子致密物沉积，肾小球基膜和包曼囊可见断裂。

(2) 免疫复合物型：直接免疫荧光可见免疫球蛋白和补体成分在肾小球沉积。其沉积的荧光形态与基础肾小球病相关。原发性表现为IgG和C3沿肾小球毛细血管袢呈颗粒样沉积，而多种免疫球蛋白和补体沉积形成的“满堂亮”多见于狼疮肾炎，肾小球系膜区以IgA为主的沉积提示IgA肾病。

(3) 少免疫沉积型：直接免疫荧光检查呈现无或少量（≤+）免疫球蛋白沉积。光镜检查多为局灶坏死性新月体性肾炎。电镜下无电子致密物，可见广泛肾小球基膜破坏。

该型突出特点是肾小球常分期、分批受累，表现为肾小球病变新旧不等。

3. 辅助检查

(1) 一般实验室检查：血尿、蛋白尿和血肌酐进行性上升；多有贫血，且其程度可与肾损害不平行。多数患者外周血WBC增高，少免疫沉积型可见血沉增快和CRP强阳性。血尿、蛋白尿常见，肾病综合征范围的蛋白尿主要见于免疫复合物型。

(2) 血清自身抗体：血清抗GBM抗体阳性提示为抗肾小球基膜抗体型，且为诊断抗肾小球基膜病的必要条件之一。ANCA阳性则支持少免疫沉积型。

免疫复合物型可见 ANA 和类风湿因子阳性，但也有少数免疫复合物型患者 ANCA 阳性。

（3）肾脏 B 超：双肾增大或大小正常。

【治疗方案及原则】

1. 强化免疫抑制疗法　本病预后凶险，如未及时治疗，患者多进展至终末期肾衰竭，很少有自发缓解的可能。因此，对于以细胞或细胞纤维性新月体为主者需要强化免疫抑制疗法以快速控制急性炎症反应。不同类型的新月体肾炎其治疗原则也不尽相同。

（1）甲泼尼龙冲击疗法：适用于所有三种类型。甲泼尼龙 7～15mg/(kg·d)（0.5～1.0g）连续或隔日静脉滴注，3 次为一个疗程。必要时可重复上述治疗。

（2）血浆置换疗法：为抗肾小球基膜抗体型的首选疗法，但出现少尿和依赖透析者则疗效欠佳。强化血浆置换指每天或隔天应用新鲜血浆或 5%白蛋白将患者血浆置换出 2～4L，直到患者血清中的抗 GBM 抗体转为阴性为止。血浆置换也可用于治疗肺出血，疗效肯定。对于发病时表现为急性肾衰竭而依赖透析的 ANCA 相关小血管炎患者，血浆置换有助于患者脱离透析。

2. 一般免疫抑制疗法　在强化免疫抑制疗法的基础上，可继续口服泼尼松联合环磷酰胺。三种类型的新月体肾炎均可应用口服泼尼松 1mg/(kg·d) 约 4～6 周，然后逐步减量。环磷酰胺既可采用口服疗法，也可采用静脉疗法。

3. 维持缓解治疗　多用于 ANCA 相关小血管炎和狼疮肾炎。治疗原则与 ANCA 相关小血管炎的维持缓解治疗一致（详见第 17 章）。

4. 肾脏替代治疗　肾功能严重受累者需行透析治疗，急性期未能脱离透析者需接受长期维持透析或肾移植。但抗肾小球基膜抗体型患者需要在血清抗 GBM 抗体阴转后半年方能考虑肾移植。

【预后】

抗肾小球基膜抗体型预后最差，如出现少尿、血肌酐大于 600μmol/L 和肾活检 85%以上的肾小球出现新月体，即使予以强化免疫抑制疗法（包括血浆置换），多数患者也不能脱离透析。如早期诊断、及时治疗，免疫复合物型和少免疫沉积型预后相对较好。

附　Goodpasture 综合征

【概述】

Goodpasture 综合征属于抗肾小球基膜（GBM）病的一种临床症候群。抗肾小球基膜病是指抗 GBM 抗体在脏器中沉积所引起的一组自身免疫性疾病，其特点是血清中存在抗 GBM 抗体和（或）肾活检肾小球基膜上见到抗体呈线样沉积。

该病主要的受累脏器是肺和肾脏。病变局限在肾脏时称为抗肾小球基膜肾炎，肺、肾同时受累时即称为 Goodpasture 综合征。该综合征临床表现也不尽相同，肺和肾脏可以同时或先后受累。虽然多数肾脏受累的患者表现为急进性肾炎综合征，但也有少数患者肾功能正常而仅表现为血尿、蛋白尿。此外，该病也可在原有其他肾脏病基础上发生或肾移植术后发生。

抗 GBM 抗体的靶抗原也称为 Goodpasture（GP）抗原，主要为Ⅳ型胶原 α_3 链非胶原区 1［α_3（Ⅳ）NC1］。正是由于肺泡和肾小球的基膜具有共同的抗原，因此该病主要的受累脏器是肾脏和肺。

【临床表现】

1. 一般表现　Goodpasture 综合征患者肺脏和肾脏既可同时受累，也可先后受累，全身多系统受累不多见。20%～60%发病前有上感或流感样症状，可有乏力和消瘦。合并 ANCA 阳性者可有多系统受累。

2. 肾脏受累　肾脏是最主要的受累器官且程度轻重不等，多数为急进性肾炎综合征，少数可有肾病范围的蛋白尿，但典型的肾病综合征不常见。多数患者较早出现少尿和无尿，肾功能进行性减退，数周或数月内可达到尿毒症水平，水肿和高血压出现较晚。

如早期未予及时治疗，多进展为终末期肾脏病。多数病例为新月体性肾炎，且绝大多数乃至100%的肾小球均可有新旧程度相近的新月体形成。近年发现部分患者肾脏受累较轻，甚至肾功能正常，其主要临床表现为肺出血，肾受累仅表现为轻度蛋白尿和镜下血尿。肾活检仅为轻度系膜增生性肾小球肾炎，或伴有少量（<50%）细胞性新月体形成。

3. 肺脏受累　主要表现为轻重不等的肺出血，表现为咳嗽、痰中带血或大咯血，严重者可以发生窒息而危及生命。胸片表现为双侧或单侧肺部阴影或浸润影，严重者可表现为双肺满布棉絮样渗出。值得注意的是，少量肺泡出血多不能到达支气管而在肺泡内吸收，常表现为亚临床的肺出血。

【诊断要点】

1. 临床表现　肺、肾受累多表现为肺出血、血尿、蛋白尿和血肌酐进行性升高。

2. 病理表现　直接免疫荧光 IgG 沿肾小球基膜呈线样沉积是 Goodpasture 综合征的典型表现，病变严重者可仅见 IgG 和 C3 呈间断线样沉积似细颗粒样。光镜下多表现为新月体性肾炎，严重者近 100%的肾小球有新月体形成，且新旧程度一致。

3. 辅助检查

（1）抗GBM抗体：外周血检测抗GBM抗体是诊断Goodpasture综合征的重要手段。超过90%的患者通过酶联免疫吸附试验（ELISA）可以检出循环中抗GBM抗体。

（2）ANCA：近1/3的抗肾小球基膜病患者同时合并血清ANCA阳性。

（3）针对肺出血的检查：胸部CT可见肺出血或肺间质病变，痰中可发现含铁血黄素细胞。

【治疗方案及原则】

1. 血浆置换　是治疗Goodpasture综合征的首选治疗方法。可采用5%的人血白蛋白或新鲜血浆。具体方案为每次置换2～4L，每天或隔日一次，直至抗体转阴。对于有肺出血的患者，可应用新鲜冰冻血浆。

2. 免疫抑制疗法　对于新月体性肾炎和肺出血者，仍应采用强化免疫抑制疗法。

（1）糖皮质激素：甲泼尼龙7～15mg/(kg·d)（0.5～1.0g）连续或隔日静脉滴注，3次为一个疗程。根据病情可酌情重复应用。接着应用口服泼尼松，1mg/(kg·d)，至少4周，之后逐渐减量，至6个月停药。

（2）环磷酰胺：可口服，2mg/(kg·d)，也可静脉注射，起始量0.5g/m^2体表面积。根据肝肾功能和白细胞计数调整用量。

3. 终末期肾脏病的治疗　临床上出现少尿或无尿、血肌酐>600μmol/L及肾活检中>85%的肾小球有大新月体形成是该病预后不好的指标。进入终末期肾脏病的患者可采用肾脏替代治疗，包括透析和肾移植。对于准备肾移植的患者，一般建议在抗体转阴半年后进行移植。

第十五章 狼疮肾炎

【概述】

狼疮肾炎（lupus nephritis，LN）是系统性红斑狼疮（systemic lupus erythematosus，SLE）最常见和最重要的内脏并发症。我国狼疮肾炎发病率高，随着社会工业化，环境污染加重，有不断升高的趋势。狼疮肾炎是我国最常见的继发性肾小球疾病之一，也是导致系统性红斑狼疮患者死亡的主要原因。近年来免疫抑制药物的进展使狼疮肾炎的疗效不断提高，预后改善，多数情况下病情能够得到控制。

狼疮肾炎临床表现多样化，程度轻重不一，对治疗的反应和预后相差悬殊。系统性红斑狼疮好发于育龄期女性患者，发病不仅受个体遗传背景、自身免疫状态等先天性因素影响，环境因素、性腺功能等也在其中起重要作用。不同种族中发病率存在显著差异。

【临床表现】

系统性红斑狼疮多见于生育期女性，男女比例为1∶（7～9.5）。系统性红斑狼疮是全身性疾病，在肾脏受累的同时，伴有肾外其他脏器的损害，病程常常迁延。

1. 肾脏表现　狼疮肾炎的临床表现差异很大，可为无症状蛋白尿和（或）血尿、高血压，也可表现为肾病综合征、急性肾炎综合征或急进性肾炎综合征等。

蛋白尿是狼疮肾炎最常见的临床表现，约25%的患者出现肾病综合征。镜下血尿多见，肉眼血尿发生率低（6.4%），部分患者还会出现白细胞尿和管型尿。血尿、白细胞尿和管型尿的多少一定程度上反映肾脏病变的活动性。少数患者还出现肾小管功能障碍，表现为肾小管性酸中毒及钾代谢紊乱。

15%～50%的狼疮肾炎患者存在高血压，伴有肾功能损伤，严重者表现为少尿、高血压、肾功能进行性减退。

2. 肾外表现

（1）全身症状：活动期患者多有全身症状，包括发热、全身不适、乏力、纳差和消瘦。

（2）皮肤与黏膜：面部蝶形红斑、盘状红斑、口腔溃疡、光敏感、脱发、雷诺现象、网状青斑、肢端血管炎等。

（3）肌肉关节：肌痛、肌无力、肌炎、关节炎、关节痛等。

（4）浆膜炎：胸膜炎、心包炎。

（5）血液系统：溶血性贫血、白细胞和（或）血小板减少，淋巴结炎。

（6）神经系统：持续性偏头痛、性格改变、认知障碍、舞蹈病、神经麻痹、脑血管意外、昏迷、癫痫发作等。

（7）其他：可累及心血管［心肌损害、心律失常、心绞痛、疣状心内膜炎（Libman-Sack 心内膜炎）等］、肺（间质性肺炎、肺血管炎、肺动脉高压等）、消化系统（食欲减退、腹痛、腹水、肝酶升高、脾脏肿大等），可出现口干、眼干、视网膜血管炎、反复流产、血栓形成。

（8）辅助检查

1）抗核抗体（ANA）是系统性红斑狼疮的特征性抗体，阳性率高达98%；抗 dsDNA 抗体阳性率为 40%～90%，高滴度抗 dsDNA 抗体是系统性红斑狼疮活动的标志；抗 Sm 抗体阳性率为 20%～76%，对系统性红斑狼疮诊断也具有较高特异性。

2）低补体血症，C3 和 C4 同等程度下降，或 C4 下降更显著；其他自身抗体（如抗 SSA 抗体、抗 SSB 抗体、抗组蛋白抗体、抗磷脂抗体、抗红细胞抗体、抗淋巴细胞抗体等）可阳性，同时伴有球蛋白升高、C 反应蛋白升高、血沉增快等。

【诊断要点】

育龄期女性患者，临床上出现多系统（包括皮肤黏膜、肌肉关节、浆膜、肾脏、血液系统、神经系统等）损害，并出现自身抗体异常，应高度考虑系统性红斑狼疮。几乎所有的系统性红斑狼疮患者都存在肾组织受损的组织学、免疫病理或超微结构改变。

1. 诊断标准　狼疮肾炎是系统性红斑狼疮的肾脏损害，因此狼疮肾炎首先必须符合系统性红斑狼疮的诊断。目前采用的系统性红斑狼疮的诊断标准是由美国风湿病学会拟定的，11 条诊断条件中如有 4 条以上符合就能诊断系统性红斑狼疮（表 15-1）。

表 15-1　1997 年美国风湿病学会修订的系统性红斑狼疮诊断标准

标准	定　义
1. 颧部红斑	遍及颧部的扁平或高出皮肤固定性红斑，常不累及鼻唇沟部位
2. 盘状红斑	隆起红斑上覆有角质性鳞屑和毛囊栓塞，旧病灶可有皮肤萎缩性瘢痕
3. 光敏感	对日光有明显的反应，引起皮疹，从病史中得知或医师观察到
4. 口腔溃疡	口腔或鼻部无痛性溃疡

续表

标准	定 义
5. 关节炎	非侵蚀性关节炎，累及2个或2个以上的周围关节，特征为关节的肿、痛或渗液
6. 浆膜炎	1）胸膜炎——胸痛、胸膜摩擦音或胸膜渗液，或 2）心包炎——心电图异常，心包摩擦音或心包渗液
7. 肾脏病变	1）蛋白尿——>0.5g/d或>+++ 2）细胞管型——可为红细胞、血红蛋白、颗粒管型或混合型管型
8. 神经系统异常	1）抽搐——非药物或代谢紊乱，如尿毒症、酮症酸中毒或电解质代谢紊乱所致 2）精神病——非药物或代谢紊乱，如尿毒症、酮症酸中毒或电解质代谢紊乱所致
9. 血液学异常	1）溶血性贫血伴网织红细胞增多，或 2）白细胞减少<4×10^9/L，至少2次，或 3）淋巴细胞减少<1.5×10^9/L，至少2次，或 4）血小板减少<100×10^9/L（除外药物影响）
10. 免疫学异常	1）抗dsDNA抗体阳性，或 2）抗Sm抗体阳性，或 3）抗磷脂抗体阳性（包括抗心磷脂抗体，或狼疮抗凝物，或至少持续6个月梅毒血清试验假阳性）
11. 抗核抗体	在任何时候或未用药物诱发"药物性狼疮"情况下，抗核抗体滴度异常

2. 系统性红斑狼疮活动性评价　评价指标较多，国内多采用SLE-DAI（系统性红斑狼疮疾病活动性指数）来判断，具体评分如下：

（1）神经系统症状：包括癫痫样发作（8分）、精神症状（8分）、器质性脑病（8分）、视网膜受累视力改变（8分）、脑神经受累（8分）、狼疮性头痛（8分）及新发生的脑血管意外（8分）。

（2）血管炎（8分）：如甲周微血管栓塞和片状出血。

（3）肾脏损害：包括新发作的蛋白尿（4分）、管型尿（4分）、血尿（4分）和脓尿（4分）。

（4）肌肉关节损害：包括关节炎（4分）、肌炎（4分）。

（5）皮肤黏膜损害：新发皮疹（2分）、脱发（2分）、黏膜溃疡（2分）。

（6）浆膜炎：胸膜炎（2分）、心包炎（2分）。

（7）免疫学指标：补体低（2分）、抗dsDNA抗体阳性（2分）。

（8）其他：发热（1分）、血小板低（1分）、血白细胞低（1分）。

SLE-DAI>10分提示系统性红斑狼疮活动。

3. 病理　狼疮肾炎治疗方案的选择需以肾活检病理类型为基础。因此，在治疗前应积极行肾活检明确肾脏病理类型。

（1）病理分型：狼疮肾炎的病理分型主要根据肾小球光镜组织学、免疫荧光或电镜改变的特征，过去多沿用1982年WHO修订的分类法，2003年国际肾脏病学会/肾脏病理学会（ISN/RPS）再次对狼疮肾炎分型提出了修改。具体分型如下：

Ⅰ型（轻微系膜病变型狼疮肾炎）：光镜下肾小球形态正常，但免疫荧光可见系膜区免疫复合物沉积。

Ⅱ型（系膜增生性狼疮肾炎）：光镜下见不同程度系膜细胞增生或系膜基质增多，伴系膜区免疫复合物沉积。电镜或免疫荧光检查除系膜区沉积物外，可存在很少量、孤立的上皮侧或内皮下沉积物。

Ⅲ型（局灶性狼疮肾炎）：累及＜50%的肾小球（局灶）。病变可表现为活动或非活动性、节段性或球性、毛细血管内或毛细血管外增生。通常伴有节段内皮下沉积物，伴或不伴系膜增生性病变。

Ⅲ（A）：活动性病变——局灶增生性狼疮肾炎。

Ⅲ（A/C）：活动和慢性化病变并存——局灶增生伴硬化性狼疮肾炎。

Ⅲ（C）：慢性非活动性病变伴肾小球瘢痕形成——局灶硬化性狼疮肾炎。

Ⅳ型（弥漫性狼疮肾炎）：受累肾小球≥50%。病变可表现为活动或非活动性、节段性或球性、毛细血管内或毛细血管外增生。通常伴弥漫内皮下沉积物，伴或不伴系膜增生性病变。肾小球的病变又分为节段性（S）——指病变范围不超过单个肾小球的50%，或球性（G）——指病变范围超过单个肾小球的50%。当50%以上受累的肾小球为节段性病变时，称弥漫节段狼疮肾炎（Ⅳ-S），当50%以上受累肾小球表现为球性病变时，称弥漫性球性肾小球肾炎（Ⅳ-G）。此型还包括弥漫性“白金耳”但不伴明显肾小球增生性病变者。

Ⅳ-S（A）：活动性病变——弥漫节段增生性狼疮肾炎。

Ⅳ-G（A）：活动性病变——弥漫球性增生性狼疮肾炎。

Ⅳ-S（A/C）：活动和慢性病变并存——弥漫节段增生伴硬化性狼疮肾炎。

Ⅳ-G（A/C）：活动和慢性病变并存——弥漫球性增生伴硬化性狼疮肾炎。

Ⅳ-S（C）：慢性非活动性病变伴瘢痕形成——弥漫节段硬化性狼疮肾炎。

Ⅳ-G（C）：慢性非活动性病变伴瘢痕形成——弥漫球性硬化性狼疮肾炎。

Ⅴ型（膜性狼疮肾炎）：光镜、免疫荧光或电镜检查见大部分肾小球存在弥漫或节段上皮侧免疫复合物沉积，伴或不伴系膜病变。Ⅴ型狼疮肾炎合并Ⅲ型或Ⅳ型病变，需同时诊断Ⅴ＋Ⅲ型或Ⅴ＋Ⅳ型。Ⅴ型可存在节段或球性肾小球硬化（但非肾小球毛细血管袢坏死或新月体导致的肾小球瘢痕）。

Ⅵ型（终末期硬化性狼疮肾炎）：指90%以上肾小球球性硬化，无活动性病变。

（2）免疫荧光：狼疮肾炎患者肾小球免疫荧光通常为 IgG 为主的沉积，并出现 C4、C1q 与 C3 共沉积。IgG、IgA、IgM 以及 C3、C4、C1q 染色均阳性，称之为“满堂亮”，对狼疮肾炎的诊断有重要的提示意义。免疫复合物在肾小管-间质沉积也是狼疮肾炎的特点之一。各型均可见肾小管-间质免疫荧光染色阳性（以Ⅳ型最突出）。

（3）电镜：多数肾小球电子致密沉积物呈颗粒状。少数患者可出现直径为 10～15nm 的指纹状、结晶及发夹样结构等。在狼疮肾炎患者肾脏中，还经常可见直径 24nm 管状包涵体，主要分布于肾脏内皮细胞内质网中。

狼疮肾炎除累及肾小球外，肾小管间质和血管也常受累，伴间质和血管病变者肾功能损害往往较重，对治疗的反应差，预后不好。

（4）肾脏病理指数：增生性狼疮肾炎的病理改变有活动性和慢性之分，在区分狼疮肾炎病理类型的同时，还要评价肾组织活动指数（AI）和慢性指数（CI），以指导治疗和判断预后。AI 越高，表明肾脏活动性越明显，是给予积极免疫抑制治疗的指征。CI 高低则决定病变的可逆程度与远期肾功能。目前多参照美国国立卫生研究院（NIH）的半定量评分方法（表 15-2）。

表 15-2 狼疮肾炎活动指数（AI）和慢性指数（CI）量化表

	积分		
	1	2	3
活动性病变			
肾小球			
毛细血管内细胞增生（细胞数/肾小球）	120～150	151～230	＞230
白细胞浸润（个/肾小球）	2	2～5	＞5
核碎裂（%）*	＜25	25～50	＞50
纤维素样坏死（%）*	＜25	25～50	＞50
内皮下透明沉积物（白金耳，%）	＜25	25～50	＞50
微血栓（%）	＜25	25～50	＞50
细胞性新月体（%）*	＜25	25～50	＞50
间质炎性细胞浸润（%）	＜25	25～50	＞50
动脉壁坏死或细胞浸润	如有，计 2 分		
慢性化病变			
肾小球球性硬化（%）	＜25	25～50	＞50
纤维性新月体（%）	＜25	25～50	＞50
肾小管萎缩（%）	＜25	25～50	＞50
间质纤维化（%）	＜25	25～50	＞50
小动脉内膜纤维化	如有，计 2 分		

* 积分×2

【治疗方案及原则】

不同病理类型狼疮肾炎，免疫损伤性质不同，治疗方法不一，应根据肾活检病变性质选择治疗方案。一般讲，Ⅰ型及轻症Ⅱ型狼疮肾炎患者无须针对狼疮肾炎的特殊治疗措施，一般给予中、小剂量糖皮质激素治疗；当有严重肾外表现时，则按肾外情况给予相应治疗。对于较重的Ⅱ型和轻症Ⅲ型狼疮肾炎，可给予单纯的糖皮质激素治疗，如泼尼松每日 0.5～1.0mg/kg，待病情控制后逐渐减量并维持。如单纯激素治疗反应不佳或激素治疗禁忌时，可给予免疫抑制剂治疗。

重症Ⅲ型及Ⅳ、Ⅴ型（包括Ⅴ＋Ⅳ、Ⅴ＋Ⅲ），治疗一般包括诱导阶段及维持阶段。诱导阶段主要是针对急性严重的活动性病变，迅速控制免疫性炎症及临床症状。免疫抑制药物作用较强，剂量较大，诱导时间一般 6～9 个月；维持阶段重在稳定病情，防止复发，减轻组织损伤及随后的慢性纤维化病变。免疫抑制药物剂量小，不良反应少。

1. 治疗狼疮肾炎的主要免疫抑制剂

（1）诱导期常用药物用法

1）糖皮质激素：甲泼尼龙剂量 0.5g/d，静脉滴注，连续 3 天为一个疗程，必要时可重复一个疗程。冲击治疗后，续以泼尼松［1.0mg/(kg・d)］口服，4～8 周后逐渐减量，每 2 周减 5～20mg/d，再每 2 周减 2.5mg/d 直到每日或隔日 5～15mg 维持。

诱导期为了控制症状，激素是不可缺少的药物，大剂量激素发挥效应快，但是不良反应也大，只能在诱导初期使用，后期要逐渐减量，直到维持量。单纯大剂量激素作为诱导治疗不合适，必须与其他抗增生药物如环磷酰胺、吗替麦考酚酯等免疫抑制剂联合应用。

2）吗替麦考酚酯（MMF）：诱导治疗起始剂量 1.0～2.0g/d，分 2 次口服。视患者体重、血浆白蛋白和肾功能水平，酌情调整剂量。有条件应监测血药浓度，目标血药浓度为 $MPA\text{-}AUC_{0\sim12h}$ 30～45mg・h/L。诱导疗程一般为 6～9 个月。9 个月部分缓解者，诱导治疗可延长至 12 个月。

吗替麦考酚酯常见的不良反应包括白细胞减少、感染和胃肠道不良反应，它对卵巢功能的影响及白细胞降低较环磷酰胺明显少，患者依从性好。

3）环孢素（CsA）：剂量为 4～5mg/(kg・d)，分 2 次服用。谷浓度在 100～200ng/ml，3 个月后，根据病情逐渐减量，每月减 1mg/(kg・d) 至 2mg/(kg・d) 维持，疗程不短于 1 年。6 个月内无效或肌酐倍增者，则停药。

环孢素常见的毒性是肾小管间质慢性化改变、血清肌酐升高和高血压等。

停用环孢素后，患者复发率较高。

4）他克莫司（FK506）：诱导治疗起始剂量0.1～0.15mg/(kg·d)（分2次，间隔12小时），空腹或餐后2小时服用。他克莫司谷浓度5～15ng/ml。根据血药浓度、血清肌酐（Scr）升高＞基础值的25%或Scr＞132μmol/L调整剂量。连续应用6个月，如病情缓解（完全或部分缓解），可以减量至0.07mg/(kg·d)，连续应用半年。1年后改为维持治疗。

临床上应用他克莫司的主要不良反应是血糖、血压升高及对肾功能的影响。

5）环磷酰胺：每月静脉滴注1次。第1个月的剂量为0.75g/m^{2}体表面积，以后每个月剂量为0.5～1.0g/m^{2}体表面积，维持外周白细胞计数不低于4×10^9/L。如外周白细胞计数（3.0～4.0）×10^9/L，则剂量减半；如外周白细胞计数低于3.0×10^9/L，则需暂时停药。年龄＞60岁或血清肌酐＞300.6μmol/L（3.4mg/dl）的患者，剂量降低25%。具体用法为：环磷酰胺置于250ml生理盐水内，1小时以上静脉滴注完；同时进行水化增加尿量，以减轻环磷酰胺的膀胱毒性作用。总疗程6～9个月，总剂量＜9.0g。

静脉注射环磷酰胺虽然优于口服环磷酰胺治疗，但不良反应仍较大，白细胞减少、严重感染、性腺功能抑制、脱发等常见。反复应用这一疗法的重型狼疮肾炎患者可能死于治疗并发症。

（2）维持期常用药物用法：狼疮肾炎经过诱导治疗缓解后，可进入维持治疗。缓解分为完全缓解（complete remission，CR）和部分缓解（partial remission，PR）。完全缓解是指尿蛋白定量＜0.3g/24h，尿沉渣检查正常，血清白蛋白≥35g/L，Scr正常或上升不超过正常范围15%，无肾外狼疮活动；部分缓解是指尿蛋白定量≥0.3g/24h，尿蛋白下降超过基础值50%，同时血清白蛋白≥30g/L，肾功能稳定，无肾外活动。

1）泼尼松：维持期剂量10mg/d，口服。如果持续缓解，可调整为隔日服用。

2）硫唑嘌呤（Aza）：维持期剂量1～2mg/(kg·d)，口服。

3）吗替麦考酚酯：维持期剂量0.5～0.75g/d，口服。

4）环孢素：每日2～3mg/kg，口服。

5）他克莫司：每日0.05～0.075mg/kg。

6）雷公藤多苷（TW）：维持期剂量60mg/d，口服。

7）来氟米特（LFM）：维持剂量20mg/d，口服。

2. 重症狼疮肾炎的治疗

(1) 重型Ⅲ型或Ⅳ型狼疮肾炎：诱导治疗可以选用激素联合吗替麦考酚酯、激素联合环磷酰胺或激素联合吗替麦考酚酯、他克莫司疗法；维持期可选用激素联合吗替麦考酚酯、激素联合雷公藤多苷、激素联合硫唑嘌呤或激素联合来氟米特等治疗。

(2) Ⅴ+Ⅳ型和Ⅴ+Ⅲ型狼疮肾炎：诱导治疗采用激素联合吗替麦考酚酯、他克莫司疗法；维持期可选用激素联合吗替麦考酚酯、激素联合雷公藤多苷、激素联合硫唑嘌呤或激素联合来氟米特等治疗。

(3) 其他：对一些严重狼疮肾炎，如有大量新月体形成、合并栓塞性微血管病变，或抗核抗体/ANCA高滴度阳性，或弥漫性肺泡出血者，可采用血浆置换或免疫吸附治疗。

(4) Ⅴ型狼疮肾炎

1) 非免疫抑制治疗：包括严格控制血压（<130/80mmHg）、使用血管紧张素转化酶抑制剂（ACEI）和（或）血管紧张素受体拮抗剂（ARB）减少蛋白尿、给予抗凝剂和降脂治疗预防血栓和心血管并发症。同时给予小剂量泼尼松及雷公藤多苷治疗。

2) 免疫抑制剂治疗：针对肾病综合征型患者，尤其是有肾病综合征并发症的高危患者。具体方案包括激素联合吗替麦考酚酯、他克莫司疗法或激素联合他克莫司疗法，疗程一般6～9个月，激素联合吗替麦考酚酯、他克莫司疗法可延长至12个月；维持期可选用激素联合雷公藤多苷、激素联合他克莫司、激素联合硫唑嘌呤等治疗。

3. 狼疮肾炎的缓解、复发与预后

(1) 缓解与复发：达到临床完全缓解可以明显改善狼疮肾炎患者的远期预后。缓解者5年人、肾存活率分别为95%和94%，而未缓解者存活率仅为69%和45%。有利于缓解的因素包括血清肌酐低、尿蛋白少、病理改变轻、病变慢性指数低等。

抗dsDNA抗体滴度增高和血清补体下降，往往是病情复发的标志。相反，若抗dsDNA抗体在维持治疗期持续阴性，可以适度减少免疫抑制剂的用量。

由于持续缓解病例也可能在若干年后复发，所以一般不主张完全停用免疫抑制治疗，通常可以采取小剂量激素维持。对不能遵从长期药物治疗的患者，可以考虑在持续缓解至少5年以后再停止药物治疗，但必须密切观察患者尿液检查和免疫学指标变化。

(2) 预后：影响狼疮肾炎预后的因素较多，种族、经济状况、性别、大量蛋白尿、高血压、血清肌酐增高、贫血、血小板减少、低补体血症、抗dsD-

NA 抗体高滴度阳性，均被认为是影响预后的临床因素。细胞性新月体、肾小球硬化的程度、间质纤维化的比例以及肾脏血管病变，是影响预后的重要病理改变参数。肾小管间质严重损害、治疗初期大量蛋白尿和持续不缓解是影响肾存活率的独立危险因素。

第十六章　过敏性紫癜肾炎

【概述】

过敏性紫癜肾炎（Henoch-Schönlein purpura nephritis，HSPN）是过敏性紫癜（Henoch-Schönlein purpura，HSP）的肾损害，是一种常见的继发性肾小球肾炎。过敏性紫癜肾炎常表现为血尿、蛋白尿，部分患者可伴高血压和肾功能不全。过敏性紫癜肾炎患者可因致敏原性质不同、个体反应性差异及血管炎累及的器官和病变程度不同，在临床和肾脏病理上呈现不同的改变，对治疗的反应和预后也有较大差异。部分儿童患者可自愈。

【临床表现】

1．全身表现　过敏性紫癜通常累及皮肤、胃肠道、关节和肾脏，但临床上并不是所有患者均有上述全部器官受累的表现。全身症状包括发热、乏力和虚弱。皮肤病变通常发生在四肢，也可发生于其他部位，表现为出血性皮疹，压之不褪色，皮疹分界清晰，或融合成片。皮肤活检可见 IgA 免疫复合物沉积。25％～90％患者出现胃肠道表现，如腹部绞痛、恶心、呕吐和血便。关节病变最常累及的部位是踝关节和膝关节，表现为关节痛或关节肿胀。

2．肾脏表现　过敏性紫癜肾脏受累情况报道不一，尿常规检查发现约40％～60％的过敏性紫癜患者发生过敏性紫癜肾炎。一般情况下，全身症状和体征出现数天或数周后发生活动性肾脏病变，表现为镜下血尿和蛋白尿。儿童患者即使无肾脏病临床表现，尿检仍能发现红细胞超出正常范围。一些患者临床表现为肾病综合征，少数患者出现肾功能不全表现。肾外临床表现与肾脏病变严重程度无明显相关性。部分患者可以肾脏损害的表现作为过敏性紫癜的首发表现。

【诊断和鉴别诊断】

1．诊断标准　过敏性紫癜肾炎的诊断必须符合下述三个条件：第一，有过敏性紫癜的皮肤紫癜等肾外表现；第二，有肾损害的临床表现，如血尿、蛋白尿、高血压、肾功能不全等；第三，肾活检表现为系膜增生、IgA 在系膜区沉积。

2．病理改变　过敏性紫癜肾炎的病理改变类似于 IgA 肾病的病理改变。过敏性紫癜肾炎典型的光镜检查特点为系膜增生性肾炎，可伴不同程度新月体形成。系膜病变包括系膜细胞增多和系膜基质增宽，可为局灶性或弥漫性。严重情况下，肾小球内出现中性粒细胞和单个核细胞浸润，甚至出现节段性袢坏死。某些病例的病理表现类似于膜增生性肾炎，肾小球基膜出现“双轨征”。新月体可为节段性或环性，开始为细胞性，之后为纤维细胞性或纤维性。肾小管萎缩和肾间质纤维化程度与肾小球损伤程度一致。

免疫荧光检查可见以IgA为主的免疫球蛋白在肾小球内沉积，IgG、IgM和C3常伴随沉积。主要沉积部位是系膜区，也可见于内皮下。

电镜检查可见肾小球系膜区有电子致密物沉积，伴系膜细胞增生和系膜基质增多。电子致密物也可见于内皮下。免疫电镜证实电子致密物主要是IgA伴C3和IgG沉积。严重新月体形成时出现肾小球毛细血管壁断裂。

过敏性紫癜肾炎按国际儿童肾病学会（ISKDC）标准分为六级。Ⅰ级：轻微病变；Ⅱ级：单纯性系膜增生；Ⅲ级：系膜增生伴50%以下肾小球新月体形成和（或）节段损害；Ⅳ级：系膜增生伴50%～75%肾小球有新月体形成和（或）节段损伤；Ⅴ级：系膜增生伴75%以上肾小球有新月体形成和（或）节段损伤；Ⅵ级：“假性”膜增生性肾炎。

3. 鉴别诊断　就诊时没有紫癜的过敏性紫癜肾炎，需与原发性IgA肾病、血管炎肾损害、狼疮肾炎、急性肾小球肾炎等肾脏疾病鉴别，追问病史，包括回顾皮疹的形态和分布、关节和胃肠道症状有助于过敏性紫癜肾炎诊断。紫癜合并肾损害的患者，需与特发性血小板减少性紫癜、血栓性血小板减少性紫癜鉴别，血小板数量和功能的检查有助于鉴别诊断。

【治疗方案与原则】

本病有一定的自限性，特别是儿童病例。对一过性尿检异常者不需特殊治疗，但应注意观察尿常规变化。

1. 一般治疗　急性期应卧床休息，注意保暖，停用可疑过敏药物及食物，避免接触可疑过敏原。腹痛明显和便血者可应用H_2受体阻断剂，肌内注射维生素K_1、阿托品等。酌情采用抗过敏、抗感染、降压、利尿治疗。

2. 糖皮质激素　临床表现为肾病综合征，或尿蛋白定量＞1g/d，病理表现为活动增生性病变的患者，可用糖皮质激素治疗。激素可以减轻蛋白尿，缓解胃肠道症状、关节肿痛及皮肤紫癜。泼尼松初始剂量0.6～1.0mg/(kg·d)，服用8周后逐渐减量，每2～4周减10%，逐渐减量至隔日顿服，维持量为隔日5～10mg，总疗程6～12个月以上。对于有细胞或细胞纤维新月体形成、毛细血管袢坏死的患者，首选甲泼尼龙冲击治疗，剂量0.5～1.0g/d，静脉滴注3天，根据病情需要可追加一疗程，间歇期及疗程结束后，改为泼尼松口服0.6～1.0mg/(kg·d)，减量方案同上。

3. 免疫抑制剂　对于明显新月体形成、单用激素效果不佳的患者，可联合使用其他免疫抑制剂，如环磷酰胺、吗替麦考酚酯、环孢素、来氟米特、咪唑立宾、雷公藤多苷等。

(1) 环磷酰胺静脉或口服用药：静脉用药环磷酰胺的剂量为0.75g/m^2体表面积，每月一次，连用6个月后改为每3个月静脉滴注一次，总剂量<9～12g。肾功能不全者环磷酰胺剂量减半；环磷酰胺冲击后如出现血白细胞减少，下次剂量减半或停药。应用环磷酰胺时要注意性腺抑制、出血性膀胱炎、骨髓抑制等不良反应。用药时应充分水化，促进排尿，处理胃肠道症状，如果发生感染则暂缓用药。

(2) 吗替麦考酚酯：起始治疗剂量成人1.0～1.5g/d×6个月，然后逐渐减量，总疗程9～12个月以上。吗替麦考酚酯剂量调整方案如下：①治疗初期有严重消化道症状者剂量可减半，待症状减轻后逐渐加至治疗剂量；②治疗过程中如出现血白细胞减少，剂量减半或停药；③如果并发感染，吗替麦考酚酯减至0.5g/d或暂停，激素同时减量，待感染完全控制后加至原剂量。

4. 肾素-血管紧张素系统（RAS）阻断剂　可采用血管紧张素转换酶抑制剂（ACEI）或血管紧张素受体拮抗剂（ARB），如贝那普利或氯沙坦等。这两类药物除降压作用外，还具有减少蛋白尿、减轻肾脏炎症和纤维化的作用。用药期间注意防止出现低血压、咳嗽、高血钾等不良反应。

5. 抗凝治疗　有新月体形成、明显纤维蛋白沉积或肾病综合征型患者，可给予肝素、双嘧达莫、硫酸氯吡格雷等抗凝、抗血小板治疗。

第十七章　系统性血管炎肾损害

【概述】

原发性系统性血管炎是指以血管壁的炎症和纤维素样坏死为病理特征的一组系统性疾病。按照受累血管的大小分为大血管炎、中血管炎和小血管炎。其中部分小血管炎与抗中性粒细胞胞质抗体（anti-neutrophil cytoplasmic antibodies，ANCA）相关，又称为ANCA相关小血管炎（AASV）。

该类疾病主要包括韦格纳肉芽肿病（WG）、显微镜下型多血管炎（MPA）和变应性肉芽肿性血管炎（CSS）。临床上可累及多个脏器，肾脏受累多表现为少免疫沉积性坏死性新月体性肾炎。临床上肺、肾可同时或先后受累，多进展迅速，严重者可危及患者生命，但早期诊断、及时合理治疗往往可逆转病情，挽救患者生命。

ANCA相关小血管炎是西方国家最为常见的自身免疫性疾病之一。但我国尚无确切流行病学资料，其发病率尚不清楚。随着ANCA检测在我国的推广应用，对该类疾病日益重视，认识得以大幅提高。

【临床表现】

国外报道ANCA相关小血管炎好发于中老年，50～60岁为发病高峰，男性多见。国内报道显示患者的男女比例基本一致，其中65岁以上的患者占40%以上，而20岁以下的患者亦接近1/10，提示本病可见于各年龄组，但以中老年人多见。部分患者有上呼吸道感染或药物过敏样前驱症状，好发于冬季。

患者常有不规则发热、乏力、皮疹、关节疼痛、体重下降、肌肉痛等非特异性症状。

1. 肾脏受累　活动期血尿常见，多为镜下血尿，可见红细胞管型，多伴有蛋白尿；缓解期患者血尿可消失。肾功能受累常见，半数以上表现为急进性肾小球肾炎（RPGN），少数患者可以有少尿和高血压。患者起病呈急性或隐匿性，通常从局部开始发病，如韦格纳肉芽肿病多首先累及上呼吸道，逐渐进展成伴有肾受累的系统性疾病，肾脏病变可轻重不等。相比较而言，显微镜下型多血管炎的肾脏受累发生率较高，而且可以肾脏为唯一受累器官。肾脏病变不经治疗病情可急剧恶化。变应性肉芽肿性血管炎国内发病率低，只有个例报道，常于哮喘后3年内发生，相隔时间短则提示预后不良，变应性肉芽肿性血管炎伴高滴度ANCA者肾损害程度可与韦格纳肉芽肿病、显微镜下型多血管炎等相仿。

2. 肾外表现　本病几乎可以累及任何一个系统器官，其中较为常见的肾外器官为肺脏、皮肤、关节等。不同的患者表现不一，往往造成早期诊断的困难。

（1）肺受累：肾外表现中最值得注意的是肺部病变，肺出血占原发性小血管炎的30%～50%。临床症状有哮喘、咳嗽、痰中带血甚至咯血，严重者因肺泡广泛出血发生呼吸衰竭而危及生命。显微镜下型多血管炎患者高分辨CT常可见肺间质纤维化征象，严重者可表现为“蜂窝肺”。韦格纳肉芽肿病常累及上、下呼吸道，肺部可见非特异性炎症浸润、中心空洞或多发性空洞。

（2）眼耳鼻喉受累：约20%的患者眼受累，可发生葡萄膜炎、结膜炎和巩膜炎等。临床上多表现为“红眼病”、畏光、流泪和视力下降。严重的韦格纳肉芽肿病患者可发生球后视神经炎等，表现为眼痛或眼眶痛，甚至眼球突出，造成复视。约1/4患者发生咽鼓管炎或中耳炎，表现为耳鸣、听力下降和外耳道溢液。鼻受累则多表现为鼻塞、流涕、鼻出血和鼻痂形成。喉部受累可表现为声音嘶哑，严重的韦格纳肉芽肿病可发生声门下狭窄。

（3）其他脏器受累：近半数患者可有消化道受累，可发生反流性食管炎、胃炎、胃十二指肠溃疡和肠出血，表现为纳差、恶心、呕吐、腹痛和便血。外周神经受累多为多发性单神经炎，表现为麻木、感觉减退或亢进。中枢神经受累可表现为癫痫、嗜睡。肌肉受累则表现为肌肉痛、萎缩和行动受限。皮肤受累多表现为各类皮疹、溃疡和坏疽。

【诊断要点】

1. 多系统受累　有非特异性症状，如发热、乏力和体重下降，肺、肾等多系统受累时应高度怀疑本病。

2. 组织活检　典型的少免疫沉积性小血管炎病变有助于确诊，如以小血管为中心的肉芽肿形成，小血管局灶节段性纤维素样坏死。肾活检典型的免疫病理表现为肾小球无或微量免疫球蛋白和补体沉积；光镜下可见肾小球毛细血管袢纤维素样坏死和（或）新月体形成，其特点为肾小球病变轻重不等。肾间质小动脉的纤维素样坏死较为少见。

3. 分类诊断标准　目前应用较为广泛的两个诊断标准分别是美国风湿病学会（ACR）1990年制定的分类诊断标准和1994年美国Chapel Hill会议制定的分类诊断标准。但ACR分类诊断标准把显微镜下型多血管炎和经典的结节性多动脉炎混为一谈，对韦格纳肉芽肿病的诊断标准过于宽松，尚未得到广泛认同。

4. 辅助检查

（1）ANCA：血清ANCA是ANCA相关小血管炎诊断、监测病情活动和预测复发的重要指标，特异性、敏感性均较好。ANCA的检测方法包括间接免疫荧光（IIF）和酶联免疫吸附试验（ELISA)。应用酒精固定的正常人中性粒细胞可产生两种荧光形态：在胞质内呈粗大颗粒状、不均匀分布者称为胞质型ANCA（cANCA)，荧光沿细胞核周围呈线条状分布者称为核周型ANCA（pANCA)。cANCA的主要靶抗原是PR3，pANCA的主要靶抗原是MPO。cANCA/抗PR3抗体与韦格纳肉芽肿病密切相关，pANCA/抗MPO抗体与显微镜下型多血管炎密切相关。

ANCA目前已经成为国际上通用的原发性小血管炎的特异性血清学诊断工具。cANCA合并抗PR3抗体阳性和pANCA合并抗MPO抗体阳性用于诊断ANCA相关小血管炎的特异性可达99%。近年研究发现，在诱导缓解期ANCA滴度的上升还可以用于预测患者血管炎的病情复发。

（2）血常规：常有白细胞增高和血小板增高，部分患者，特别是过敏性肉芽肿血管炎患者嗜酸性粒细胞可增高；多有正细胞、正色素性贫血。

（3）其他指标：ANCA相关小血管炎患者在急性期常有ESR快（多≥100mm/h)，C反应蛋白阳性，甚至强阳性。ESR和C反应蛋白与病情活动相关，对诊断而言，虽不如ANCA特异、敏感，但仍对判断病情活动、预测复发有较为重要的价值。

【治疗方案及原则】

ANCA相关小血管炎的治疗方案分为诱导治疗、维持缓解治疗以及复发的治疗。诱导期的治疗主要是应用糖皮质激素联合细胞毒性药物，对于重症患者应采取必要的抢救措施，包括大剂量甲泼尼龙（MP）冲击和血浆置换；维持缓解期主要是长期应用免疫抑制药物伴或不伴小剂量糖皮质激素治疗。

1. 诱导期的治疗　糖皮质激素联合细胞毒药物，特别是环磷酰胺（CTX）可明显提高患者生存率。显微镜下型多血管炎的1年存活率可达80%～100%，5年存活率达70%～80%；韦格纳肉芽肿病的1年存活率可达80%～95%。

（1）糖皮质激素联合环磷酰胺：目前糖皮质激素联合环磷酰胺仍为治疗ANCA相关小血管炎特别是伴有肾脏损害的首选方法，能够使90%以上的患者临床显著缓解，其中完全缓解率约为75%。

泼尼松（泼尼松龙）初期治疗为1mg/(kg·d)，4～8周，病情控制后可逐步减量，治疗6个月可减至10～20mg/d。糖皮质激素治疗的时间一般为

1.5～2.0年。

环磷酰胺静脉冲击疗法在国内得到广泛应用。常用方法为0.75g/m^2（多为0.6～1.0g），每月一次，连续6个月。环磷酰胺口服剂量为1～3mg/(kg·d)，一般选用2mg/(kg·d)，分两次服用，持续3～6个月。

（2）甲泼尼龙冲击疗法：对于重要脏器受损的重症患者，如存在小血管纤维素样坏死、细胞新月体和肺出血的患者，可采用甲泼尼龙冲击疗法来尽快控制病情。一般为每次0.5～1.0g，每日一次，3次为一个疗程，继以口服泼尼松（龙）治疗。应注意感染、血糖升高和水钠潴留等不良反应。

（3）血浆置换：主要适应证为合并抗GBM抗体、严重肺出血或重症急性肾衰竭。每次置换血浆2～4L，每日一次，连续7天，其后可隔日或数日一次，至肺出血或其他明显活动指标如高滴度ANCA等得到控制。

2. 维持期的治疗 常用的维持缓解治疗是小剂量糖皮质激素联合免疫抑制剂。ANCA相关小血管炎患者完全停药后易于复发，因此目前倾向于维持缓解治疗的时间可延长到1～4年。

（1）环磷酰胺：在完成诱导缓解的基础上，每次静脉滴注环磷酰胺0.6～1.0g，2～3个月一次，总疗程1.5～2.0年。

（2）硫唑嘌呤：在维持缓解治疗阶段，硫唑嘌呤是替代环磷酰胺证据最强的药物。常用剂量为2mg/(kg·d)。

（3）吗替麦考酚酯：作为一种新型的免疫抑制剂，已有应用其成功治疗难治性小血管炎的报道。但其长期应用的疗效和安全性还有待于进一步的研究证实。

（4）来氟米特：已有人应用来氟米特作为维持缓解治疗的药物成功用于韦格纳肉芽肿病。但关于来氟米特治疗ANCA相关小血管炎的疗效和长期安全性还有待进一步研究。

另外，韦格纳肉芽肿病患者鼻部携带金黄色葡萄球菌较不携带菌者复发率高，成为韦格纳肉芽肿病复发的重要原因。前瞻随机对照研究显示，应用复方新诺明清除金黄色葡萄球菌可显著减少韦格纳肉芽肿病的复发。应用磺胺类药物可以预防卡氏肺囊虫的感染，推荐方案为磺胺甲噁唑800mg和甲氧苄啶160mg，每周3次。

3. 复发的治疗 尚缺乏循证医学证据。在病情出现小的波动时，可以适当增加糖皮质激素和免疫抑制剂的剂量；而病情出现大的反复时，则需要重新开始诱导缓解治疗。

第十八章　流行性出血热肾损害

【概述】

流行性出血热（epidemic hemorrhagic fever，EHF）是由汉坦病毒引起的一组具有相似临床表现的疾病，1982年世界卫生组织（WHO）统一定名为肾综合征出血热（hemorrhagic fever with renal syndromes，HFRS）。该病以多宿主、多传播途径、多器官组织受损为特点，主要病理变化是全身小血管和毛细血管广泛性损害，临床上以发热、低血压、充血、出血、肾脏损害等为特征。广泛流行于亚欧等许多国家，我国是流行最严重的国家，每年发病数占世界汉坦病毒感染病例的90%以上。四季均可发病，但有明显季节性。黑线姬鼠型以11月至次年1月为高峰，5月至7月为小高峰；家鼠型以3月至5月为高峰；在混合型疫区，高发季节为冬春季。我国除青海、新疆未发现病例外，其余省（区、市）均曾有过病例报道。人群对该病普遍具有易感性，大多为隐性感染，病后能获得持久性免疫。

【临床表现】

潜伏期为4～46天，典型病例的病程包括发热期、低血压期、少尿期、多尿期和恢复期5期。非典型和轻型病例可以出现越期现象，重症患者可以出现2期或3期的相互重叠。临床症状包括各种出血症状、循环衰竭和肾损害。肾损害的主要表现是急性肾衰竭，其主要病理变化包括肾血流不足，肾小球和肾小管基膜的免疫损伤，肾间质水肿、出血，肾小球血栓形成和缺血性坏死以及肾小管管腔被蛋白、管型阻塞等。

1. 发热期　起病多急骤，发热常在39～40℃，以稽留热和弛张热多见，常持续3～7天，亦有达10天以上。主要表现有全身中毒症状、毛细血管损伤、肾损害。全身中毒症状表现为头痛、眼眶痛、腰背痛，全身肌肉关节酸痛；困倦无力，多数患者有胃肠道症状；重型患者可出现嗜睡、烦躁、抽搐等神经精神症状。毛细血管损伤主要表现为皮肤黏膜充血、出血和渗出水肿征，包括“三红”，表现为颜面、颈部、上胸部处皮肤显著充血、潮红，状如日晒，压之可褪色，似酒醉貌；也可见眼结膜、舌尖及舌乳头充血、潮红。水肿为本病的特点，可出现皮下水肿、球结膜水肿或胸水、腹水。出血表现为软腭、口腔黏膜、眼结膜以及皮肤出血点。典型病例出血点分布在腋下、前胸及后背皮肤，呈条索样、鞭击样、挠抓样或串珠样瘀点或瘀斑。亦可有鼻出血、咯血、血尿及消化道出血。肾损害多在病后1～2天出现，主要表现为蛋白尿，尿沉渣发现红细胞尿，有时可出现大量蛋白尿（>3g/d）和管型。

2. 低血压期　发生于病程的第4～6日，迟者于第8～9日出现，持续几小时至2天，也可达6天以上。重症患者可发生低血压或休克，并发生急性肾衰竭，患者出现少尿、BUN升高，其中BUN升高可发生在休克和低血压出现之前，尿检可见大量蛋白、管型、红细胞及白细胞，病情严重者可见由血浆及细胞碎屑凝聚而成的膜状物，是本病的特征性表现。病理改变包括急性小管间质性肾炎、坏死性肾小球肾炎和IgA肾病。

3. 少尿期　发生于病程的第5～8日，持续3～7天。少尿的程度与疾病的严重程度相关，主要表现为BUN、Cr急剧上升，酸中毒，电解质紊乱（包括高钾血症、高磷血症、低钙血症等）。此期出血现象加重，少数患者颅内及其他内脏出血。严重患者出现高血容量综合征，表现为体静脉充盈、脉搏洪大、脉压增大、脸部胀红和心率增快。部分患者表现为典型的高分解型急性肾衰竭、水潴留、高血压、充血性心力衰竭、脑及肺水肿或急性呼吸功能衰竭。

4. 多尿期　一般出现在病程的第9～14日，持续几天至几周。随着尿量的增多，大多数患者病情逐步改善，根据尿量和氮质血症情况可分为三期。

（1）移行期：每日尿量500～2000ml，但血尿素氮和肌酐反而上升，症状加重。

（2）多尿早期：每日尿量超过2000ml，氮质血症仍未改善，症状仍重。

（3）多尿后期：每日尿量3000ml，并逐日增加，氮质血症逐步好转。

此期并发症为各种水、电解质紊乱。有脱水的患者，大量利尿可迅速导致严重的液体负平衡，而再次出现休克。此外，少尿期出现的合并症，在此期也可继续存在。

5. 恢复期　一般持续2～3个月，除多尿及尿浓缩功能减退外，患者无其他症状、体征。多数患者均可恢复尿的浓缩功能，少数患者遗留慢性肾损害、高血压和心肌劳损。

【诊断要点】

1. 临床特征

（1）发热：体温急剧上升，常在39～40℃之间，以稽留热和弛张热多见。

（2）特殊的中毒症状：主要表现为头痛、腰痛、眼眶痛（“三痛”）及全身酸痛不适，肾区有叩击痛。多数患者有明显的消化道症状。部分患者出现嗜睡、烦躁、谵妄或抽搐等神经精神症状，出现者多数发展为重型。

（3）特殊的皮肤、黏膜充血、出血及渗出现象。

（4）肾脏损害表现：有腰痛及肾区叩击痛，可出现少尿、血尿、多尿或尿膜状物及尿毒症表现。

（5）典型病例可有“五期”经过，即发热期、低血压期、少尿期、多尿期和恢复期。患者热退后症状反而加重，是与其他感染性疾病不同的特点，有助于诊断。

2. 辅助检查

（1）血常规：早期白细胞总数正常或偏低，病程第3～4日后明显增高，多为（15～20）$\times 10^9$/L，白细胞总数超过30$\times 10^9$/L者提示病情严重。中性粒细胞在早期开始增多，重症患者可出现类白血病反应，可出现较多异型淋巴细胞。红细胞在低血压休克期明显增高，可达5$\times 10^{12}$/L以上。血小板从第二病日开始减少，黏附和聚集功能降低，并可见异型血小板。

（2）尿常规：最早在病程第2日可出现蛋白尿，蛋白含量及持续时间与肾脏损害的程度呈正相关。有肉眼血尿的患者，其肾脏损害通常较严重。部分患者尿中可出现膜状物。尿沉渣中可发现巨大的融合细胞，此细胞能检出病毒抗原。

（3）血液生化和凝血功能：休克期及少尿期以代谢性酸中毒为主。血钠、氯、钙在本病各期中多降低，而血钾在发热期和休克期处于低水平，少尿期升高，多尿期又降低。凝血功能检查可发现血小板减少，功能减退，高凝期凝血时间缩短，消耗性低凝期则出现纤维蛋白原降低、凝血酶原时间延长和凝血障碍。

（4）肾功能：发热期肾小球功能检查示β_2-微球蛋白（β_2-MG）升高，肌酐清除率（Ccr）下降，偶有血清肌酐（Scr）及尿素氮（BUN）增加；肾小管功能检查示尿β_2-MG、溶菌酶和N-乙酰-β-D氨基葡萄糖苷酶（NAG）升高，尿比重降低。

（5）血清学及病原学检查：患者血中特异性抗体的检查仍是本病诊断的金标准。早期患者特异性IgM抗体阳性（1∶20阳性）或（双份血清）发病4天内和间隔1周以上特异性IgG抗体4倍以上增高（1∶40阳性），可确诊为现症或近期感染。

（6）其他检查：患者心电图可出现传导阻滞、心肌损害等表现，高血钾时可出现T波高尖，脑水肿时可见视盘水肿，双肾B超可发现双侧肾脏增大等。

3. 流行病学　在本病流行季节、流行地区发病，或于发病前2个月内曾到疫区居住或逗留过；与本病宿主动物及其排泄物有直接或间接接触史，或有接触实验动物史。有上述病史及临床表现时应高度怀疑本病。

【治疗方案及原则】

本病发病机制未明，治疗上以对症支持及综合治疗为主。治疗的目的是：①抑制病毒复制；②调节免疫异常；③迅速纠正休克；④防治组织出血；⑤减少肾脏损害，纠正水电解质酸碱平衡紊乱。

1. 发热期

（1）一般治疗：早期卧床休息，给高热量、高维生素的易消化饮食。

（2）液体疗法：早期成人一般补液量为1500ml左右，呕吐、腹泻者可酌情增加，尽量口服。发热后期（病程第3～4日）多有血液浓缩，应给予静脉补液。补液量参照体温、血液浓缩程度及血压情况，以平衡盐液为主兼顾热量补充。部分患者发热后期酸中毒症状重，有恶心、呕吐，应依照病情调整酸碱平衡，以维持体内环境相对稳定。发热后期，每日尿量少于1000ml以下时，可酌情应用利尿剂。

（3）抗病毒药物及免疫调节剂治疗：临床实验证实过去传统抗病毒治疗药物对此病无效。国外有报道指出整合素抗体也许有助于对肾综合征出血热的控制和治疗。在目前缺乏特效抗病毒药物的情况下，利巴韦林（病毒唑）、干扰素、聚肌胞、转移因子、植物血凝素、胸腺素等仍可试用。白细胞介素受体拮抗剂、TNF-α阻断剂、钙通道阻滞剂（维拉帕米等）以及早期应用中和氧自由基的药物（如还原型谷胱甘肽）均能够起到减轻肾综合征出血热病情的作用。

（4）对症处理：激素具有抗炎和保护血管壁的作用，并能稳定溶酶体膜，降低体温中枢对内源性致热原的敏感性等。早期应用对降热、减轻中毒症状均有一定效果。高热、中毒症状重者可选用氢化可的松，每日100～200mg，或地塞米松5～10mg，稀释后缓慢静脉滴注。

2. 低血压期 以积极补充血容量为主，针对微循环功能障碍、酸中毒、心功能不全等，进行相应治疗。

（1）补充血容量：早期、快速、适量补充血容量是治疗低血压休克的关键性措施。由于肾综合征出血热时血浆蛋白大量外渗，故给予足量胶体液尤其重要。收缩压低于100mmHg，或低于基础血压20mmHg，脉压小于26mmHg时，即应扩容补液。常用溶液为低分子右旋糖酐，有扩充血容量、提高血浆渗透压、抗血浆外渗、减少红细胞与血小板间的聚集、疏通微循环、改善组织灌注和渗透性利尿等作用。

（2）调整酸碱平衡：有酸中毒时可选用5%的碳酸氢钠溶液。

（3）强心剂的应用：血容量基本补足、酸碱失衡纠正之后，心率仍在140次/分以上者，可选用毛花苷C或毒毛花苷K增加心搏量。

(4) 血管活性药物的应用：不宜早期应用，经上述处理血压回升不满意者，可根据休克类型来选用血管活性药物，如阿拉明、多巴胺等。

3. 少尿期　旨在稳定机体内环境，防治急性肾小管坏死，促进肾功能恢复。必须严格区别是肾前性抑或肾性少尿，确定系肾性少尿后，可按急性肾衰竭处理。

(1) 矫正水、电解质及酸碱平衡紊乱：本病少尿期补液有其特殊性，更应严格限水，不管前一日出量多少，每日入量仅给500～600ml（相当于不显性失水量与内生水量之差）。同时可给予利尿治疗，选用高效利尿剂如呋塞米、托拉塞米等。因多伴有高钾血症，保钾利尿药如螺内酯等不宜常规采用。

(2) 透析疗法：本病透析指征较一般急性肾衰竭应放宽，凡进入少尿期后病情进展迅速、早期出现严重意识障碍、持续呕吐、肌酐上升速度快（每日超过20mg/dl）者，可不拘于少尿天数及血液生化指标，宜尽早透析。首选血液透析，先进透析方法如连续性肾脏替代治疗（CRRT）、血液透析滤过（HDF）等更加安全有效。只要无颅内出血发生，其他部位出血或血小板减少导致出血并非血液透析禁忌，但需视情况调整肝素用量，使用低分子肝素或无肝素透析。无条件时可行腹膜透析或结肠透析。透析后出血倾向常随尿毒症症状改善而迅速好转。

4. 多尿期　调节水、电解质平衡，防治感染，加强支持疗法。

(1) 适量补液：原则上多尿开始后（尿量增至每日3000ml）补液量可为每日尿量的2/3，以免延长多尿期，同时注意维持电解质平衡。补液以口服为主，必要时可缓慢静脉滴入，同时注意钾、钠、钙等电解质补充。日尿量超过5000ml者，可试用氯贝丁酯或氢氯噻嗪、去氧皮质酮、垂体后叶素、吲哚美辛等控制尿量。

(2) 支持疗法：鼓励患者食用营养丰富、易消化、含钾量较高的饮食，对严重贫血者可酌情输入浓缩红细胞。

(3) 防治继发感染：密切观察体温、脉搏、血压、呼吸变化，及时检查血象，以便早期发现感染病灶。如果合并感染，尽量根据药敏结果选择抗生素。

5. 恢复期　继续注意休息，逐渐增加活动量。加强营养，给高糖、高蛋白、多维生素饮食。

6. 并发症的治疗　肾综合征出血热最常合并心力衰竭、肺水肿、呼吸窘迫综合征、出血及中枢神经系统等并发症，危重（如颅内出血）者可迅速致死。按内科急症对症治疗并发症对改善本病预后至关重要。

合并心力衰竭和肺水肿者透析疗法效果快而明显。一旦合并大出血，应鉴别出血原因，有针对性地治疗。如消化道出血可选用抑酸药或云南白药口服，亦可试用去甲肾上腺素稀释后口服（去甲肾上腺素 4～5mg 加入 100ml 水中，每日 3 次，每次 30ml）。生长抑素（8 肽、14 肽等）持续静脉滴注对于消化道出血效果良好。因出血倾向贯穿肾综合征出血热病程始终，应密切监测出、凝血指标，准确判断，有区别地处理。有明显出血者应输新鲜血，以提供大量正常功能的血小板和凝血因子；因血小板数减少出血者，应输注血小板；如为弥散性血管内凝血（DIC）或继发性纤溶亢进引起大出血，则按所处 DIC 不同阶段给予相应处理；对血游离肝素增高者，可用鱼精蛋白。

如能早期诊断，按“三早一就”（即早发现、早休息、早治疗和就近治疗）原则进行综合治疗，大多数肾综合征出血热患者可以痊愈，对重症及老年患者尤其要强调门诊追踪复查。

第十九章　乙肝病毒相关性肾炎
（附　丙肝病毒相关性肾炎）

【概述】

乙型肝炎病毒相关性肾炎（HBV associated glomerulonephritis，HBV-GN）简称 HBV 相关性肾炎，是指乙型肝炎病毒感染人体后，通过免疫反应形成免疫复合物损伤肾小球，或乙型肝炎病毒直接侵袭肾组织而引起的肾小球肾炎。

【临床表现】

1. 肾脏表现　HBV 相关性肾炎临床表现多样，主要表现为肾病综合征或肾炎综合征。起病多隐匿缓慢，有不同程度水肿和疲乏无力。几乎所有患者均可出现镜下血尿或蛋白尿，部分患者以肾病综合征起病，部分有大量腹水。40%有血压升高，20%肾功能不全。

2. 肾外表现　大多数患者肝功能正常，部分患者可合并慢性迁延性肝炎、慢性活动性肝炎、肝硬化甚至重型肝炎而出现相应的临床表现。几乎全部患者血乙型肝炎病毒表面抗原阳性，60%～80%病例乙型肝炎病毒 e 抗原阳性。部分患者可有肝功能异常及转氨酶升高等。极少数可出现低补体血症和冷球蛋白血症。

3. 临床过程　HBV 相关膜性肾病（HBV-MN）50%可自发缓解，当血清乙型肝炎病毒 e 抗原转阴，HBV-DNA 拷贝数下降时，尿和肝功能异常也相继改善。在成人中，HBV 相关性肾炎是一种慢性进展性疾病，尤其是 HBV 相关膜增生性肾小球肾炎可逐渐发展为肾功能不全，最终导致慢性肾衰竭。HBV 相关性肾炎的预后与病理类型有关，HBV 相关膜性肾病患者明显好于 HBV 相关膜增生性肾小球肾炎患者。影响肾功能进展的临床因素包括大量蛋白尿、高血压、发病时即有血肌酐升高等。

【诊断要点】

1. 诊断标准　HBV 相关性肾炎目前国际上并无统一的诊断标准。1989 年“北京乙型肝炎病毒相关性肾炎座谈会”建议试用下列三条标准诊断：①血清 HBV 抗原阳性；②确诊肾小球肾炎，并可除外狼疮肾炎等继发性肾小球疾病；③肾切片中找到 HBV 抗原。符合第 1、2、3 条即可确诊，不论其肾组织病理为何种改变。其中第 3 条为基本条件，缺此不可诊断。由于血清 HBV 抗原滴度呈波动性，一次检测阴性也不能否定 HBV 感染，因此即使血中 HBV 标志物全阴性也不能排除 HBV 感染。当血清 HBV 抗原（一）而肾组织切片 HBV 抗原（＋）时大多数学者认为只要第 2、3 点肯定，病理又表现为不典型膜性肾病或膜增生性肾小球肾炎（尤其是Ⅲ型膜增生性肾小球肾炎），就可以诊断 HBV 相关性肾炎。而当血清 HBV 抗原（＋）而肾组织切片 HBV 抗原（一）时一般认为不能诊断 HBV 相关性肾炎。

2. 病理检查　HBV 相关性肾炎的病理类型多种多样，最常见的类型为 HBV 相关膜性肾病，在儿童患者此种病理类型尤为多见，其次为 HBV 相关膜增生性肾小球肾炎、IgA 肾病、系膜增生性肾小球肾炎、局灶节段性系膜增生或局灶节段硬化。HBV 相关膜性肾病常为非典型膜性肾病，光镜下除了弥漫性肾小球基膜增厚及钉突形成外，增厚的基膜常呈链环状，伴较明显的系膜增生；HBV 相关膜增生性肾小球肾炎的病理表现与原发性膜增生性肾小球肾炎类似，但上皮下、基膜内的免疫复合物沉积更为多见。光镜下系膜细胞和基质弥漫性重度增生，广泛系膜插入，基膜弥漫性增厚伴双轨征形成，常伴重度肾小管间质病变。免疫荧光检查除见 IgG 及 C3 呈颗粒样沉积外，也常有 IgM、IgA 及 C1q 沉积，沉积部位除毛细血管壁外，也常见于系膜区。肾组织中 HBV 抗原 HBsAg、HBcAg、HBeAg 一个或多个阳性，阳性荧光物质之分布与肾炎类型有关，HBV 相关膜性肾病主要分布在肾小球毛细血管袢，呈典型的颗粒状荧光；HBV 相关膜增生性肾小球肾炎则毛细血管袢及系膜区兼有。系膜增生性肾炎主要位于系膜区，呈团块状。电镜检查可见大块电子致密物在上皮下、基膜内、内皮下及系膜区沉积。有时可见病毒样颗粒（30～70nm）及管网样包涵体。

【治疗方案及原则】

1. 合理的生活方式，适当的营养，定期的医疗随诊，包括降压、使用 ACEI、ARB 类药物降压降尿蛋白以及他汀类药物降脂。肾病综合征者，可用优质蛋白、低盐饮食，予以利尿剂或静脉补充蛋白等非特异治疗。

2. 抗乙肝病毒治疗，包括 α 干扰素和核苷类药物（拉米呋啶、阿德福韦酯和恩替卡韦等）。抗病毒药物的联合治疗也在探索中。

3. 临床表现为肾病综合征，在抗病毒治疗病毒复制指标阴性，而肾病不缓解的情况下，可谨慎试用糖皮质激素，同时密切随诊患者的 HBV-DNA 拷贝数和肝功能。

4. 一般不提倡使用免疫抑制剂，免疫抑制剂联合抗病毒药物治疗乙肝病毒相关肾炎的疗效及安全性有待进一步临床研究。

附 丙型肝炎病毒相关性肾炎

【概述】

丙型肝炎病毒相关性肾炎（HCV associated glomerulonephritis，HCV-GN）简称 HCV 相关性肾炎，是指丙型肝炎病毒感染人体后，通过免疫反应形成免疫复合物损伤肾小球，常伴冷球蛋白血症。

【临床表现】

1. 肾脏表现 可见血尿、蛋白尿和高血压，小部分患者表现为肾病综合征和肾功能减退。肾外表现 1/2 患者伴有混合冷球蛋白血症的症状，如关节痛、紫癜、末梢性神经病等。实验室检查可见血抗 HCV-IgG 阳性，血 HCV-RNA 阳性。血清转氨酶可以正常或略升高，肝活检常示慢性活动性肝炎。可有类风湿因子阳性、冷球蛋白血症。低补体血症，主要是 C4 水平降低，C3 水平也有下降。

2. 临床过程 在 HCV 相关性肾炎患者中，大约 1/3 的患者会获得完全或部分临床缓解，另 1/3 表现为加重和缓解交替。还有 30％的患者呈惰性过程，尽管患者有持续尿检不正常，几年内无肾功能明显损害，10％的患者会发展为慢性肾衰竭。HCV 相关性肾炎的预后与病理类型有关，HCV 相关膜性肾病患者明显好于 HCV 相关膜增生性肾小球肾炎患者。

【诊断要点】

1. 诊断标准 血清 HCV 抗体和（或）HCV-RNA 阳性，确诊须依据肾活检典型的光镜、免疫荧光及电镜检查。虽然在患者肾小球中找到 HCV 抗原或 HCV-RNA 非常重要，但目前实验室还很难常规做到这一点。

2. 病理检查 丙肝病毒相关性肾炎常见病理类型为膜增生性肾炎（HCV-MPGN）、膜性肾病（HCV-MN）、毛细血管内肾小球肾炎、IgA 肾病等。在冷球蛋白血症性 HCV 相关膜增生性肾小球肾炎中，除了膜增生性肾小球肾炎的病理学征象外，电镜下还可见肾组织中有环状的、细原纤维的、圆柱状的以及免疫触须样的结构。HCV 相关膜性肾病光镜下除了弥漫性肾小球基膜增厚及钉突形成外，常伴系膜增生。

【治疗方案及原则】

1. 非特异性治疗，类似 HBV 相关性肾炎的治疗方案。

2. 针对病因的治疗策略尚待确定，可单用干扰素，部分 HCV 相关性肾炎对 α 干扰素的治疗有应答反应。利巴韦林联合 α 干扰素，已被成功地作为抗慢性丙肝病毒感染的主要疗法，但是治疗 HCV 相关性肾炎的效果还不清楚。

3. 有严重肾病综合征、肾功能减退及病理上细胞新月体形成和急性炎症病变明显的患者，可试用糖皮质激素和免疫抑制剂的治疗方法，要警惕它们可引起病毒血症水平显著升高，而使慢性丙肝病情加重。

第二十章　HIV 相关性肾病

【概述】

获得性免疫缺陷综合征（acquired immunodeficiency syndrome，AIDS）俗称艾滋病，是由人类免疫缺陷病毒（human immunodeficiency virus，HIV）引起的致命性慢性传染病。人类免疫缺陷病毒相关性肾病（HIV-associated nephropathy，HIVAN）是由 HIV 感染所导致的一种特殊类型的肾脏疾病，其临床主要表现为大量蛋白尿和短期内肾功能迅速减退，肾脏病理损害以塌陷性局灶节段性肾小球硬化为特点，伴足细胞增生/肥大和足突融合、严重的肾小管间质炎症和肾小管微囊扩张。本病是导致 HIV 感染患者终末期肾病（ESRD）的主要原因。

HIV 相关性肾病患者的发病存在地域性及种族差异。据报道，纽约、迈阿密等地的发病率约为 8%～11%，甚至达 32%，而旧金山及贝塞斯达等地低于 2%。黑人及海地裔易患 HIV 相关性肾病，其发生风险较白人高 12.2 倍，且黑人的临床表现更重。HIV 相关性肾病在男性发病率较高，男性与女性患者之比约为 10∶1。

【临床表现】

1. 肾脏表现

（1）蛋白尿及其他尿检异常：HIV 相关性肾病以肾病综合征为特征表现者约占 10%，患者出现大量蛋白尿（>3.5g/d）、低蛋白血症（血清白蛋白<30g/L），偶尔可表现为血尿（镜下或肉眼）和（或）非细菌性脓尿。约 25%～35%患者可表现为中等程度蛋白尿。

（2）肾功能减退：患者多伴有不同程度的肾功能减退。HIV 相关性肾病的典型病程是肾小球滤过率（GFR）迅速下降，常在 8～16 周内迅速进展为终末期肾衰竭。此外，由于感染、肾前性因素（如血容量不足）、肾后性梗阻等所致的急性肾衰竭也较常见。

（3）高血压：不常见，多数患者在肾功能进行性减退时血压仍可正常。

（4）水肿：大量蛋白尿伴低蛋白血症者可有水肿。

（5）肾脏病理改变：典型者可表现为塌陷型局灶节段性肾小球硬化，约占肾活检标本的 60%～70%。光镜下表现包括局灶或球性分布的肾小球毛细血管壁不同程度塌陷及相关的系膜病变，足细胞显著肥大、增生和空泡化，肾小管上皮细胞常见退行性变和刷状缘坏死。肾小管微囊扩张（microcystic dilation of tubule）是HIV相关性肾病的一个独有特征。间质呈弥漫性水肿，且多有炎性细胞浸润，主要为巨噬细胞和T淋巴细胞。免疫荧光显示，在肾小球硬化的节段和系膜区可见IgM、C3和C1q沉积。电镜下可见脏层上皮细胞足突融合、空泡形成，肾小球及肾小管周围的内皮细胞中可见丰富的管-网状充填物（tubuloreticular inclusions，TRI），但无明显电子致密物沉积。

（6）影像学表现：肾脏B超显示患者肾脏多较正常增大，肾实质回声增强。晚期双肾缩小，皮、髓质分界不清。

2. 肾外表现　可多种多样，从感染HIV至未发生临床症状前为潜伏期，病程大多为1～3年，之后由于不可逆的免疫缺陷，除了明显的全身症状外，患者常并发条件性致病菌感染和恶性肿瘤，最终导致死亡。根据AIDS的临床分期主要分为：

（1）隐性期：又称亚临床感染期，指已有HIV感染但尚未出现临床症状者。

（2）艾滋病相关综合征（AIDS-related complex，ARC）：可有不规则发热、盗汗、乏力、食欲不振、腹泻等，体检可发现全身淋巴结肿大。

（3）临床艾滋病期：又称AIDS期。患者全身症状明显，发热、多汗、全身无力、消瘦、恶病质等，发生各种感染和条件性致病菌感染（如卡氏肺囊虫肺炎）、原发性和继发性恶性肿瘤（常见Kaposi肉瘤、非霍奇金淋巴瘤等）。

【诊断要点】

确诊AIDS的患者一旦出现大量蛋白尿、短期内出现肾功能迅速减退，需考虑本病，肾活检是确诊的主要手段，如肾脏病理表现为典型的塌陷性局灶节段性肾小球硬化，伴有足细胞增生/肥大和足突融合、严重的肾小管间质炎症以及肾小管微囊扩张即可确诊。本病尚需和其他肾脏疾病相鉴别，如HIV相关的免疫复合物沉积病（HIV associated immune complex disease，HIVICD）、膜增生性肾炎（多见于HIV感染者合并丙型肝炎病毒感染）、肾淀粉样变性、血栓性微血管病等。

【治疗方案及原则】

HIV相关性肾病治疗原则主要为降低病毒复制和延缓肾脏疾病进展，其他还包括对症支持治疗及合并症的治疗。

1. 高效抗反转录病毒治疗（highly active anti-retroviral therapy，HAART）联合应用抗病毒药物，过去称“鸡尾酒疗法”，是治疗HIV相关性肾病的重要措施。目前用于治疗HIV感染的药物主要有三类：①核苷类反转录酶抑制剂（NRTI）：如拉米夫定（3TC）、齐多夫定（AZT）、恩曲他滨（FTC）等；②非核苷类反转录酶抑制剂（NNRTI）：如依非韦伦（efavirenz）、奈韦拉平（nevirapine）等；③蛋白酶抑制剂（PI）：如替诺福韦（TDF）等。目前认为，采用强有力的蛋白酶抑制剂加上两种核苷类反转录酶抑制剂或两种蛋白酶抑制剂加上核苷类反转录酶抑制剂中的1～2种可取得较好的治疗效果。因大多数抗病毒药物主要经肾脏排泄，在肾功能减退时需注意调整剂量。

2. 延缓肾脏疾病进展，保护肾功能

（1）激素和免疫抑制剂：有个别报道在HIV相关性肾病患者使用激素及免疫抑制剂（如环孢素）有效，但也有相反报道称使用该类药物不但不能降低蛋白尿，反而可因增加患者的条件性致病菌感染而导致病死率升高，且对各种恶性肿瘤的发生是否有促进作用尚不得而知。因此，对激素及免疫抑制剂的应用需谨慎选择，注重个体化。

（2）肾素-血管紧张素-醛固酮系统（renin-angiotensin-aldosterone system，RAS）抑制剂：少数研究发现使用血管紧张素转化酶抑制剂（angiotensin convert enzyme inhibitor，ACEI）或血管紧张素受体拮抗剂（angiotensin receptor blocker，ARB）对HIV相关性肾病有治疗作用，可降低患者的蛋白尿水平，延缓肾脏疾病进展，但其确切疗效仍需进一步研究加以证实，同时治疗期间需定期监测血钾和肾功能。

（3）透析和移植：HIV相关性肾病患者进展至终末期肾衰竭后需适时开始透析，血液透析和腹膜透析疗效相当。有关HIV相关性肾病肾移植问题研究较少，尚不能肯定其疗效，个别报道在$CD4^+$ T细胞计数$>400\times10^9$/L、无HIV活动性复制及无机会性感染的患者施行肾移植并获得成功。但因HIV感染的肾移植患者条件性致病菌感染的发生率很高，其远期生存及预后不明确。

3. 对症支持治疗

（1）隔离传染源，防止HIV感染传播。做好医护人员的防护以及消毒隔离工作很重要。

（2）活动期AIDS患者应予充分休息，补充足够热量和营养。

（3）积极防治各种感染，避免加重肾损伤的各种危险因素。

（4）对症支持治疗，高热时可应用退热药物及物理降温。

（5）防治肾衰竭相关并发症，如贫血、钙磷代谢紊乱、水电解质及酸碱平衡失调等。

4. 合并症的治疗

（1）患者常合并致病菌感染和条件致病菌感染，应根据病原学选择敏感的抗菌药物治疗，积极控制感染病灶。

（2）对于发生恶性肿瘤患者，可适当选用相应抗肿瘤药物。

第二十一章　肝肾综合征（附　肝硬化相关性肾小球疾病）

【概述】

1996年由国际腹水协会推荐，肝肾综合征（hepatorenal syndrome，HRS）的定义是：肝肾综合征是慢性肝病患者出现进展性肝衰竭和门静脉高压时，以肾功能不全、内源性血管活性物质异常和动脉循环血流动力学改变为特征的一组临床综合征。该综合征也可发生于急性肝衰竭患者。许多研究证据支持肝肾综合征的肾衰竭是一种功能性病变。肝肾综合征是重症肝病的严重并发症，一旦发生，存活率很低，预后很差。

1. 诊断标准和分型　1996年国际腹水协会对肝肾综合征作出以下诊断标准（表21-1），并进一步提出分型的具体意见。

表21-1　国际腹水协会关于肝肾综合征的诊断标准

主要标准
1. 慢性或急性肝病伴有进行性肝功能衰竭和门静脉高压
2. GFR下降：Scr>1.5mg/dl（132.6μmol/L）或Ccr<40ml/min
3. 无休克、进行性细菌感染，无胃肠道体液丢失（反复呕吐或严重腹泻）或经肾体液丢失（腹水不伴外周水肿患者体重下降>500g/d，或伴外周水肿患者失液>1000g/d，持续数日），目前或最近未使用肾毒性药物
4. 停用利尿剂及1.5L等渗盐溶液扩容治疗后，肾功能无持续性改善［肾功能改善系指Scr下降至1.5mg/dl（132.6μmol/L）或以下，或Ccr≥40ml/min］
5. 蛋白尿<500mg/d，无尿路梗阻的超声影像学证据，无器质性肾脏病
附加标准
1. 尿量<500ml/d
2. 尿钠<10mmol/L
3. 尿渗透压>血浆渗透压
4. 尿红细胞<50/HP
5. 血钠浓度<130mmol/L

其中主要标准是肝肾综合征诊断的必备条件，如存在附加标准则进一步支持诊断。

美国肝病学会于2007年推荐使用发生在肝硬化基础上肝肾综合征诊断的新标准：①肝硬化合并腹水；②血肌酐升高>133μmol/L（1.5mg/dl）；③在

应用白蛋白扩张血容量并停用利尿剂至少 2 天后血肌酐不能降至 133μmol/L 以下，白蛋白推荐剂量为 1g/（kg·d），最大可达 100g/d；④无休克；⑤近期未使用肾毒性药物；⑥不存在肾实质疾病，如蛋白尿（>500mg/d）、镜下血尿（>50RBC/HP）和（或）超声检查发现肾脏异常。

Ⅰ型肝肾综合征：为肝肾综合征的急性型。肾衰竭自发地发生于严重的肝脏疾病患者，并快速进展。肾功能急剧恶化为其主要临床特征，其标准为 2 周内 Scr 超过原水平 2 倍至>2.5mg/dl（221μmol/L），或 Ccr 下降超过 50%至 Ccr<20ml/min。Ⅰ型肝肾综合征预后凶险，2 周内病死率可高达 80%。若肝功能得以恢复，肾功能则也可能自发恢复。Ⅰ型肝肾综合征常见于急性肝功能衰竭或酒精性肝炎患者，及肝硬化基础上肝功能急性失代偿的患者。这些患者常伴有显著的凝血障碍性黄疸。死亡原因多为肝衰竭合并肾衰竭，或肝衰竭合并内脏出血。

Ⅱ型肝肾综合征：通常发生在利尿抵抗的腹水患者。肾衰竭发展相对缓慢，即肾功能恶化过程可超过数月。尽管Ⅱ型肝肾综合征患者平均存活时间长于Ⅰ型肝肾综合征患者，但预后仍十分险恶。

2. 病因和诱发因素　肝肾综合征常见于失代偿性肝硬化（即有门静脉高压）的肝病晚期患者，也可见于其他严重肝病，如急性重型肝炎、酒精性肝炎、肝肿瘤等。

肝肾综合征可在无明显诱因的情况下发生，但更常见于存在某些可导致循环功能障碍以及肾脏低灌注等诱因时，临床上较常见的诱因为细菌感染、大量放腹水而未行扩容治疗和消化道出血。

【临床表现和实验室检查】

肝肾综合征主要发生在肝硬化晚期，患者多有肝硬化主要并发症反复发作史，特别是腹水症。具有钠潴留及稀释性低钠血症的腹水患者尤其容易发生肝肾综合征。

肾衰竭是肝肾综合征的主要表现；很多患者还可有其他临床表现，如电解质紊乱、心血管受损和感染等以及肝病相关的并发症。

除了肾衰竭外，肝肾综合征患者还表现以钠、水超负荷为特征的钠潴留。多数情况下在肝肾综合征发生前，钠潴留已经显然存在，进而由于 GFR 降低以及抗利尿系统显著激活，使得肾脏排钠能力进一步受到损害，加剧了腹水和外周组织水肿，引起体重增加和稀释性低钠血症。高钾血症也很常见，多数病例呈中等程度血钾增高。除非有严重感染，肝肾综合征患者很少发生严重的代谢性酸中毒。

肝肾综合征患者心血管功能可受到严重影响。多数患者的心输出量增加，也有少数患者降低；动脉压较低但常能保持稳定。如存在血流动力学不稳定，应考虑有无并发感染的可能。肺水肿是不伴肝病的急性肾衰竭常见的严重并发症，但在肝肾综合征患者却甚少见。

严重的细菌感染，尤其是败血症（自发性或与留置导管有关）、自发性细菌性腹膜炎和肺炎，是肝肾综合征患者的常见并发症和主要死亡原因。

多数肝肾综合征患者具有晚期肝功能衰竭和门静脉高压的症状和体征，特别是黄疸、凝血机制障碍、营养不良以及肝性脑病，少数仅有中等程度肝损伤的患者有时也可发生肝肾综合征。腹水在肝肾综合征患者极为普遍，因此对于无腹水的肝硬化患者出现肾衰竭，不宜轻率地拟诊肝肾综合征，而应积极地寻找其他原因，尤其要排除由于过度利尿引起血容量不足而诱发的肾前性肾衰竭。

【诊断要点】

严重肝病患者出现氮质血症，少尿或无尿，尿浓缩（尿渗透压大于血渗透压，尿比重大于 1.020），低尿钠（<10mmol/L），低血钠，GFR 显著降低，血肌酐升高，在排除肾前性氮质血症、肾脏本身原有病变和假性肝肾综合征后，肝肾综合征的诊断即可成立。根据患者的临床表现和实验室检查，肝肾综合征的诊断一般并不困难，但需与以下疾病相鉴别。

肾前性氮质血症：与肝肾综合征在实验室指标，如尿钠、尿比重、尿渗透压和尿沉渣等有许多相似之处，有时难以鉴别（表 21-2）。鉴别主要依靠临床资料：①有无肾前性因素，如胃肠道体液丢失（呕吐、腹泻、鼻胃饲管引流）和肾性体液丢失（过度利尿）；②对试验性补液的反应，单纯肾前性氮质血症补液后肾功能迅速恢复，肝肾综合征则无效。故补液试验在鉴别诊断上尤为重要。

急性肾小管坏死（ATN）与肝肾综合征在治疗和预后方面均有明显不同，应认真加以鉴别。鉴别要点见表 21-2。

表 21-2 肝肾综合征与急性肾小管坏死、肾前性急性肾衰竭的鉴别

检测指标	肾前性急性肾衰竭	急性肾小管坏死	肝肾综合征
尿量	少尿	不定	少尿
尿钠	<20mmol/L	>30mmol/L	<10mmol/L
尿渗透压	>血渗透压	等渗	>血渗透压
尿肌酐/血肌酐	>40∶1	<20∶1	>40∶1
对扩容的肾脏反应	好	无反应	一般无反应
肾功能过程	双相发展	可获改善	进行性恶化
尿沉渣	正常	管型、细胞沉渣	正常

肝病合并慢性肾病：患者往往有明确慢性肾病史，既往较长时间常有水

肿、高血压等症状，氮质血症病程长，尿常规有蛋白、管型及红细胞，尿比重低而固定，B超多显示双肾缩小等。上述临床表现及实验室特点有助于与肝肾综合征的鉴别。

【治疗方案与原则】

肝肾综合征预后凶险，无特殊治疗。鉴于严重肝病是肝肾综合征的发病基础，肝功能改善是肝肾综合征恢复的前提，故针对肝病及其并发症治疗、改善肝脏功能是必要的。

肾衰竭可以从以下几个方面进行防治：

1. 防治肾衰竭的诱因　避免大量放腹水和过度利尿，避免使用或慎用肾毒性药物，如庆大霉素、新霉素和非甾体消炎药，防治消化道出血、感染、低血压、低血容量及电解质紊乱。部分肾衰竭的诱因，如早期发现并得到合理治疗，常可改善预后。

2. 一般支持疗法

（1）饮食：低蛋白、高糖和高热量饮食，以降低血氨，减轻氮质血症，并使机体组织蛋白分解降至最低限度。肝性脑病患者应严格限制蛋白摄入，给予泻剂、清洁灌肠。

（2）积极治疗肝脏原发病及并发症：如上消化道出血、肝性脑病，维持水、电解质酸碱平衡。

（3）减轻继发性肝损害：积极控制感染，避免使用损伤肝脏药物及镇静药。

3. 腹水的治疗　除限盐外，可适量给予利尿剂，但应避免过度利尿。对于肝硬化合并高度腹水，有研究认为适度腹腔穿刺放液可减轻腹内压、肾静脉压力和暂时改善肾血流动力学。但大量放腹水，且不补充白蛋白或血浆扩容时，可诱发或加重肾衰竭。故应强调大量放腹水必须给予白蛋白等扩容，也应避免腹膜炎和电解质紊乱（如低钾血症）。

4. 扩容治疗　有过度利尿、大量放腹水、出血、脱水等引起血容量减少因素时，可试用扩容治疗。扩容后可暂时改善肾功能，增加尿量。扩容一般可用白蛋白、血浆、全血或腹水浓缩回输等。严重少尿者液体入量应限制于500～1000ml内，扩容治疗时应严密观察。

5. 利尿治疗　确定最小有效利尿剂量对于保持肝硬化患者稳定尿量是重要的。有研究认为利尿剂诱发肝硬化伴腹水患者肾损害的发生率约为20%，特别是过度利尿易发生肾损害，值得重视。

6. 缩血管药物及改善肾血流量的血管活性药物　目前多数学者认为，改善肾血流量的血管活性药物的应用是唯一对肝肾综合征内科治疗有一定疗效的方法。其基本原理是使内脏过度舒张的动脉血管床收缩从而改善循环功能，并进一步抑制内源性缩血管系统活性，最终达到增加肾血流量和增加肾灌注的目的。迄今所用的药物可分为两大类：血管加压素类似物特利加压素（terlipressin）、鸟氨加压素（ornipressin）和 α-肾上腺素受体激动剂去甲肾上腺素（norepinephrine）、米多君（midodrine），分别作用于血管平滑肌细胞的 V_1 血管加压素受体和 α_1 肾上腺素受体。许多研究都将上述两类药物与静脉输注白蛋白联合应用，以期达到进一步改善动脉低灌注的疗效。

鸟氨加压素虽然有效，但可引起约 1/3 患者发生缺血性结肠炎、舌梗死及其他严重不良反应，故并不主张使用或谨慎使用。特利加压素是一种人工合成的血管加压素类似物，具有较天然的血管加压素更长的生物半衰期，可允许每 4～6 小时给药一次。特利加压素的使用较为广泛，静脉应用（0.5～2.0mg/4～6h）后，50%～75%的患者的肾功能明显改善。导致对特利加压素不敏感的因素包括高龄、重度肝衰竭及未联合使用白蛋白。

α-肾上腺素受体激动剂（去甲肾上腺素和米多君）价格低廉，更易获得，有一定疗效，因此可成为特利加压素之外的选择，但需进一步积累病例和深入研究。

奥曲肽（octreotide）是人工合成的八肽环状化合物，天然生长激素释放抑制因子的长作用类似物，可引起内脏血管收缩，单独应用治疗肝肾综合征无效。

Angeli 等报道联合应用 α-肾上腺素受体激动剂米多君（7.5～12.5mg，每日 3 次，口服）和奥曲肽（100～200mg，每日 3 次，皮下注射）治疗肝肾综合征，并配合每天静脉补充 10～20g 白蛋白，可显著改善肾功能，增加尿量和尿钠浓度，显著延长患者生存时间和提高生存率。

其他血管活性药物：多巴胺（dopamine）无治疗肝肾综合征有效的证据。有作者建议：若应用多巴胺，可给予［2～3μg/（kg·min）］12 小时的试验性治疗，如尿量无改善即停止使用。

7. 外科手术

(1) 经颈静脉肝内门体分流术（transjugular intrahepatic portosystemic shunt，TIPS）：主要方法是经颈静脉插入连接门静脉和肝静脉的肝内支架，其目的是降低门脉压力。在Ⅰ型肝肾综合征，TIPS 可改善循环功能和减少缩血管活性物质的活性。Ⅰ型肝肾综合征患者 TIPS 治疗后，平均生存时间为 2～4个月，有较明显延长。当与缩血管药物联合应用时，可能改善肾功能及延长平均生存期。但 TIPS 可能导致不可逆的肝衰竭或者慢性致残性肝性脑病。因此，TIPS 并不适用于严重肝衰竭［血清胆红素浓度很高和（或）Child-

Pugh 评分＞12 分］或者严重肝性脑病者。TIPS 在Ⅱ型肝肾综合征的应用，具有一定改善肾功能、更好的控制腹水以及降低发展为Ⅰ型肝肾综合征风险的疗效。因此，TIPS 的有益之处为能减少腹水的复发率和进展至Ⅰ型肝肾综合征的可能，不利之处在于并不能改善生存期、增加肝性脑病的发病风险和增加医疗费用，故应权衡利弊而正确抉择。

（2）肝移植：可以同时治愈肝病和与之相关的肾衰竭，随着肝移植手术日趋成熟，肝移植成为有适应证的肝硬化并发Ⅰ型肝肾综合征患者最佳的选择性治疗方法。对肝肾综合征患者而言，肝移植最常见的禁忌证有高龄、酒精中毒以及感染。因患者能等候的时间很短，肝脏供给优先权的选择是极为关键的问题。肝肾联合移植的疗效并不优于单纯肝移植，因此不宜采用。肝移植对于适宜的Ⅱ型肝肾综合征患者也是一种较佳的选择性治疗方法。

8. 血液净化治疗　研究证实血液透析并不能增加存活率。目前较为一致的观点认为，血液透析虽常用于治疗Ⅰ型肝肾综合征，尤其是拟接受肝移植的患者，其目的在于维持患者生命直至肝移植或者自发性肾功能好转。除此之外，血液透析真正的治疗效果和益处并不明确。临床经验表明，多数Ⅰ型肝肾综合征患者不能耐受血液透析，并可发生严重的不良反应，包括严重低血压、出血及感染，甚至导致治疗过程中死亡。因此，Ⅰ型肝肾综合征的早期治疗，应该是以改善循环功能为目的的治疗，如缩血管治疗、TIPS 等，而不是血液透析。连续性肾脏替代治疗（CRRT）如连续性动-静脉或静-静脉血液滤过或血液透析滤过，可促成体液负平衡而不诱发低血压，为其显著性优点，因此对于严重全身性水肿的患者有帮助。但目前例数较少，资料不足，尚难对连续性肾脏替代治疗对肝肾综合征的治疗作用做出结论。

9. 分子吸附再循环系统（molecular absorbent recirculating system，MARS）是一种改良的透析方法，即应用白蛋白的透析液循环和灌注，通过炭和阴离子交换柱，去除血浆中与白蛋白结合的非水溶性毒素（如胆红素、胆汁酸等）。因 MARS 仍保留血液透析循环，可同时去除血浆中水溶性毒素，故具有改善肝、肾功能的作用并可提高肝肾综合征患者的生存率。尽管 MARS 是有希望的治疗方法，但价格昂贵，尚需更大样本病例分析总结，以期得出正确、可靠的结论。

10. 肝肾综合征推荐的治疗方案

（1）Ⅰ型肝肾综合征的推荐治疗方案：①适宜移植者优先考虑肝移植。②首先给予缩血管药物加静脉输注白蛋白。③存在肺水肿、严重低钾血症或代谢性酸中毒且内科治疗无效者考虑肾脏替代疗法。④中度肝衰竭且治疗后肾功能好转的患者，如果无法优先进行取材于尸体的肝移植，可考虑亲体肝移植。

（2）Ⅱ型肝肾综合征推荐的治疗方案：①考虑肝移植。②只有当利尿排钠效果明显（尿钠排泄>30mmol/d）时，才考虑利尿剂治疗腹水。饮食钠摄入应限制在40～80mmol/d。③反复发作的大量腹水患者，给予反复抽腹水并静脉输注白蛋白。④低钠血症者应限制液体入量。⑤考虑在肝移植前进行缩血管药物或TIPS治疗。

附　肝硬化相关性肾小球疾病

【概述】

1968年Berger等首次描述系膜IgA肾病以后，一系列肝硬化患者的肾脏病理学研究显示，肝硬化患者常合并以IgA沉积为主的肾小球疾病。并围绕继发性IgA肾病的发病机制进行了大量的临床和实验研究。慢性肝病也可合并肾小管性酸中毒。本文主要介绍肝硬化相关性肾小球疾病。

1. 病变特点　1975年Callard对10例肝硬化（其中8例为酒精性肝硬化）兼有门静脉高压患者在行门腔分流术时取肾标本作病理学检查发现，9/10例肾小球系膜区有IgA沉积。Callard将肝硬化肾小球病理改变特点归纳如下：①系膜区有弥漫性以IgA为主的沉积，可伴有IgG、IgM、C3沉积；②系膜基质增宽，并可插入肾小球基膜（GBM）与内皮细胞间呈双轨征和产生类似肾小球基膜增厚样变化；③系膜区和（或）毛细血管壁有电子致密物沉积；④在基膜样物质或某些沉积物内可有圆形稀疏区。Callard认为上述变化为“肝硬化性肾小球硬化症”的病理学四大特征。在此前后有不少研究也有类似的观察结果。除上述系膜病变外，其后有很多作者还观察到肝硬化患者呈现膜增生性肾炎、毛细血管内增生性肾炎及少数患者可呈现膜性肾病、新月体肾炎、肾小球硬化等。近年来，不再认为肝硬化时肾小球病变是单一的“肝硬化性肾小球硬化症”，而可表现为多种不同的病理类型。

尽管肝硬化患者肾脏病理改变不尽相同，除偶有或少数患者肾小球内以IgM、IgG沉积为主的报道外，大多数研究证实肝硬化，特别是酒精性肝硬化患者肾小球内沉积的免疫球蛋白以IgA为主，主要分布于系膜区，有时可累及肾小球基膜；以IgA为主的沉积在肝硬化患者的发生率多数报道超过50%。

北医大第一医院肾病研究室曾对52例肝炎后肝硬化患者进行了肾脏病理研究，其中8例为外科手术时取出的肾标本，其余为尸体标本（死后20小时内），光镜下的肾脏病理改变与国外报道相同，主要为轻、中度系膜基质增宽，常伴有不同程度的肾小球基膜增厚或呈双轨样改变，1例为新月体性肾炎。免疫病理结果显示，满堂亮为22%，IgG为主16%，IgA为主14%，C1q和C3

阳性分别为35%和64%。双重免疫荧光检查示肾小球内HBsAg或HBeAg与IgG于同一部位沉积。上述结果提示，肝炎后肝硬化肾小球损伤系免疫复合物所致，免疫机制在本病的发生发展中起重要作用。

肝硬化肾小球病变并非静止不变的，一般而言，肝硬化继发IgA肾病患者肾功能恶化较为缓慢，呈良性过程。

2. 发病机制 肝硬化患者由于体内免疫、生理和代谢等方面的紊乱，使IgA免疫复合物或多聚IgA生成增多和（或）肝脏清除IgA、多聚IgA的能力下降，以及单核-巨噬细胞吞噬功能受抑，最后可导致肝硬化患者产生以IgA肾病为主的肾小球疾病。

【临床表现】

许多资料证实多种慢性肝脏疾病，包括酒精性肝硬化、慢性胆道梗阻、胆管炎和囊性纤维化相关的肝硬化患者超过60%有肾小球系膜区IgA沉积，与原发性IgA肾病免疫病理难以区别。肝硬化患者有肾脏病临床症状（如尿检异常、高血压、肾功能不全等）的确切发生率很难准确估计，但较大数量病例的研究均表明有临床表现的患者发生率很低。有作者报道752例肝硬化患者尿异常发生率为9.2%，肾病综合征1.6%。Berger等分析100例肝硬化患者有2例尿异常。多数研究指出，病理类型为膜增生性肾炎、毛细血管内增生性肾炎、新月体肾炎患者易出现临床症状和肾功能不全。至今，对肝硬化肾小球病变患者常呈无临床表现或“亚临床型”的确切原因尚不清楚。

多数肝硬化患者可表现多种免疫球蛋白的升高，血IgA升高尤为突出。多数研究认为60%～80%肝硬化患者血IgA升高，其中酒精性肝硬化合并有肾脏受累临床表现的IgA肾病患者，几乎可达100%有血IgA升高。酒精性肝硬化患者血双聚IgA（dIgA）和多聚IgA（pIgA）较单体IgA（mIgA）增加更为明显，分泌片（SC）和IgA2比例增高，这些结果似提示酒精性肝硬化患者血IgA升高可能与肠道黏膜下浆细胞产生相关。酒精性肝硬化血清免疫球蛋白的异常与IgA肾病高发病率可能是密切相关的。

约20%～60%酒精性肝硬化、肝炎后肝硬化合并IgA肾病患者血C3下降，C3下降的原因除肝脏合成障碍和分解、消耗增加外，尚与合并肾炎的病理类型相关，一般认为膜增生性肾炎或毛细血管内增生性肾炎易出现C3下降。肝硬化患者可有C4下降，但各家报道很不一致，尚有待更多的研究进一步验证。

肝炎后肝硬化患者可有低滴度抗核抗体，类风湿因子可阳性。肝硬化中约有20%～50%的患者循环免疫复合物（包括IgA免疫复合物）升高或阳性。50%～70%酒精性肝硬化患者发生冷球蛋白血症。这些结果提示，肝硬化继发肾小球疾病可能与循环免疫复合物的发病机制相关。

【诊断要点】

肝硬化患者出现血尿、蛋白尿或肾功能异常，应考虑有无肝硬化性肾小球损伤的可能，并认真排除其他原因，如冷球蛋白肾损害、肝肾综合征等，确属必要可考虑肾活检以明确诊断。

【治疗方案与原则】

肝硬化合并肾小球病变患者，多数肾脏受累的临床表现轻微或缺如，一般无需特殊治疗。主要应保护肝避免有害刺激或诱因（如酗酒、乙型肝炎病毒复制等），防止肝功能进一步损害，少数肾功能急剧恶化或呈肾病综合征患者宜考虑行肾活检，明确肾脏病理改变后再给予适当治疗。

第二十二章　血栓性微血管病

【概述】

血栓性微血管病（thrombotic microangiopathy，TMA）是一组微血管血栓阻塞性疾病，临床主要表现为溶血性贫血、血小板减少和急性肾衰竭“三联征”，以及发热、紫癜、中枢神经系统损害等症状，主要包括溶血性尿毒症综合征（hemolytic uremic syndrome，HUS）和血栓性血小板减少性紫癜（thrombotic thrombocytopenic purpura，TTP）两种疾病。此外，妊娠（多伴有先兆子痫、胎盘早剥等）、系统性红斑狼疮、抗磷脂抗体综合征、原发性小血管炎、硬皮病、恶性高血压、类风湿关节炎、骨髓和肾移植术后急性排斥反应、应用抗排异药物（如环孢素、他克莫司等）和肿瘤化疗药物（如丝裂霉素、长春新碱、柔红霉素、博来霉素、阿糖胞苷和顺铂等）、人类免疫缺陷病毒（HIV）感染以及一些恶性肿瘤（如淋巴瘤、胃肠道肿瘤等）等疾病，也是导致血栓性微血管病较常见的病因。需要指出的是，既往认为溶血性尿毒症综合征与血栓性血小板减少性紫癜是同一种疾病的不同临床表现，但现有研究结果已证实，两者在发病机制和预后上存在明显不同，更趋向认为是两种不同的疾病。

肾脏是血栓性微血管病累及的主要靶器官之一。血栓性微血管病导致的肾损害是指由上述多种疾病、药物以及细菌和病毒感染等，引发肾小球和小动脉内皮细胞损伤，导致血小板在肾小球毛细血管袢、出入球小动脉，以及小叶间动脉中聚集及局部大量微血栓形成，从而导致急性肾脏损伤，常同时伴有消耗性血小板减少和红细胞机械性破碎，因此，患者临床表现为急性肾衰竭、血小板减少和溶血性贫血等。由于病因和原发疾病的不同，血栓性微血管病肾损害的治疗和预后也截然不同。溶血性尿毒症综合征在儿童和成人均可发病，但多见于儿童和婴幼儿，是儿童和婴幼儿期急性肾衰竭的主要病因之一。一般情况下，儿童溶血性尿毒症综合征若早期诊断、及时正确治疗后，预后多较好；成人溶血性尿毒症综合征预后则较差，多易发展为慢性肾衰竭。血栓性血小板减少性紫癜多见于成年人，在住院患者中患病率约为1/5万，临床表现除急性肾衰竭、血小板减少和溶血性贫血“三联征”外，还多伴有神经系统损害和发热等，预后多较溶血性尿毒症综合征差。

【临床表现】

1. 溶血性尿毒症综合征临床表现　根据临床表现，溶血性尿毒症综合征分为典型或腹泻后（post-diarrheal，D+）型和非典型或无腹泻（non-diarrheal，D−）型两种，前者约占全部病例的90%，后者约占10%。

（1）典型溶血性尿毒症综合征的临床表现

1）前驱期：一般为1～14天（多为4～5天），表现为腹泻、呕吐和腹痛等，开始多为水样便，可很快出现血水样便，经过1～5天（少数也可达到数周）无症状期而进入急性期。

2）急性期：多以腹泻、呕吐、乏力等起病，继之表现无力、面色苍白、黄疸、皮下瘀斑，以及急性肾衰竭，肾损害一般较轻，表现为血尿、少尿和氮质血症等，轻型病例仅有一过性少尿，约60%患者少尿可持续1周，若出现无尿，多数患者持续约3天左右，多数患者伴有轻至中度高血压。典型溶血性尿毒症综合征若能及时诊断，早期给予正确治疗后，多数能恢复正常，但少数严重患者也可导致肾皮质坏死，演变成不可逆性肾损害。

（2）非典型溶血性尿毒症综合征的临床特点：无急性胃肠道前驱症状，一般起病比较隐匿，在各年龄段均可发病，急性肾衰竭多较重，部分患者可表现为肾病综合征和重度高血压，肾损害呈进行性发展或反复出现，患者预后多较典型溶血性尿毒症综合征差。

此外，由肺炎球菌引起的溶血性尿毒症综合征、妊娠相关性溶血性尿毒症综合征、化疗药物相关性溶血性尿毒症综合征、HIV感染相关性溶血性尿毒症综合征、肾移植患者及药物相关性溶血性尿毒症综合征等还伴有原发疾病的临床表现，家族性溶血性尿毒症综合征多具有明确的家族史。

2. 血栓性血小板减少性紫癜临床表现　一般无前驱期症状，在数日内出现贫血、黄疸，血小板减少，皮肤和黏膜出血，严重者可发生颅内出血。约80%以上患者伴有神经系统症状，包括头痛、头晕、惊厥、视力障碍、失语、肢体麻木等以及精神错乱、神志不清甚至昏迷等。约60%以上患者可出现不同程度的发热。肾损害表现为血尿、蛋白尿以及少尿、氮质血症等，多数患者伴有高血压。

此外，继发于恶性高血压、系统性红斑狼疮、抗磷脂抗体综合征、硬皮病、肿瘤、HIV感染的血栓性血小板减少性紫癜伴有原发疾病的临床表现，继发于药物者具有明确的用药史。

【诊断要点】

对于血栓性微血管病肾损害的诊断，一般应符合以下条件：①微血管溶血性贫血：血红蛋白<100g/L，网织红细胞数升高，外周血红细胞碎片阳性，

抗人球蛋白试验（Coombs’ test）阴性，乳酸脱氢酶升高（＞250U/L）；②病程中有血小板下降，最低值可＜20×10^9/L；③出现肾损害：血尿、蛋白尿和（或）急性肾衰竭。对于溶血性尿毒症综合征和血栓性血小板减少性紫癜的诊断，要点分别如下：

1. 溶血性尿毒症综合征诊断要点

（1）起病较急，多见于儿童，在夏季多发，可有小流行。

（2）一般与产生志贺毒素的大肠埃希菌（Shiga-toxin-producing Escherichia coli，Stx-EC）感染有关，多数患者伴有急性胃肠炎前驱症状（D＋溶血性尿毒症综合征型）。

（3）在数日内出现贫血、黄疸、皮肤和黏膜出血、血小板减少以及急性肾衰竭。肾功能损害一般较轻，典型溶血性尿毒症综合征若能及时诊断，早期给予正确治疗后，多数能恢复正常，但部分严重溶血性尿毒症综合征患者预后也较差，主要表现为：在前驱期即出现无尿，无尿多持续7天以上，或少尿持续14天以上，外周血白细胞计数高于20×10^9/L，伴有神经系统损害等。

（4）非典型溶血性尿毒症综合征的临床特点：在各年龄段均可发病，与Stx-EC感染无明确关系，无急性胃肠炎前驱症状，部分患者可表现为肾病综合征和重度高血压，急性肾衰竭多数较典型溶血性尿毒症综合征重，呈进行性发展或反复出现，患者预后也较典型溶血性尿毒症综合征差。

（5）实验室检查

1）溶血性贫血：短时间内血红蛋白水平迅速下降，一般下降至60～90g/L，严重者可降至30g/L，网织红细胞升高，可达6%～9%，外周血涂片可见破碎红细胞，比例多达10%以上，血清间接胆红素水平升高，血浆结合珠蛋白降低，抗人球蛋白试验（Coombs’ test）阴性，血浆乳酸脱氢酶、丙酮酸脱氢酶水平升高。贫血与肾衰竭程度不一致，一般持续1～3周后贫血可逐渐恢复。

2）血小板减少：约90%的患者出现血小板减少，严重者血小板可减少至$(10\sim20)\times10^9$/L，多数1～2周后逐渐升高，血小板减少程度和持续时间与肾衰竭程度可不一致。

3）肾脏损害：多数表现为镜下血尿，可伴有少量白细胞，尿蛋白多数在1～2g/d，可在短时间内出现血清尿酸、尿素氮和肌酐水平的轻至中度升高。

（6）肾脏病理：主要表现为肾小球内皮细胞肿胀，内皮下间隙增大，毛细血管壁增厚、管腔闭塞，毛细血管腔内充满微血栓，系膜基质增宽，可伴有少量炎症细胞浸润，系膜细胞增生多不明显，可伴有新月体、局灶纤维素样坏死，少数病例可见肾小管坏死或肾小管间质病变。小动脉内膜水肿、炎症细胞浸润，血管内膜细胞增生，管壁增厚、坏死，以及管腔狭窄、闭塞、微血栓形成。免疫荧光检查可见纤维蛋白原/纤维蛋白，以及 IgM 和补体 C3 在毛细血管壁、内皮下、系膜区和血管壁沉积。电镜下可见毛细血管内皮细胞增生、内皮细胞肿胀以及从基膜脱落，内皮下可见颗粒状电子致密物沉积，管腔内可见红细胞碎片、血小板以及凝聚的纤维素等。

2. 血栓性血小板减少性紫癜诊断要点

（1）起病较隐匿，常见于成人，多呈散发性发病。

（2）在短时间内出现贫血、黄疸、皮肤和黏膜出血，严重者可出现颅内出血，血小板减少，可降至（10～20）$\times 10^9$/L。

（3）多数伴有发热和神经系统受累症状，可表现为精神异常，严重者可出现癫痫样发作、抽搐、瘫痪以及昏迷等。

（4）肾损害通常较溶血性尿毒症综合征轻。

（5）实验室检查：表现为溶血性贫血和血小板减少等，与溶血性尿毒症综合征实验室检查相同。

（6）血浆中血管性血友病因子（von Willebrand Factor，vWF）裂解酶（ADAMTS13）活性减低：常低于健康人的 5%，ADAMTS13 活性减低也可见于妊娠期、肝病、肿瘤晚期以及慢性炎症患者，但一般不低于健康人的 5%。对于 ADAMTS13 活性的测定，目前有多种实验方法，但尚缺乏一种简便、实用的检测方法，对 ADAMTS13 重度缺乏者，各种方法测定结果比较一致，但对轻至中度活性降低者则存在着较大差异。

（7）血栓性血小板减少性紫癜的肾脏病理改变与溶血性尿毒症综合征相似，但需要指出的是，血栓性血小板减少性紫癜的微血栓主要成分是 vWF 和血小板，一般不含有纤维蛋白。

（8）少数血栓性血小板减少性紫癜患者，在症状消失数周、数月甚至数年后仍可多次复发。

对溶血性尿毒症综合征和血栓性血小板减少性紫癜的临床诊断，应结合病因、原发病表现以及上述临床表现特点，对导致的肾损害，在无禁忌证的情况下，应积极进行肾穿刺以明确诊断，临床诊断时应注意与 DIC、Evan 综合征、HELLP 综合征以及系统性红斑狼疮等疾病的鉴别。

【治疗方案及原则】

对于溶血性尿毒症综合征和血栓性血小板减少性紫癜的治疗方法主要包括以下几个方面：①消除病因和诱因；②肾上腺糖皮质激素治疗；③肾功能的替代治疗，包括血液透析、连续性肾脏替代治疗（CRRT）以及腹膜透析等；④血浆置换，以及输血、输血浆、输血小板治疗；⑤使用抗血小板聚集药物治疗；⑥对症、支持治疗等。

对于溶血性尿毒症综合征的治疗，众多的临床研究表明，糖皮质激素、双嘧达莫、阿司匹林、肝素、尿激酶、抗大肠埃希菌抗生素等药物，以及中和毒素、血浆置换等治疗方法，均对典型溶血性尿毒症综合征患者无确切和肯定疗效。对典型溶血性尿毒症综合征患者应每日密切监测和维持水、电解质与酸碱的平衡，避免或谨慎使用血管紧张素转化酶抑制剂（ACEI）药物，避免使用肾毒性较大药物，在肾衰竭时慎用麻醉和镇静药物，其代谢物常可诱发癫痫发作。脑血管并发症是溶血性尿毒症综合征患者死亡的主要原因，约10%的患者可出现癫痫、昏迷。约10%的儿童患者出现充血性心力衰竭，患病率明显高于成人。患者常出现无症状的血清淀粉酶升高和糖耐量异常，但这不是营养支持治疗的禁忌证。对快速出现的重度贫血的患者，如血红蛋白水平低于60g/L，常需输血治疗，以输去除白细胞的红细胞悬液为宜，血小板减少一般不输血小板治疗，输入血小板可能会加重血小板聚集和微血栓形成，只有在存在明显出血灶，或需要进行有创诊治时，方才考虑输血小板治疗。贫血一般不需补充铁剂治疗。对于非典型溶血性尿毒症综合征，尤其是重症溶血性尿毒症综合征伴有神经系统损伤、心功能不全时，常需进行血浆置换治疗，根据美国血库协会和英国血液病学会的推荐，血浆置换应该在出现上述症状24小时内进行，治疗延迟常导致疗效欠佳，推荐每日进行血浆置换治疗，标准置换剂量是40ml/(kg·d)，直至患者血小板数量达到150×10^9/L以上2～3天后才可停止。需要强调的是，由肺炎链球菌感染导致的溶血性尿毒症综合征，血浆置换和输血浆治疗均是禁忌证，因为正常人血清中含有针对Thomsen-Friedenreich抗原的抗体，可能会加重病情。

对于血栓性血小板减少性紫癜的治疗方法，主要包括血浆置换以及糖皮质激素和免疫抑制剂等治疗。糖皮质激素治疗对血栓性血小板减少性紫癜的疗效虽不完全肯定，但目前仍被临床上较广泛地使用。血浆置换对于机体内存在vWF裂解酶IgG抗体的患者具有较好疗效。输新鲜血浆可补充vWF裂解酶活性。对于血栓性血小板减少性紫癜患者是否进行抗凝和溶栓治疗，目前尚无统一意见和具有确切疗效的报告。

对于溶血性尿毒症综合征和血栓性血小板减少性紫癜急性肾衰竭进行连续性肾脏替代治疗或血液透析治疗的指征，与其他病因导致的急性肾衰竭相同，也可选择腹膜透析治疗。

此外，由恶性高血压、系统性红斑狼疮、原发性小血管炎、硬皮病、抗磷脂抗体综合征、类风湿关节炎、骨髓和肾移植术后急性排斥反应、应用抗排斥药物和肿瘤化疗药物、HIV感染以及一些恶性肿瘤等引发的血栓性微血管病肾损害，在诊断与治疗上，应该紧密结合原发性疾病的诊治。

第二十三章　高血压肾损害

【概述】

原发性高血压造成的肾脏结构和功能改变称为高血压肾损害，是导致终末期肾病的重要原因之一。其病变主要累及肾脏入球小动脉、小叶间动脉和弓状动脉，故又被称为小动脉性肾硬化症。此病为西方国家导致终末期肾衰竭的第二位疾病，我国发病率也在日益增多。发病机制可能与高血压导致肾脏血流动力学改变有关，也可能存在有非血流动力学的参与。根据患者临床表现和病理改变的不同，一般将本病分成良性高血压肾硬化症和恶性高血压肾硬化症。良性高血压肾硬化症是良性高血压长期作用于肾脏引起，主要呈现肾脏小动脉硬化和继发性肾实质缺血性病变。恶性高血压肾硬化症是指在原发性高血压基础上发展为恶性高血压，最终导致肾脏损伤。如果早期能够积极有效地控制血压，将会对阻断高血压与肾脏损害之间的恶性循环起到非常重要的作用。

【临床表现】

1. 良性高血压肾硬化症　本病发病年龄多见于 50 岁以上，男性多于女性。临床过程较长，早期表现为夜尿增多、尿浓缩功能减退、钠排出增多等肾小管功能的损害，可伴微量白蛋白尿。后期可出现少量尿蛋白，部分患者呈现中度蛋白尿及少量红细胞尿，以及肾功能进行性减退等肾小球损害表现。此外，高血压可导致其他脏器的并发症，如左心室肥厚，心力衰竭，脑卒中，视网膜动脉硬化、出血、水肿、硬性渗出。

2. 恶性高血压肾硬化症　表现为恶性高血压（血压迅速增高，舒张压＞130mmHg）、镜下血尿（甚至肉眼血尿）、蛋白尿、管型尿（透明管型和颗粒管型等）、少尿或无尿伴血肌酐迅速升高，短期内可进展为尿毒症。此外，肾损害常与恶性高血压的其他脏器损害并存，如心脏扩大、心力衰竭、头痛、嗜睡、抽搐、昏迷、视物模糊、视力下降甚至突然失明等。

【诊断要点】

1. 良性高血压肾硬化症　早期阶段可无任何临床表现，或被其他并发症症状掩盖，容易漏诊和误诊。有下列临床表现者应高度怀疑良性高血压肾硬化：①长期高血压病史，病程常在 5～10 年以上。②突出表现为肾小管功能的损害，如夜尿增多、肾小管性蛋白尿、尿 NAG 及 β_2 微球蛋白增高等，部分存在中度蛋白尿、少量红细胞尿以及肾功能进行性减退，24 小时尿蛋白定量一般不超过 1～1.5g。③排除其他引起尿检异常和肾功能减退的原因。④影像学检查肾脏大小早期正常，晚期缩小，肾脏大小与高血压病程长短和严重程度相关。⑤必要时行肾穿刺活检，肾脏病理表现以肾小动脉硬化为主，包括入球小动脉玻璃样变、小叶间动脉及弓状动脉内膜肥厚、血管腔变窄，并常伴有不同程度的肾小球缺血性硬化、肾小管萎缩以及肾间质纤维化，免疫荧光无免疫复合物在肾组织的沉积。⑥伴有高血压的其他靶器官损害，如高血压眼底血管病变（可见小动脉痉挛、狭窄，很少出现出血和渗出）、心室肥厚及脑卒中史等。

2. 恶性高血压肾硬化症 ①出现恶性高血压（血压迅速增高，舒张压>130mmHg，并伴Ⅲ或Ⅳ级高血压视网膜病变）。②肾脏损害表现为蛋白尿（亦可有大量蛋白尿）、镜下血尿（甚至肉眼血尿）、管型尿（透明管型和颗粒管型等），并可出现无菌性白细胞尿；病情发展迅速者肾功能进行性恶化，甚至进入终末期肾衰竭。③恶性高血压的其他脏器损害，如心力衰竭、脑卒中、眼底损害（第Ⅲ或Ⅳ级高血压视网膜病变）甚至突然失明等。④排除继发性恶性高血压。⑤肾脏病理可见坏死性小动脉炎和增生性小动脉内膜炎，包括入球小动脉、小叶间动脉及弓状动脉纤维素样坏死，以及小叶间动脉和弓状动脉高度肌内膜增厚（血管切面呈“洋葱皮”样外观），小动脉管腔高度狭窄乃至闭塞。部分患者肾小球可出现微血栓及新月体。

【治疗方案及原则】

1. 治疗原则 ①严格控制高血压，合理选择降压药，同时改善靶器官的功能。②有效防止高血压肾硬化症的发生和发展，必须将高血压控制达目标值。根据 2007 年欧洲高血压学会及欧洲心脏病学会（ESH/ESC）制订的“动脉高血压治疗指南”规定，高血压患者未合并糖尿病且无心、脑、肾并发症时，血压至少应降至 140/90mmHg，能耐受者还应降得更低；而合并糖尿病或出现高血压心、脑、肾并发症时，血压还需降得更低，至少应达 130/80mmHg；如尿蛋白排泄量>1g/d，血压控制应更低一些。③对于持续性长期难以控制的高血压，应逐渐降低血压，防止过快、过猛；对于近期血压突然升高，肾功能急剧恶化的患者，应给予强有力的药物治疗，使血压迅速恢复正常，一般可首选静脉用降压药，血压控制后则逐渐替换为口服降压药。④多种降压药物应常规剂量联合治疗，以减少药物不良反应，提高疗效。⑤尽可能选择长效降压药，使血压 24 小时内稳定于目标范围，以减少血压波动，更有效保护靶器官。⑥长期应用降压药物，需注意药物对糖代谢、脂代谢及嘌呤代谢的影响。

2. 药物选择 血管紧张素转化酶抑制剂（ACEI）、血管紧张素受体拮抗剂（ARB）、利尿剂、钙通道阻滞剂（CCB）及β受体阻断剂均可以作为一线降血压药物使用，其中ACEI、ARB可作为治疗高血压肾损害的首选药物。在应用上述药物仍不能有效控制高血压时，还能配合应用其他降压药物（如α受体阻断剂、血管扩张药及中枢降压药等）。

（1）ACEI/ARB：应用过程中应注意如下几点：①从小剂量开始使用，逐渐加量，以免血压过度降低。②服药期间应密切监测Scr，如果Scr水平不变或升高<30%均属正常，不应停药。如果Scr水平升高>30%，应考虑减量，并检查引起肌酐升高的原因，当Scr水平升高>50%时需及时停药。③肾功能不全患者服药期间应密切监测血钾，如果血钾水平大于5.5mmol/L，应减少ACEI/ARB剂量或停药。④双侧肾动脉狭窄患者应禁用ACEI/ARB。⑤孕妇应禁用ACEI/ARB，以免影响胎儿发育。

（2）CCB：不仅能够抑制细胞膜L型钙通道的细胞外钙离子内流，致使外周动脉血管扩张从而降压，同时能通过减弱内皮素的缩血管效应而降压。此外，CCB还可能通过抑制系膜细胞对大分子物质的捕获，减少大分子物质在肾小球系膜区的沉积，抑制系膜细胞增生及基质增加来延缓肾小球硬化，保护肾功能。

不同种类的CCB对肾小球血流动力学的影响有所不同。维拉帕米等非双氢吡啶CCB扩张出、入球小动脉相等，对肾小球血流动力学无不良影响；而硝苯地平等双氢吡啶CCB扩张入球小动脉强于扩张出球小动脉。

应用CCB时应注意药物不良反应，如非双氢吡啶CCB导致的心动过缓，双氢吡啶CCB导致的水肿（多发生于踝部，与扩张毛细血管前小动脉而不扩张小静脉相关）和反射性心动过速等。

（3）利尿剂：临床常用的利尿剂包括噻嗪类利尿剂、袢利尿剂和保钾利尿剂。应用利尿剂时应注意：①初始剂量应从小剂量开始，根据年龄和临床反应逐渐调整剂量。②可联合其他药物治疗以增加降血压效果。如ACEI或ARB与小剂量利尿剂的联合应用是非常理想的治疗组合，这是由于利尿剂能够明显增强ACEI或ARB的降压效果。③当GFR<30ml/min时，噻嗪类利尿剂治疗反应差，应更换为袢利尿剂。④袢利尿剂容易导致低钾血症，故应用时要注意血电解质的变化。⑤保钾利尿剂容易出现高钾血症，肾功能不全患者应慎用。

（4）β受体阻断剂：主要是通过阻断肾上腺素β受体而起降血压作用。一般按照对β_1、β_2受体亚型的亲和力的差异进行分类，包括对两种亚型具有相似强度的非选择性β受体阻断剂、选择性β_1受体阻断剂、兼有α_1和β受体阻断作用的新型的β受体阻断剂。

大多数β受体阻断剂需应用至4～8周，降压效果才能达到理想水平，提示它的起效作用较慢。应用β受体阻断剂不要突然停药，以免导致血压反跳。同时要根据β受体阻断剂药理学特点，给予个体化治疗，通常药物从小剂量开始。

对于哮喘、伴有支气管痉挛的慢性阻塞性肺病、严重窦性心动过缓、病态窦房结综合征、Ⅱ或Ⅲ度房室传导阻滞、Ⅳ级心力衰竭等患者禁用。

（5）其他药物：α受体阻断剂、血管扩张药及中枢降压药等也能作为二线降血压药物，与上述药物配伍应用，帮助降压，发挥血压依赖性肾脏保护效应。

第二十四章　缺血性肾病

【概述】

缺血性肾病（ischemic renal disease，IRD）是指由于肾动脉主干或其主要分支严重狭窄或阻塞引起严重肾血流动力学改变，进而导致肾小球滤过率下降或肾实质损害的一种慢性肾脏疾病。其病因主要包括肾动脉狭窄（renal arterial stenosis，RAS）、胆固醇结晶栓塞、肾动脉血栓形成等。动脉粥样硬化是西方国家肾动脉狭窄的最常见原因，以往我国以大动脉炎发生率最高，其次是肾动脉纤维肌性结构不良。随着我国人口平均寿命的延长，动脉粥样硬化性肾动脉狭窄（atherosclerotic renal arterial stenosis，ARAS）逐渐成为缺血性肾病的主要病因。近年研究发现早期肾动脉狭窄可不引起肾脏损害，而无明确肾动脉狭窄存在的患者仍可发生缺血性肾病，故目前认为广义的缺血性肾病应包括各种原因引起的肾脏各级动脉病变导致的肾脏损害。但多数学者仍将肾动脉狭窄引起的缺血性肾损害定义为缺血性肾病。

缺血性肾病的发病机制主要与持续肾脏灌注不足、肾素-血管紧张素系统（renin-angiotensin system，RAS）激活、内皮源性活性因子如内皮素-1（endothelin-1，ET-1）产生增多、一氧化氮合成不足、血栓素 A_2（thromboxan A_2，TXA_2）水平上调、超氧阴离子产生过多、肾脏对外源性氧自由基的清除能力下降等因素有关。缺血性肾病是一种进展性疾病，是导致终末期肾病（end-stage renal disease，ESRD）的常见病因，约占10%～20%。

【临床表现】

缺血性肾病的临床表现包括肾脏表现和全身表现两个方面。肾脏表现主要为肾动脉狭窄和肾功能受损。全身表现则主要与动脉粥样硬化、高血压所引起的症状或并发症有关，无特异性。

1. 高血压　缺血性肾病常伴有高血压，其临床特点为：①50岁以上患者，突然发生的、快速进展的高血压或恶性高血压；②高血压发病年龄＜30岁（特别是女性患者）；③高血压起病后6个月内迅速进展；④以前稳定的高血压突然恶化；⑤服用3种以上降压药物仍难以控制的高血压。

2. 肾功能不全　部分患者以肾功能异常作为首发症状，有些不典型病例起病隐匿，发现时已进入终末期肾病。可见于以下表现形式：①老年人或高血压患者出现原因不明的肾功能不全；②服用血管紧张素转化酶抑制剂（ACEI）或血管紧张素受体拮抗剂（ARB）后突然发生且迅速进展的肾功能恶化或肾衰竭；③伴有单侧肾脏萎缩的氮质血症；④全身性动脉粥样硬化患者最近发生不能解释的氮质血症；⑤肾小管-间质受损明显时可出现肾小管浓缩功能障碍，表现为夜尿增多、尿渗透压降低等。

3. 反复发作性急性肺水肿　少数患者可发生原因不明的反复发作性肺水肿，常无任何征兆，发作时血压正常或偏低，严重者可危及生命。

4. 部分患者于上腹部正中或脐两侧，极少数患者在背部第二腰椎水平处可闻及高音调、粗糙的收缩期杂音或双期杂音。

5. 其他表现　根据缺血性肾病的病因不同可有相应的临床特点，如：

（1）动脉粥样硬化性肾动脉狭窄患者可合并颈动脉、冠状动脉或周围血管等病变。

（2）大动脉炎患者多为青年女性，可有患侧肢体动脉搏动减弱或消失，血压降低或测不出，肢体发冷、麻木、酸痛、无力或间歇性跛行，脑动脉受累可出现头昏、晕厥等，活动期还可出现发热。

（3）胆固醇结晶栓塞患者常见于60岁以上男性，多有严重的主动脉及其分支的动脉粥样硬化，还可伴有高血压、外周及脑血管疾病、心肌梗死和主动脉瘤等，易在各种血管介入操作或手术后发生。因胆固醇栓子的多少、大小及栓塞的部位不同其临床表现多种多样，可有低热、头痛、肌肉痛；皮肤表现有下肢、臀部或腹部的网状青斑，脚趾皮肤的蓝紫色斑点，称“蓝趾综合征”；胆固醇栓子脱落堵塞胃肠道、脾和肝脏的动脉时可出现腹部症状，表现为胃或十二指肠溃疡、肠道缺血、梗死、穿孔甚至出现胰腺炎或胆囊炎；颈动脉的胆固醇栓子脱落，偶可引起眼底视网膜血管病变，称为Hollenhorst斑，出现一过性黑蒙等神经系统表现。

【诊断要点】

目前尚缺乏缺血性肾病的统一诊断标准，根据上述临床表现，借助实验室及影像学检查明确诊断。

1. 实验室检查　尿蛋白定量常在1g/d以下，可有血尿；尿比重及尿渗透压可降低；不同程度的内生肌酐清除率下降，血尿素氮及血肌酐增高。大动脉炎活动期可有血沉增快，动脉粥样硬化患者常有血脂紊乱。

2. 影像学检查　是诊断缺血性肾病最重要的方法。

（1）彩色多普勒超声：是首选的筛查方法，可观察到两侧肾脏不等大、长径相差大于1.5cm、一侧或双侧肾脏萎缩及肾动脉血流信号异常（表24-1）。

表 24-1　肾动脉狭窄的多普勒超声诊断参考标准

肾动脉狭窄程度	肾动脉 PSV（cm/s）	RAR
正常	<180	<3.5
<60%	≥180	<3.5
>60%	≥180	≥3.5
完全阻塞	无信号	无信号

注：PSV，峰值流速；RAR，狭窄处峰值流速与邻近腹主动脉峰值流速之比

（2）磁共振血管成像（magnetic resonance angiography，MRA）和螺旋CT血管成像（spiral CT angiography，SCTA）：MRA及SCTA可直接显示肾动脉狭窄部位、程度，灵敏性较高，无创伤。MRA可以作为肾衰竭患者的优先选择，SCTA能清楚地显示血管腔内粥样硬化斑块的性质。

（3）放射性核素肾动态显像及卡托普利肾图：肾动态扫描对肾动脉狭窄诊断的敏感性及特异性均可达70%～98%，且可测定分肾功能，对肾实质血流灌注不足的诊断较敏感，有助于判断预后。卡托普利肾图可反映肾脏大小，且可有效反映肾脏血流量、GFR、血管内肾素和血管紧张素Ⅱ的活性，对肾动脉狭窄的诊断具有一定价值。

（4）数字减影血管成像（digital subtractive angiography，DSA）：是诊断肾动脉狭窄的金标准，不仅可明确肾动脉狭窄的部位及程度，而且还可观察肾动脉狭窄远端逆行性充盈及侧支循环情况。动脉造影可将狭窄分为轻度狭窄（<50%）、中度狭窄（51%～75%）、重度狭窄（76%～99%）、完全闭塞（100%）。DSA为有创性检查，可引起动脉粥样斑块的脱落，导致栓塞等并发症。

【治疗方案及原则】

迄今为止，对缺血性肾病尚缺乏有效的治疗，其原则为积极采用药物及血管重建技术延缓缺血性肾病进展；保护心、脑等重要脏器的功能，兼顾全身情况，及时处理并发症。具体方案如下：

1. 一般治疗　减少钠盐及脂肪摄入，每天摄入食盐以不超过6g为宜；膳食中脂肪提供的热量应在总热量的25%以下；低蛋白饮食［0.6～0.8g/(kg·d)］；戒烟限酒；减轻体重，将体重指数（BMI）控制在25以下，可根据年龄及个人身体状况选择步行或慢跑等运动方式。

2. 药物治疗　缺血性肾病仍以药物治疗为基础，主要包括控制血压、降低血糖、调整血脂、预防血栓、保护残余肾功能及治疗缺血性心、脑血管疾病等。

（1）降压治疗：血压以降至130/80mmHg为宜，避免血压过低。优选钙

离子拮抗剂或钙离子拮抗剂联用其他降压药物如利尿剂、β受体阻断剂，必要时还可联合应用α受体阻断剂等。对于单侧肾动脉狭窄慎用ACEI或ARB类药物，同时应严密监测肾功能变化。对双侧肾动脉狭窄或孤立肾肾动脉狭窄的患者禁用ACEI或ARB。

（2）调脂治疗：动脉粥样硬化性肾动脉狭窄应积极控制高脂血症，血脂控制目标：低密度脂蛋白胆固醇＜2.60mmol/L，非高密度脂蛋白胆固醇＜3.38mmol/L及高密度脂蛋白＞1.04mmol/L。首选他汀类降脂药。

（3）抗血小板聚集：抗血小板治疗可预防血栓形成，减少心脑血管事件的发生。可选用阿司匹林、氯吡格雷、噻氯匹定等。

（4）降糖治疗：高血糖是动脉粥样硬化进展的独立危险因素，对于合并糖尿病的缺血性肾病患者，应积极控制血糖。根据病情可选择口服药物及胰岛素注射治疗。

（5）其他治疗：针对不同的病因给予相应的治疗，如多发性大动脉炎患者一旦确诊应积极进行免疫抑制治疗。

3. 血管重建　主要包括介入治疗和外科手术治疗。治疗方法的选择主要取决于肾实质的损害程度，当肾脏长径＞9cm，血管造影显示有侧支循环建立，远端肾动脉供应区有逆显影，肾活检显示病肾尚残余较多相对正常组织，肾小管上皮细胞再生活跃，肾小动脉仅轻度硬化时，提示肾实质损害尚有一定的可逆性，应积极采取干预措施，进行血管重建治疗，以控制血压，改善肾功能。

（1）血管介入治疗：包括经皮腔内肾动脉成形术（percutaneous transluminal renal angioplasty，PTRA）及肾动脉支架置入术（percutaneous transluminal renal angioplasty with stent，PTAS）。与外科手术相比介入治疗不用全身麻醉，创伤小，痛苦少，可重复性好，住院日期短，但对操作者的技术水平要求高。1年内再狭窄发生率约为10％～17％，目前放射支架、药物涂膜支架的应用有望减少再狭窄的发生。

（2）外科治疗：外科血运重建包括肾血管旁路移植术、肾动脉内膜剥脱术、肾动脉再移植术、肾动脉狭窄段切除术、离体肾动脉成形术、自体肾移植术以及肾切除术等。由于外科手术创伤大，需全身麻醉，并发症多，危险性高，病死率达4％～6％，因此目前多首选介入治疗。

4. 终末期肾病阶段的治疗　当缺血性肾病患者进展到终末期肾病阶段时，应进行肾脏替代治疗（如血液透析、腹膜透析或肾移植），同时控制蛋白质的摄入，维持水、电解质及酸碱平衡，积极治疗并发症。

第二十五章　糖尿病肾病

【概述】

糖尿病肾病（diabetic nephropathy，DN）是指糖尿病所致的肾脏疾病，临床上主要表现为持续性蛋白尿，病理上主要表现为肾小球系膜区增宽和肾小球毛细血管基膜增厚。2007 年美国出版的糖尿病及慢性肾脏病临床实践指南，建议将糖尿病肾病改为糖尿病肾脏疾病（diabetic kidney disease，DKD）。糖尿病引起的肾脏病变，如果肾脏穿刺病理检查证实为糖尿病肾病，则称为糖尿病肾小球病（diabetic glomerulopathy）。

1 型和 2 型糖尿病均可发生糖尿病肾病，且均与糖尿病的病程有关。糖尿病肾病现已成为发达国家慢性肾衰竭的第一位原发病，在我国的发生率正在快速上升。糖尿病肾病是糖尿病患者常见的慢性并发症之一，也是糖尿病致死的重要原因之一。

糖尿病肾病的发生和发展，与遗传因素、代谢因素、血流动力学改变、激素、生长因子、细胞因子、氧化应激、炎症以及足细胞损伤等因素有关。长期高血糖是糖尿病肾病发生发展的关键原因，高血糖所致的肾脏血流动力学改变以及葡萄糖代谢异常所致的一系列后果是造成肾脏病变的基础，众多生长因子、细胞因子被激活以及氧化应激则是病变形成的直接机制。肾脏血流动力学异常是糖尿病肾病早期的重要特点，表现为高灌注、高压力、高滤过，结果导致局部肾素-血管紧张素系统（RAS）活化、白蛋白尿及蛋白激酶 C、血管内皮生长因子等物质进一步激活。生长激素、胰高血糖素、前列腺素、肾小球加压素和心钠素可使肾小球滤过率和肾血流量增加。与糖尿病肾病发生发展有关的生长因子和细胞因子相互影响，构成复杂的调控网络参与糖尿病肾病的发生和发展，因此近年的观点认为糖尿病肾病是非感染性炎症性疾病，与核因子 κB（NF-κB）等炎症因子的上调有关。

糖尿病肾病的预后比较差，常较快进展为肾功能不全、尿毒症。合并肾病综合征和高血压的糖尿病肾病患者预后更差。糖尿病肾病的死因以心血管事件和尿毒症为主。

【临床表现】

糖尿病肾病是一个慢性的过程，早期临床表现不明显，当病情发展到一定阶段以后，可出现下列临床表现：

1. 蛋白尿 是糖尿病肾病最重要的临床表现。早期可以是间歇性的、微量的白蛋白尿，后期常常是持续性的、大量的蛋白尿。微量白蛋白尿，是指尿白蛋白/肌酐比值为30～300μg/mg，或尿白蛋白排泄率 20～200μg/min，或30～300mg/d。临床糖尿病肾病，是指尿白蛋白/肌酐比值持续＞300μg/mg，或尿白蛋白排泄率＞200μg/min，或＞300mg/d，或者是常规尿蛋白定量＞0.5g/d。

2. 高血压 糖尿病肾病中高血压的发生率很高，晚期糖尿病肾病患者多有持续、顽固的高血压。高血压与肾功能的恶化有关。

3. 水肿 在临床糖尿病肾病期，随着尿蛋白的增加和血清白蛋白的降低，患者可出现不同程度的水肿，尤其是肾病综合征和心功能不全的患者，可出现全身高度水肿，甚至胸水、腹水，同时合并尿量减少。

4. 肾病综合征 部分患者可发展为肾病综合征，表现为大量蛋白尿（＞3.5g/d）、低蛋白血症（血白蛋白＜30g/L）、脂质代谢异常以及不同程度的水肿。合并肾病综合征的患者常在短期内发生肾功能不全。

5. 肾功能异常 1型糖尿病肾病的早期，肾小球滤过率（GFR）增高。随着病程的进展，GFR 降至正常，然后逐渐下降，并出现血尿素氮和肌酐升高，最后进展到肾功能不全、尿毒症。2 型糖尿病肾病少有 GFR 增高的现象。糖尿病肾病的肾功能不全与非糖尿病肾病肾功能不全比较，具有以下特点：①蛋白尿相对较多；②肾小球滤过率相对不很低；③肾体积缩小不明显；④贫血出现较早；⑤心血管并发症较多、较重；⑥血压控制较难。

6. 糖尿病的其他并发症

（1）视网膜病变：糖尿病肾病和糖尿病视网膜病变均为糖尿病的微血管病变，95％的糖尿病肾病患者合并有糖尿病视网膜病变。

（2）大血管病变：糖尿病肾病患者常常合并心脑血管疾病和缺血性下肢血管疾病，表现为心绞痛、心肌梗死、脑梗死、足背动脉搏动减弱或消失。

（3）神经病变：主要是周围神经病变，表现为感觉异常和功能异常。

【诊断要点】

1. 临床诊断 典型病例诊断依据如下，可疑患者需肾活检确诊。

（1）确诊糖尿病时间较长，超过 5 年；或有糖尿病视网膜病变。

（2）持续白蛋白尿，尿白蛋白/肌酐比值＞300μg/mg 或尿白蛋白排泄率＞200μg/min或尿白蛋白定量＞300mg/d 或尿蛋白定量＞0.5g/d。早期可表现为微量白蛋白尿。

（3）临床和实验室检查排除其他肾脏或尿路疾病。

2. 病理诊断 糖尿病肾病的基本病理特征是肾小球系膜基质增多、基膜增厚和肾小球硬化，包括弥漫性病变、结节性病变和渗出性病变，早期表现为肾小球体积增大。

（1）弥漫性病变表现为弥漫性的系膜基质增多、系膜区增宽、肾小球基膜增厚。

（2）结节性病变表现为系膜区的扩张和基膜的增厚，形成直径为 20～200nm 的致密结节，称之为 Kimmelstiel Wilson 结节（K-W 结节）。

（3）渗出性病变包括纤维素样帽状沉积和肾小囊滴状病变，前者为位于肾小球内皮和基膜之间的强嗜伊红染色的半月形或球形渗出物，后者与前者性质相似，但位于肾小囊内壁。渗出性病变常提示糖尿病肾病进展。

此外，糖尿病肾病还常有肾小动脉透明样变、肾小管间质损害。免疫荧光检查可见 IgG 呈节段性沿肾小球毛细血管袢、肾小囊基膜、肾小管基膜线样沉积，有时也可见到 IgA 和 C3 的沉积。电镜检查，肾小球毛细血管基膜增厚和系膜基质增多是其主要的超微结构改变。

3. 临床分期　1 型糖尿病肾病，自然病史比较清楚，Mogensen 将其分为 5 期。Ⅰ期，肾小球高滤过期；Ⅱ期，正常白蛋白尿期；Ⅲ期，微量白蛋白尿期；Ⅳ期，临床蛋白尿期；Ⅴ期，肾衰竭期。

2 型糖尿病相当多的病例由于偶然查血糖或患其他病时才被发现，对其自然病史所知甚少，临床分期可以参照 1 型糖尿病肾病，比较实用的 2 型糖尿病肾病分期为早期（隐性或微量白蛋白尿期）、中期（持续显性蛋白尿期）和晚期（肾衰竭期）。

4. 鉴别诊断　糖尿病患者合并肾脏损害，不一定是糖尿病肾病。有下列情况之一者，需排除其他肾脏疾病：①无糖尿病视网膜病变；②GFR 很低或迅速降低；③蛋白尿急剧增多或肾病综合征；④顽固性高血压；⑤尿沉渣活动表现（血尿、白细胞尿、管型尿等）；⑥其他系统性疾病的症状和体征；⑦ACEI/ARB治疗后 1～3 个月内 GFR 下降＞30％。

（1）原发性肾小球疾病：糖尿病患者，如遇下列情况，宜行肾活检排除原发性肾脏疾病：①血尿（畸形红细胞尿或红细胞管型尿）；②既往有肾脏病史；③有尿检异常但无视网膜病变。

（2）高血压肾损害：糖尿病患者常常合并高血压，高血压可以引起蛋白尿，但尿蛋白量比较少，很少出现肾病综合征样的大量蛋白尿，早期以肾小管功能损害、夜尿增多为主，眼底改变主要为高血压和动脉硬化，而非糖尿病视网膜病变。

（3）肾淀粉样变性：表现为大量蛋白尿，即使肾功能不全肾脏也不一定缩小，常规试纸法检测尿白蛋白较少，24 小时尿蛋白定量较多，眼底检查无糖尿病视网膜病变，部分患者有多发性骨髓瘤、类风湿关节炎或慢性感染的全身表现。

(4) 肥胖相关性肾病：主要表现为肥胖、代谢综合征、轻微蛋白尿、肾小球肥大、局灶节段性肾小球硬化等，如果同时合并糖尿病，与糖尿病肾病有时很难鉴别。但是，肥胖相关性肾病的蛋白尿在减肥后可以减轻或消失，不合并糖尿病的视网膜病变和周围神经病变，没有糖尿病肾病的渗出性病变和结节病理改变。明确的糖尿病的患病时间短，对鉴别诊断具有重要的价值。

(5) 尿路感染：糖尿病患者常常合并尿路感染，包括尿道炎、膀胱炎及肾盂肾炎。慢性或严重的尿路感染可有蛋白尿，但常伴有白细胞尿、红细胞尿以及不同程度的尿频、尿急、尿痛、排尿不适等尿路刺激症状，清洁中段尿培养可培养出致病菌，正确使用抗生素有效，感染控制后尿检异常消失或明显减轻。

【治疗方案与原则】

尽管糖尿病肾病不能治愈，但通过调整生活方式，严格控制血糖、血压、血脂，预防其发生、延缓其进展是可能的。控制血糖，糖化血红蛋白（HbA1c）的目标值<7%；控制血压，血压的目标值<130/80mmHg；调节血脂，低密度脂蛋白胆固醇（LDL-C）的目标值<100mg/dl；控制蛋白摄入，推荐摄入0.8g/（kg·d）；控制体重，体重指数（BMI）目标值在18.5～24.9kg/m^2。

1. 调整生活方式　包括减肥、禁烟和加强体育锻炼。

2. 低蛋白饮食　从临床糖尿病肾病期开始实施低蛋白饮食治疗，肾功能正常的患者，饮食蛋白入量为每天0.8g/kg；出现GFR下降后，饮食蛋白入量为每天0.6～0.8g/kg。蛋白质来源中优质动物蛋白占50%～60%。如每日蛋白摄入量≤0.6g/kg，应适当补充α-酮酸制剂。生长发育期、妊娠或合并有肝病者不宜过度限制蛋白。

3. 严格控制血糖　降糖措施除饮食治疗外，包括药物治疗和胰岛素治疗两大类。常用的降糖药物包括：

(1) 磺脲类：如格列美脲、格列本脲、格列吡嗪、格列齐特、格列喹酮等。主要作用为刺激胰岛素分泌而产生降糖作用。格列喹酮较适用于伴有轻至中度肾脏损害的患者。

(2) 格列奈类：如瑞格列奈、那格列奈、米格列奈等。主要作用为促进胰岛素分泌，适用于有一定胰岛素分泌功能的2型糖尿病患者。起效快，服药后宜立即进餐，应从小剂量开始。严重肝肾损害者、1型糖尿病或胰岛功能很差的2型糖尿病患者应禁用。

（3）双胍类：如二甲双胍、苯乙双胍等。主要作用为促进葡萄糖的利用、抑制葡萄糖的异生和肠道吸收。双胍类药物是伴有肥胖的2型糖尿病患者首选的口服降糖药。肾功能不全时慎用，因可致乳酸性酸中毒。

（4）α糖苷酶抑制剂：如阿卡波糖、伏格列波糖等。主要作用为延缓肠道糖类的吸收。主要适合于2型糖尿病患者尤其是空腹血糖正常而餐后血糖明显升高的患者。宜在进餐时随第一口主食一起嚼碎后服用，从小剂量开始。最常见的不良反应是胃肠道反应，溃疡病患者禁用。

（5）噻唑烷二酮类：如罗格列酮、吡格列酮等。主要作用为通过增加胰岛素的敏感性降低血糖，还有抑制炎症和肾保护作用。特别适合糖尿病肾病的患者使用。

糖尿病肾病患者应尽早使用胰岛素，可以有效控制血糖且无肝肾损害。胰岛素根据作用时间可分为短效胰岛素（普通胰岛素）、中效胰岛素（低精蛋白锌胰岛素）、长效胰岛素（精蛋白锌胰岛素），根据药品来源可分为牛胰岛素、猪胰岛素、通过基因工程生产的人胰岛素。现在临床常用的是通过基因工程生产的短效胰岛素制剂（R）和中效胰岛素制剂（N）按照不同比例混合的预混胰岛素，如诺和灵30R，含有30%普通可溶性胰岛素和70%低精蛋白锌胰岛素混悬液。肾功能不全时宜选用短效胰岛素为主，以防止胰岛素在体内蓄积发生低血糖。

4. 严格控制血压　严格控制血压在130/80mmHg以下，合并明显蛋白尿（>1g/d）和肾功能不全的患者应控制在125/75mmHg。糖尿病肾病的降压治疗，首选血管紧张素转化酶抑制剂（ACEI）和血管紧张素受体拮抗剂（ARB）。肾衰竭的糖尿病肾病患者，高血压的治疗可选用长效的钙拮抗剂、利尿剂及β受体阻断剂。

5. 纠正血脂紊乱　糖尿病患者应积极纠正血脂紊乱，血脂控制目标为：总胆固醇<4.5mmol/L，低密度脂蛋白<2.5mmol/L，高密度脂蛋白>1.1mmol/L，甘油三酯<1.5mmol/L。在药物选择上，如以血清胆固醇增高为主，则宜用羟甲基戊二酰辅酶A（HMG-CoA）还原酶抑制剂（即他汀类）；而以甘油三酯升高为主则宜选择贝特类降脂药。

6. 其他药物治疗　①糖基化终末产物（AGEs）抑制剂：维生素B_6等；②蛋白激酶C-β抑制物：芦布妥林（ruboxistaurin）等；③肾素抑制剂：阿利吉仑；④醛固酮拮抗剂：螺内酯；⑤抗凝及抗血小板集聚：硫酸氢氯吡格雷、双嘧达莫、舒洛地特等；⑥抗氧化剂：维生素E、维生素C等；⑦微循环保护剂：前列腺素E等；⑧中药：黄芪、大黄、冬虫夏草等一些中药对改善糖尿病肾病患者的肾脏功能和一般状况部分有效，可根据患者情况选择使用。

7. 透析、移植治疗　对于已进入慢性肾衰竭的患者，治疗原则是尽早给予促红细胞生成素纠正贫血，尽早进行透析治疗。糖尿病肾病肾衰竭，GFR降至15ml/min时应准备开始透析，早期透析能提高生活质量，改善预后。透析方式包括腹膜透析和血液透析，临床医生可根据患者的具体情况决定透析方式。有条件的糖尿病肾病慢性肾衰竭患者，可行肾移植或胰-肾联合移植。

8. 避免或减轻糖尿病肾病的危险因素　应尽量避免使用肾毒性药物，如造影剂、氨基糖苷类抗生素以及含有马兜铃酸的中草药等，注意防治脱水和各种感染。

第二十六章　肥胖相关性肾病

【概述】

肥胖相关性肾病（obesity-related glomerulopathy，ORG）是指肥胖引起的肾脏损害。各年龄肥胖患者均可发生肥胖相关性肾病，通常隐袭起病，临床表现为肥胖、蛋白尿、高脂血症、高血压等，部分患者可缓慢进展至慢性肾功能不全。其病理特征为肾小球体积普遍增大，常伴有局灶节段肾小球硬化性病变。

随着肥胖患者的日益增加，肥胖相关性肾病患者也在逐年增多。目前我国尚无肥胖相关性肾病确切的发病率资料。肥胖相关性肾病的确切发病机制尚未清楚，一些研究提示胰岛素抵抗、肾脏血流动力学改变、脂肪细胞因子触发的机体炎症反应、脂毒性及氧化应激等均参与肥胖相关性肾病的发生发展，遗传背景和环境因素也在肥胖相关性肾病的发病中起重要作用。

【临床表现】

儿童、成人及老年人肥胖症患者都可发生肥胖相关性肾病，其中以青壮年为主，男性更为常见，男女比例为 2.1∶1。肾脏疾病起病隐匿，多在体检时发现尿检异常而就诊。肥胖相关性肾病患者临床突出表现为蛋白尿，早期由于肾小球滤过率增高出现微量白蛋白尿，而后逐渐出现显性蛋白尿，乃至大量蛋白尿，且尿蛋白量与肥胖程度相关。需要指出的是，肥胖相关性肾病患者虽可出现大量蛋白尿，但低白蛋白血症及肾病综合征发生率低，其原因可能与肥胖患者多伴高生长激素血症，促进肝脏蛋白合成，使机体能充分代偿尿蛋白的丢失有关。肥胖相关性肾病患者病史中通常无肉眼血尿发作，部分患者可有镜下血尿。多数患者起病时合并高血压。某些患者可伴有肾小管功能异常，多与患者合并高血压、动脉粥样硬化等致肾缺血有关。出现肾功能不全者肾功能损害进展相对缓慢。

肥胖相关性肾病患者还常伴发其他代谢疾病，如胰岛素抵抗综合征、糖耐量受损、高脂血症（尤以高甘油三酯血症更常见）及高尿酸血症等。代谢紊乱的发生与肥胖程度密切相关。

肾组织病理特征如下：

1. 肾脏大体标本　肾脏体积增大，肾周脂肪增多。

2. 光镜 肥胖相关性肾病光镜下最突出的表现为肾小球普遍肥大。目前多采用肾小球直径测定来判定。肾组织学改变分为两种类型，即将单纯肾小球肥大称为“肥胖相关性肾小球肥大症”（obesity-associated glomerulomegaly，O-GM），而将存在局灶节段肾小球硬化伴肾小球肥大者称为“肥胖相关性局灶节段性肾小球硬化症”（obesity-associated focal and segmental glomerulosclerosis，O-FSGS）。肥胖相关性肾小球肥大症者肾小球体积普遍增大，系膜区增宽不明显，尤其缺少节段加重现象。但内皮细胞病变较肥胖相关性局灶节段性肾小球硬化症重，内皮细胞可出现肿胀、成对和泡沫变性等。肥胖相关性局灶节段性肾小球硬化症则出现与经典的局灶节段性肾小球硬化相同的组织学改变，受累肾小球系膜区增宽，系膜细胞轻度增生，可有内皮细胞病变。肾小管肥大，可见小灶性肾小管萎缩、纤维化。肾间质可见灶性炎症细胞浸润及血管透明变性。

3. 免疫荧光 免疫球蛋白和补体沉积并无特征性。肥胖相关性肾小球肥大症者常阴性。肥胖相关性局灶节段性肾小球硬化症者肾小球可见IgM和C3沉积，大多沉积在肾小球节段硬化区，部分患者可表现为IgM在肾小球系膜区弥漫沉积。

4. 电镜 内皮细胞胞质丰富，有胞饮现象。足细胞肥大，可出现节段足突融合，但弥漫性改变较少见。足细胞微绒毛化也较少。系膜区病变主要以系膜基质增多常见，电子致密物沉积少见。

【诊断要点】

目前尚无统一诊断标准。要依据临床及病理表现综合分析，排除其他肾小球疾病，如糖尿病肾病及特发性局灶节段性肾小球硬化等才能诊断。诊断要点如下：

1. 肾脏病变前存在明确肥胖 肥胖定义为体内贮积脂肪超过理想体重20%以上。根据中国的肥胖诊断标准（2002年），即肥胖定义为BMI≥28kg/m^2和（或）腰围：男性≥85cm，女性≥80cm。超重的标准为BMI 24.0～27.9kg/m^2。

2. 合并其他代谢紊乱 肥胖者常伴发多项代谢紊乱，如胰岛素抵抗综合征、糖耐量受损、高脂血症（尤以高甘油三酯血症更常见）及高尿酸血症等。

3. 肾脏损害的临床表现 肥胖症患者出现蛋白尿（>1g/d）伴或不伴镜下血尿、肾功能不全，肾脏病理表现为单纯肾小球肥大和（或）局灶节段性肾小球硬化改变。

4. 排除其他肾小球疾病，特别注意与特发性局灶节段性肾小球硬化（I-FSGS）和糖尿病肾病（DN）鉴别。

（1）肥胖相关性局灶节段性肾小球硬化有如下特点，有助于与特发性局灶节段性肾小球硬化的鉴别：

1）肥胖相关性局灶节段性肾小球硬化症的患者年龄常较大，临床上虽可呈大量蛋白尿，但低白蛋白血症及肾病综合征较少见，虽有脂肪代谢紊乱，但甘油三酯增高常较胆固醇增高明显，虽可出现肾功能不全，但肾损害进展缓慢。

2）病理上有鉴别意义的特点为：①球性废弃的肾小球数多。②未硬化的肾小球普遍比特发性局灶节段性肾小球硬化未硬化的肾小球大，甚至比肥胖相关性肾小球肥大症患者肾小球体积还大。③非节段硬化的肾小球重度系膜区增宽少。④早期脏层上皮细胞病变不明显，尤其是电镜观察脏层上皮细胞足突融合及微绒毛化不突出。⑤肾小球“经典型”病变较多见。⑥间质小动脉及入球小动脉透明变性较特发性局灶节段性肾小球硬化普通。

（2）与糖尿病肾病的鉴别：鉴别的关键是患者临床症状和实验室检查是否符合糖尿病和糖尿病肾病的诊断标准。两者在肾组织病理上也存在一定的差异。肥胖相关性肾病的肾组织学改变亦需与表现为单纯系膜病变的糖尿病肾病相鉴别。肥胖相关性肾小球肥大症患者系膜区增宽程度轻，呈较均一的轻度增宽，无节段加重趋势，更少见节段系膜区中至重度增宽。

（3）与高血压性肾小动脉硬化的鉴别：高血压肾硬化好发于中老年，临床可表现为持续性蛋白尿，肾活检可出现继发性局灶节段性肾小球硬化改变。但该类患者常有高血压家族史，肾小管功能损害先于肾小球功能损害，出现蛋白尿前一般已有5年以上的持续性高血压，蛋白尿多为轻至中度，尿中红细胞少见，往往有心、脑、眼底等其他靶器官损害表现。肾组织学改变为缺血性肾小球袢皱缩及球性硬化。

（4）诊断时还需注意区别肥胖患者患有肾脏疾病，合并有肾小球肥大的情况。

【治疗方案及原则】

1. 改变生活方式、减轻体重　预防肥胖发生是减少肥胖相关性肾病的重要措施。肥胖患者减轻体重无疑是治疗肥胖相关性肾病最根本的措施，必要时可辅以药物或手术减肥。低脂、富含纤维素的低热量膳食及规律的体育活动是减轻体重的关键。亚洲人每日热量摄入约2510kJ（600kcal），其中碳水化合物提供总热量的55%～65%，脂肪提供总热量的20%～30%，蛋白质提供的总热量不超过15%。肥胖者需坚持中等程度的有氧运动，如走路、慢跑和骑自行车等。长期有规律的运动除有助于减轻体重，还可改善患者体内胰岛素抵抗，改善脂肪代谢紊乱，降低血压。

2. 纠正肾脏血流动力学异常 可以应用血管紧张素转化酶抑制剂（ACEI）或血管紧张素受体拮抗剂（ARB）进行治疗。ACEI 或 ARB 不仅是肥胖相关性肾病患者高血压的首选用药，对血压正常的肥胖相关性肾病患者也建议使用。应强调如果单纯使用 ACEI/ARB 而不减肥，ACEI/ARB 的降蛋白尿疗效将因体重增加而减弱，因此在使用 ACEI/ARB 的同时应积极减轻体重。

3. 纠正胰岛素抵抗 是治疗肥胖相关性肾病的重要环节。临床上常用的胰岛素增敏剂有噻唑烷二酮类和双胍类。

4. 综合治疗和个体化治疗 肥胖相关性肾病患者常合并多种代谢异常，故应针对不同患者的代谢异常有针对性地进行综合治疗。

肥胖相关性肾病是近年来才被认识的一种疾病，单纯蛋白尿的肥胖患者易被误诊为原发性肾炎而误用激素。由于肥胖相关性肾病的发病主要涉及肾血流动力学异常、胰岛素抵抗和脂代谢异常等非免疫性因素，使用激素不仅无益反而有害，能加重肥胖和代谢异常，故应忌用激素。故临床医师应提高对肥胖相关性肾病的认识，避免误诊。

第二十七章　脂蛋白肾小球病

【概述】

1987年日本学者Saito等首先报道了一例肾活检组织学改变以肾小球毛细血管袢扩张，袢内充满淡染的、无定形的网眼状物质为主要特征的患者。随后发现的4个同样病例证实肾小球毛细血管袢淡染的、无定形的网眼状物质为脂蛋白栓塞。这些患者血浆载脂蛋白E（apolipoprotein E，ApoE）水平也升高。1988年第31届日本肾脏病年会正式提出脂蛋白肾小球病（lipoprotein glomerulopathy，LPG）这一新的肾小球疾病，并被世界卫生组织收录。

脂蛋白肾小球病较为罕见，目前全世界已报道70余例，其分布存在明显的地区差异（亚洲国家多见），多数有家族性，少数散发。脂蛋白肾小球病的发病年龄不等，青壮年为多，男女之比约2∶1。

【临床表现】

脂蛋白肾小球病主要累及肾脏，且以肾小球受损为主。全部患者均存在蛋白尿或肾病范围的蛋白尿，少数伴镜下血尿。本病患者血浆胆固醇、甘油三酯及极低密度脂蛋白（VLDL）增加，血脂分析结果与Ⅲ型高脂血症类似，但脂蛋白不在肾外形成栓塞，系统性脂质沉积的表现少见（黄色瘤、角膜弓、Achilles腱增厚），虽可并发动脉粥样硬化及肝功能不全，但通常进展缓慢。部分患者血压升高，恶性高血压罕见。

有研究者指出脂蛋白肾小球病患者具以下临床特点：①有明确肾脏病家族史（52.17%）；②B超检查双肾体积明显增大（20/23例）；③骨髓细胞学检查证实存在与肾功能、肾小管间质病变无相关性的不同程度的正色素正细胞性贫血（12/23例），提示脂蛋白肾小球病患者的贫血与原发病对造血系统的影响有关；④镜下血尿的发生率为47.83%（11/23例）；⑤所有患者均存在ApoE水平增高。

【肾脏病理】

1. 光镜　受累的肾小球呈分叶状，体积明显增大，毛细血管袢高度扩张，袢内充满淡染的、无定形的网状物质；系膜基质轻至中度增宽；可在周边袢见到挤压变形的红细胞。PASM-Masson染色肾小球基膜呈双轨样改变。毛细血管袢腔内无大量栓子的肾小球则以系膜增生性病变为主要特点，重者增宽的系膜区系膜细胞成堆，亦见系膜溶解；晚期肾小球硬化和球周纤维化；肾小球及间质中罕见泡沫细胞，亦无其他脂质沉积症常见的间质和血管病变。

脂蛋白肾小球病患者可比较早地出现肾小管-间质病变、肾小管基膜增厚、肾小管萎缩、间质纤维化和不同程度的间质细胞浸润。肾间质血管病变也较突出，多数患者存在间质血管透明变性或纤维素样变性。

2. 免疫荧光 肾小球系膜区和毛细血管袢内 ApoB 和 ApoE 阳性，并可在肾小球毛细血管袢腔中见到阳性团块状栓子；绝大多数患者肾组织免疫球蛋白、补体染色阴性，有的可见 IgM 阳性，极少数 IgA 阳性。

3. 电镜 肾小球毛细血管袢腔内充满排列成指纹状的低电子密度的嗜锇物质，内含大小不等的颗粒和空泡；红细胞、内皮细胞被挤压紧贴毛细血管壁。肾小球毛细血管袢内皮下、基膜内和系膜区也可见类似于脂蛋白栓塞的嗜锇物质，但无指纹状结构。除了袢腔内含脂质的栓子之外，尚可见脏层上皮细胞胞质内大量溶酶体，足突融合，大量微绒毛形成。肾小球基膜增厚，可见系膜基质和系膜细胞插入，甚至可见新形成的基膜。

【诊断要点】

脂蛋白肾小球病的临床表现并无特征性，也缺乏脂质代谢异常的系统性表现，因此诊断必须依靠肾活检。

病理诊断并不困难，由于存在特征性的形态学改变——肾小球体积增大、肾小球毛细血管袢高度扩张、袢腔内充满层状改变的栓子，加之免疫组化 ApoB/ApoE 染色阳性，即可诊断为脂蛋白肾小球病，但部分患者肾小球毛细血管袢脂蛋白栓塞表现不典型，仅表现为肾小球系膜增生性病变和系膜插入导致的基膜双轨样改变，疾病晚期肾小球可出现局灶节段性或球性硬化。因此，为避免光镜检查在该病诊断上的局限性，利用免疫组化技术进行 ApoE 和 ApoB 染色是脂蛋白肾小球病诊断和鉴别诊断中必不可少的环节。

最具特征性的实验室检查指标是血清 ApoE 水平异常升高。

本病需与局灶节段性肾小球硬化（FSGS）、膜增生性肾小球肾炎（MPGN）、脂质肾损害及结节样病变相鉴别。

局灶节段性肾小球硬化无论在疾病早期还是晚期，肾小球体积可以明显增大或大小不一，肾小球毛细血管袢膨胀不明显，无“脂蛋白栓子”。

膜增生性肾小球肾炎的增生性病变明显，呈分叶状，周边袢弥漫双轨，肾小球毛细血管袢内皮下较多免疫复合物/电子致密物沉积，疑为脂蛋白肾小球病时应行免疫组化 ApoB/ApoE 染色以鉴别诊断。

脂蛋白肾小球病患者存在某些类似Ⅲ型高脂血症的脂蛋白代谢紊乱的临床表现，以下几点有助于鉴别：①脂蛋白肾小球病患者不存在加速性动脉硬化症的临床表现；②本病不发生黄色瘤和透壁性心肌梗死；③Ⅲ型高脂血症患者虽然肾小球系膜区可见泡沫细胞，但无脂蛋白肾小球病患者所表现出的肾小球形态学改变；④Ⅲ型高脂血症患者 ApoE 表型常为 E2/2 表型。

【治疗方案及原则】

目前尚无有效的治疗方法，激素、免疫抑制剂、抗凝疗法对改善蛋白尿并无明显疗效，降脂药物可改善高脂血症，但对改善肾功能、缓解蛋白尿的疗效尚不肯定，一些新疗法（如血浆置换、特异性吸附 LDL）的疗效也存在争议。

脂蛋白肾小球病的治疗应以控制蛋白尿、保护肾功能、减缓肾功能恶化进展的速度为主要措施。

1. 降压治疗　大部分脂蛋白肾小球病患者合并高血压，控制血压是治疗的重要措施。血压应控制在 130/80mmHg 以下，对蛋白尿＞1g/d 者，可降至 125/75mmHg 以下，优选 ACEI 或 ARB，可联合其他降压药，如 CCB、利尿剂或 β 受体阻断剂等。

2. 药物降脂治疗　至今，脂蛋白肾小球病药物降脂的疗效仅限于个案报道，且结论不一。初步经验表明，长时间（半年以上）降脂治疗可使尿蛋白减轻或消失，重复肾活检示脂蛋白栓塞消失。

3. 免疫吸附　有报道部分脂蛋白肾小球病患者接受葡萄球菌蛋白 A（SPA）免疫吸附治疗后，患者尿蛋白、血清肌酐、胆固醇、甘油三酯及 ApoE 水平均明显下降，重复肾活检示肾小球毛细血管袢内脂蛋白栓子显著减少或消失。但由于病例数量较少，仍需进一步积累经验。

4. 肾移植　文献仅报告了 4 例移植后复发的脂蛋白肾小球病患者，其长期存活的情况尚待观察。

5. 对于经限水、限盐仍水肿明显者，可适当使用利尿剂；水肿者应控制水、盐摄入；大量蛋白尿者建议控制蛋白质的摄入 0.8g/(kg·d)，以减少尿蛋白的排出，从而减轻尿液中大量蛋白对肾小管间质的损伤，达到保护肾功能的目的。

6. 其他　防治并发症和合并症。

第二十八章　肾淀粉样变

【概述】

淀粉样变（amyloidosis）是指不溶性蛋白质沉积在组织或器官并导致其功能异常的一组疾病。1853 年病理学家 Virchow 发现了一种嗜酸性均匀一致的物质沉积在组织或器官中，因这种物质对碘的颜色反应与淀粉相似而命名为“淀粉样物质”，并将由于此类物质沉积所导致的一组疾病称为淀粉样变。近四十年研究证实此类物质是蛋白质，而非淀粉样碳水化合物，但至今仍沿用“淀粉样变”这一术语。

淀粉样变可以影响多系统器官，尤其以肾脏、心脏、肝脏、神经、胃肠道等病变严重，也可以累及肌肉和骨关节。目前淀粉样变的分类较为混乱，尚没有统一、完善的分类。根据临床特点，淀粉样变可以分为系统性或局灶性，获得性或遗传性。获得性系统性淀粉样变包括：AL（原发性）、AA（继发性、反应性）和 Aβ_2-M（透析相关性）。遗传性淀粉样变为常染色体显性遗传病，淀粉样蛋白以变异的甲状腺素转运蛋白（TTR）最常见，突变的载脂蛋白 A1，凝溶胶蛋白、纤维蛋白原 Aα 多肽或溶菌酶也可引起遗传性淀粉样变。目前的趋势是根据沉积的淀粉样蛋白的化学名称来直接命名不同的淀粉样变，以 A 和淀粉样蛋白化学名称的英文缩写表示。淀粉样变的分类见表 28-1。

表 28-1　淀粉样变的分类

淀粉样蛋白	前体蛋白	临床表现
AL	免疫球蛋白轻链（κ、λ）	原发性淀粉样变 骨髓瘤和巨球蛋白血症相关的淀粉样变 局限于泌尿系统、皮肤和鼻咽的淀粉样变
AH	免疫球蛋白重链	重链病相关的淀粉样变
AA	血清淀粉样 A 蛋白	继发性或反应性淀粉样变（炎症相关性） 家族性地中海热 Muckle-Well 综合征（家族性淀粉样肾病伴荨麻疹和耳聋）
Aβ_2-M	β_2-微球蛋白	透析相关性淀粉样变
AApoA1	载脂蛋白 A1	家族性神经病和非神经病性淀粉样变

续表

淀粉样蛋白	前体蛋白	临床表现
Agel	凝溶胶蛋白	家族性淀粉样变（家族性多神经病伴格子状角膜营养不良、脑神经病和肾病）
ATTR	甲状腺素转运蛋白	遗传性淀粉样变 老年性系统性淀粉样变 孤立性玻璃体淀粉样变
ALyS	溶菌酶	遗传性非神经病性系统性淀粉样变（家族性淀粉样变伴肾病）
AFib	纤维蛋白原 Aα 链	遗传性肾淀粉样变
ACys	半胱氨酸蛋白酶抑制剂 C	遗传性脑出血伴淀粉样变

淀粉样变的病因不同，病理形态学改变却拥有共同的特征。目前研究发现，至少 25 种以上的变异蛋白可引起淀粉样变。尽管这些蛋白质存在异质性，但所有淀粉样沉积物质形态学超微结构和组织化学特点却非常相似。现已证实，淀粉样变沉积物质具有共同的核心结构，即与淀粉样物质长轴垂直的反平行 β 折叠层片样结构。这种空间组织形式决定了它与刚果红染色的高度亲和力。偏光镜下，被刚果红染色的淀粉样沉积物质出现苹果绿色双折射光，这是淀粉样变病理学诊断要点。因淀粉样沉积物质纤维坚硬，呈线形而不分叉，电镜下淀粉样沉积物质是由一些长度不等、直径 8～12nm 的纤维构成。淀粉样沉积物质以其不同且高度有序的构象形成了相对稳定和抗蛋白水解作用的理化特征。

淀粉样物质沉积于肾脏引起的肾脏病变称为肾淀粉样变。肾脏是淀粉样蛋白最常侵犯的部位之一，也是淀粉样变患者最严重的表现和主要死亡原因之一。肾脏是 AL 和 AA 淀粉样变常见的受累器官之一。

【临床表现】

尽管大多数淀粉样变都可以累及肾脏，但肾脏受累程度并不完全相同。肾淀粉样变主要的临床表现为蛋白尿、肾病综合征，部分患者出现肾衰竭。

1. 肾脏受累的临床表现　蛋白尿是本病最常见，也是最早的临床表现，常为大分子、非选择性蛋白尿。蛋白尿常常达到肾病综合征程度，约 80%的患者以肾病综合征初诊。35%的 AL 和 50%的 AA 淀粉样变患者出现肾病综合征。但蛋白尿的严重程度不一定与肾小球内淀粉样蛋白的沉积范围成正比。尿沉渣分析偶有镜下血尿，若出现肉眼血尿，可能为膀胱和输尿管受累所致。若尿蛋白突然增多或急性肾衰竭，可合并肾静脉血栓形成。肾静脉血栓形成是肾淀粉样变患者较常见的并发症。高血压不常见，病程长者由于自主神经病变及肾上腺同时受累，可表现为直立性低血压。除肾小球受累以外，肾小管-间质亦可受累，出现肾小管功能异常，如肾小管性酸中毒、肾性尿崩症、范可尼综合征（肾性糖尿、氨基酸尿、蛋白尿和高碳酸盐尿）。肾病综合征出现后，病情进展迅速，出现进行性肾功能减退，晚期出现肾衰竭。

淀粉样变的肾脏早期体积增大，晚期肾衰竭时可缩小。光镜下淀粉样蛋白主要沉积于肾小球系膜区以及毛细血管基膜、肾小管基膜和小动脉壁，也可沉积于肾间质。早期，肾小球系膜基质增多，有时基膜轻度增厚；电镜下可见淀粉样纤维在上皮下多数小团块状沉积，并诱发基膜睫毛状增生。后期，肾小球系膜增宽更明显，基膜增厚，毛细血管腔闭塞，呈无细胞结节硬化状态。肾小管基膜增厚、萎缩，管腔内充以含淀粉样蛋白的管型。肾间质纤维化，可伴有淀粉样蛋白沉积，管腔狭窄。淀粉样蛋白在 HE 染色时，呈嗜伊红的均质无结构的团块状沉积，刚果红染色呈砖红色，偏光显微镜下呈绿色。电镜下淀粉样纤维的特点是：直径较细，约 8～12nm，僵硬无分支，杂乱而无序地排列。这一特点在早期的肾淀粉样变诊断中很有意义，因为早期沉积阶段，光镜表现可以不明显，甚至刚果红染色也难以发现。

2. 肾外器官受累的临床表现　本病多见于 40 岁以上患者，男多于女。临床表现取决于淀粉样物质沉积的部位。心脏受累可导致心脏肥大、心律失常和心力衰竭，是 AL 淀粉样变患者最常见的死因。消化系统任何部位均可发生淀粉样变，可表现为便秘、腹泻、吸收不良、肠出血、肠穿孔及缺血性肠梗阻等，还可出现巨舌、齿龈增厚、肝脾肿大等，齿龈、舌以及直肠黏膜活检是淀粉样变诊断的常用方法之一。呼吸系统受累可表现为肺组织单个或多个结节、呼吸困难、呼吸道出血等。皮肤受累主要见于面部和躯干部，主要表现为皮肤增厚、肿胀、瘀斑、色素沉着等。淀粉样变侵及周围神经可致感觉异常、肌力减退、无痛性溃疡，并可出现腕管综合征。一般而言，AA 蛋白较易累及肝、脾、肾，较少累及心脏和消化道；而 AL 蛋白则常侵犯肾、心、肝、舌、周围神经和血管。

【诊断要点】

肾脏是淀粉样变最常见和早期受累的器官之一，肾脏病理学检查是诊断肾淀粉样变最可靠的手段。临床上凡出现以下情况应高度怀疑肾淀粉样变，并做进一步肾活检以明确诊断：①患者出现蛋白尿或肾病综合征，尤其是同时合并肝脾肿大或心脏疾病（心力衰竭、心律不齐、心脏肥大等），并存在明确的慢性感染性疾病如结核、支气管扩张、骨髓炎等或类风湿关节炎者；②多发性骨髓瘤患者出现大量蛋白尿；③中老年患者不明原因出现蛋白尿、肾病综合征，特别是血清蛋白电泳和（或）尿本周蛋白阳性者。

病理学检查是确诊肾淀粉样变最可靠的方法。主要诊断依据为：①刚果红染色阳性，偏光显微镜下，呈苹果绿双折光；②电镜下可见直径8～12nm、不分支的纤维丝样物质。由于不同类型的淀粉样变需要不同的方法治疗，临床上仅仅诊断淀粉样变是不够的。需应用主要淀粉样蛋白前体（AA、AL、$A\beta_2$-M、TTR等）的特异性抗体进行免疫组织化学检测，进一步明确淀粉样变的类型。有时受病情限制，患者不适合做肾活检时，可考虑行腹部皮下脂肪活检、直肠黏膜活检、齿龈或舌活检。

肾淀粉样变的病理诊断主要与各种系膜结节状硬化的肾小球病鉴别，包括糖尿病肾病、Ⅲ型胶原肾病、纤连蛋白肾病以及晚期的膜增生性肾小球肾炎等。鉴别要点主要为肾淀粉样变刚果红染色阳性，而其他各病均为阴性。此外，电镜下淀粉样蛋白纤维丝的直径、形状以及各病的临床和实验室检查特征均有助于鉴别。

【治疗方案及原则】

治疗的主要原则是减少/干预前体蛋白合成，稳定前体蛋白的自身结构，破坏淀粉样蛋白的稳定性。

1. 减少/干预前体蛋白合成　如果阻止/破坏淀粉样蛋白的来源，现存的淀粉样蛋白会随着时间延长而被溶解，但阻止/破坏淀粉样蛋白的治疗方案因淀粉样变的类别不同而异。

（1）AL型淀粉样变的治疗：研究表明，美法仑和泼尼松联合化疗可延长AL型淀粉样变患者的生存期。其机制为通过抑制潜在的浆细胞功能紊乱，抑制免疫球蛋白的轻链形成。

1）MP方案：美法仑10mg/(m^2·d) 口服4～7日；同时泼尼松2mg/(kg·d) 口服4～7日，4～6周一次，疗程1年。

2）MD方案：美法仑10mg/(m^2·d) 口服4日；地塞米松20mg/d口服4日，4周一次，疗程1年。

3）VAD方案：长春新碱0.4mg/d静脉滴注4日，多柔比星10mg/d静脉滴注4日，地塞米松40mg/d口服4日，第4周重复治疗。

4）其他：传统MP/MD治疗无效，且不适合造血干细胞移植者，可给予沙利度胺100mg/d，逐渐增量至400mg/d；同时给予地塞米松20mg/d第1～4日，每3周一次。也有研究显示，静脉大剂量地塞米松诱导治疗续以干扰素α维持治疗方案也可改善肾淀粉样变。秋水仙碱无论单独使用或与美法仑、泼尼松联合应用，对治疗AL淀粉样变均无明确疗效。

新近观点认为，大剂量静脉注射美法仑（HDM）联合自体干细胞移植（SCT）治疗更为有效。HDM/SCT疗法：粒细胞集落刺激因子10～16μg/kg，

3～6日后收集造血干细胞，美法仑200mg/m^{2}静脉注射2日，行造血干细胞移植。3个月后未缓解者加用沙利度胺、地塞米松。该疗法治疗相关病死率为4.5%，SCT后3个月血液缓解率61%，12个月缓解率77%，完全缓解率38%，20个月生存率76%。心肾功能不全者，可用中等剂量静脉美法仑联合SCT治疗，25%的患者获得血液学完全缓解。静脉美法仑中等剂量为美法仑100～140mg/m^{2}静脉注射2日。英国血液学标准委员会（BCSH）指南认为严重心脏病变、神经系统病变及消化道病变（有出血史）、维持性透析者、>70岁、2个以上器官受累AL型淀粉样变性者不宜行SCT，因为移植相关病死率高。SCT相关死亡原因包括多器官功能衰竭、消化道出血、脓毒症、心脏相关并发症。

上述治疗方案的血液学、器官缓解率及中位生存期见表28-2。

表28-2 不同方案治疗AL型淀粉样变疗效观察

治疗方法	血液学缓解率	血液学完全缓解率	器官缓解率	中位生存期
MP	20%	无	18%	18个月
D+α-IFN	53%	24%	45%	31个月
MD	67%	33%	48%	>4年
沙利度胺+D	48%	19%	26%	不适用
M+SCT	无	无	64%	不适用
M+SCT	无	32%	42%	>4年
M+SCT与MD	均65%	无	SCT52%；美法仑和地塞米松40%	未达到
M+SCT和沙利度胺+D	77%	38%	52%	未达到

注：MP：美法仑+泼尼松；D：地塞米松；α-IFN：α-干扰素；MD：美法仑+地塞米松；M：美法仑；SCT：自体干细胞移植

（2）AA型淀粉样变的治疗：AA淀粉样变的主要治疗是治疗基础的炎症性或感染性疾病。通过抑制或减轻炎症或感染，降低血清淀粉样蛋白A（SAA）水平。积极治疗慢性炎性疾病如类风湿关节炎、强直性脊柱炎等，适当应用抗生素或外科手术治疗慢性感染性疾病如结核、骨髓炎、支气管扩张等，可显著降低AA淀粉样变的发生率。有效治疗恶性肿瘤等也十分重要。

秋水仙碱对家族性地中海热（FMF）患者疗效较好。家族性地中海热患者应用秋水仙碱1.2～1.8mg/d可使大部分患者缓解或淀粉样蛋白沉积得到明显控制。目前还没有证据对治疗其他原因导致的AA淀粉样变或其他类型的淀粉样变有帮助。

2. 稳定前体蛋白的自身结构　稳定前体蛋白的自身结构，从而阻止它向错误折叠蛋白转化。研究发现，对由甲状腺转运蛋白突变引起的家族性淀粉样变患者使用二氟尼柳（diflunisal），使其结合到甲状腺素结合蛋白多聚体的甲状腺结合位点上，减少了致病单体的释放，控制了蛋白向β折叠片层结构转化。目前，二氟尼柳已经初步应用于临床，有待于积累经验。另外，基因治疗已初步应用于治疗许多ATTR变异相关的家族性淀粉样变，AFib、AAPOA1型亦有效。

3. 破坏淀粉样蛋白的稳定性　该疗法把治疗目标放在已沉积的淀粉样蛋白上，使淀粉样蛋白稳定性破坏，从而使它不再能够保持它的β折叠片层结构，导致沉积的淀粉样蛋白消退，从而改善组织器官的功能。初步研究表明，依罗沙特（eprodisate）通过氨基葡聚糖结合位点迅速连接到AA型淀粉样蛋白，基本上能够破坏它们在组织中的稳定性，从而导致淀粉样变性的逆转，还可以阻止新的淀粉样蛋白沉积。依罗沙特可以延缓AA型淀粉样变的肾功能不全进展。依罗沙特直接把治疗靶点放在已经沉积在组织器官的淀粉样蛋白上，它的应用可能有较好的疗效。

4. 对症支持疗法　肾病综合征患者需低盐饮食，适当利尿，但须警惕肾静脉血栓形成。小心直立性低血压的发生，特别是应用利尿剂时，试用有一定压力的弹力袜和紧身衣可能有一定的防治作用。早中期肾衰竭患者应给予饮食治疗以及减轻氮质血症的药物，对终末期肾衰竭患者应考虑血液透析和（或）腹膜透析以及肾移植。

5. 肾脏替代治疗　血液透析和腹膜透析是肾淀粉样变终末期肾衰竭患者维持生命和提高生活质量的有效措施，但维持性透析患者中位生存时间仅约8.5个月，腹膜透析和血液透析在生存时间上无显著差异。很多患者死于肾外疾病，尤其是心脏淀粉样变性、营养不良等。血液透析应特别注意心脏并发症（充血性心力衰竭、室性心律失常等）和低血压，前者可能与淀粉样变累及心脏有关，常为致死原因；后者除神经系统调节紊乱外，也可能与淀粉样变累及肾上腺相关，这部分患者应加用肾上腺皮质激素。腹膜透析对血流动力学影响少，理论上增加轻链蛋白的排出似有一定优越性，然而至今并无腹膜透析较血液透析增加存活率的报道。肾淀粉样变患者肾移植后存活率明显低，其主要原因为感染和心血管并发症。移植后一年，约10％～30％移植肾再发淀粉样变。

第二十九章 多发性骨髓瘤肾损害

【概述】

多发性骨髓瘤（multiple myeloma，MM）是一种恶性浆细胞异常增生性疾病，主要浸润骨髓和软组织，引起骨骼破坏，能产生单株（M）球蛋白，引起贫血、肾功能损害和免疫功能异常。按单株（M）球蛋白所含轻重链的不同分型，主要分为IgG型（50%～60%）、IgA型（25%）、轻链型（20%）、IgD型（1.5%）、IgE型（罕见）、IgM型（罕见）。骨髓瘤肾病（myeloma nephropathy）是多发性骨髓瘤最常见和严重的并发症，由于轻链蛋白管型阻塞远端小管引起的肾损害又称为管型肾病（cast nephropathy，CN）。由于大量轻链从肾脏排泄，加之高血钙、高尿酸、高黏滞综合征等因素，就诊时50%以上患者已存在肾功能不全。不同型多发性骨髓瘤肾脏损害特点有所不同。该病好发年龄40岁以上，男多于女，平均发病年龄约60岁，随着年龄增长而增加。

【临床表现】

多发性骨髓瘤主要由于骨髓瘤细胞增生破坏骨骼、浸润髓外组织及产生大量异常M蛋白而引起一系列后果，临床表现多种多样。

1. 肾外改变

（1）浸润性表现

1）造血系统：常见中至重度贫血，多属正细胞正色素型，血小板减少，白细胞一般正常。

2）骨痛：早期即可出现，以腰骶部痛、胸痛多见，好发于颅骨、肋骨、腰椎骨、骨盆、股骨、腰骶部，骨质破坏处易发生病理性骨折。

3）髓外浸润：以肝、脾、淋巴结肿大以及肾脏损害常见。

4）神经系统病变：肿瘤或椎体滑脱而压迫脊髓可引起截瘫，如侵入脑膜及脑，可引起精神症状、颅内压增高、局限性神经体征，周围性神经病变主要表现为进行性对称性四肢远端感觉运动障碍。

（2）异常M蛋白相关表现

1）感染：正常免疫球蛋白形成减少，发生感染几率较正常人高15倍。

2）出血倾向：M蛋白使血小板功能障碍或抑制Ⅷ因子活性，或原发性淀粉样变性（AL）时Ⅹ因子缺乏，常见皮肤紫癜，脏器和颅内出血见于晚期患者。

3）高黏滞综合征：发生率4%～9%，IgA、IgG3型多发性骨髓瘤多见。表现为头晕、乏力、恶心、视物模糊、手足麻木、心绞痛、皮肤紫癜等，严重者呼吸困难、充血性心力衰竭、偏瘫、昏迷，也可见视网膜病变。少数患者M蛋白有冷球蛋白成分，可出现雷诺现象。

4）淀粉样变：10%多发性骨髓瘤发生肾脏淀粉样变（AL），IgD型伴发AL最多，其次为轻链型、IgA型、IgG型，可发生巨舌、腮腺及肝脾肿大、肾病综合征、充血性心力衰竭。

2. 多发性骨髓瘤肾脏损害 常见，有时为该病的首发表现，但常误诊和漏诊。

（1）蛋白尿：是多发性骨髓瘤患者中最常见的一种肾脏表现，60%～90%不等，很少伴有血尿、水肿、高血压，偶见管型尿，部分患者仅表现为蛋白尿，数年后才出现多发性骨髓瘤的其他症状或肾功能不全，临床常误诊为慢性肾小球肾炎。

（2）肾病综合征（NS）：多发性骨髓瘤中肾病综合征并不常见，但轻链型和IgD型多发性骨髓瘤肾脏损害临床常表现为肾病综合征，提示可能存在肾脏淀粉样变（AL）或轻链沉淀病（轻链DD）。

（3）慢性肾小管功能受损：多发性骨髓瘤肾损害以肾小管损害最早和最常见。常见远端或（和）近端小管性酸中毒，表现为口渴、多饮、夜尿增多、尿液浓缩和尿液酸化功能障碍，可出现尿钾、钠、氯排泄增多或范可尼综合征。

（4）慢性肾衰竭（CRF）：发生率40%～70%，半数以上患者就诊时已存在肾功能不全。骨髓瘤细胞直接浸润肾实质、轻链蛋白导致的肾小管及肾小球损害、肾淀粉样变、高尿酸血症、高钙血症及高黏滞血症等长期对肾组织的损害，导致肾小管及肾小球功能衰竭。多发性骨髓瘤并发慢性肾衰竭的特点为：①贫血出现早，与肾功能受损程度不成正比；②肾损害以肾小管间质为主，临床多无高血压，有时甚至血压偏低；③双肾体积多无缩小。

（5）急性肾衰竭（ARF）：多发性骨髓瘤病程中约有半数患者突然发生急性肾衰竭，病死率高，发生在肾功能正常或慢性肾衰竭的基础上。主要的诱发因素为：各种原因引起的脱水及血容量不足，如呕吐、腹泻或利尿等；原有高尿酸血症，化疗后血尿酸急剧增高，导致急性尿酸肾病；严重感染；使用肾毒性药物。

（6）代谢紊乱：高钙血症和高尿酸血症。

（7）尿路感染：约1/3病例反复发生膀胱炎、肾盂肾炎，后者易引起革兰阴性菌败血症使肾功能恶化。

3. 实验室检查

（1）血液学检查：贫血程度轻重不一，晚期常较重。白细胞计数可以正常、增多或减少。血小板计数大多减低。血片中红细胞呈缗钱状，出现于血浆球蛋白很高的患者，约20%患者可出现少数骨髓瘤细胞。血红细胞沉降率高。

（2）异常球蛋白：高球蛋白血症和血清M蛋白，尿本周蛋白，血、尿免疫固定电泳可提高诊断的准确性和敏感性。

（3）骨髓检查：具有特异诊断的意义。骨髓有核细胞多呈增生活跃或明显活跃。当浆细胞在10%以上，伴有形态异常时，应考虑骨髓瘤的可能。

（4）放射学检查：确诊时多数患者X线平片可发现广泛骨质疏松和（或）溶骨损害、病理性骨折。

4. 肾脏病理

（1）管型肾病：多发性骨髓瘤肾损害主要以肾小管间质病变为主。光镜下骨髓瘤管型伴周围巨细胞反应为多发性骨髓瘤肾病特征性改变，多见于远曲小管和集合管。管型色泽鲜亮，中有裂隙。肾小管变性、坏死或萎缩，肾小管间质内有钙盐、尿酸盐沉积，间质炎性细胞浸润、纤维化。部分有淀粉样物质沉积，较少见浆细胞浸润。免疫荧光无特异性，管型的主要成分为λ型或κ型轻链蛋白、白蛋白、T-H蛋白、纤维蛋白原，亦可见IgG以及部分IgA、IgM、补体沉积，与骨髓瘤类型无关，有时可见到淀粉样纤维蛋白。电镜下骨髓瘤管型一般由许多呈丝状扁长形或菱形结晶组成，而其他疾病管型呈颗粒、尖针状，电子致密度高。管型外周偶有炎性细胞反应。肾小管上皮细胞扁平，伴有不同程度萎缩。近端小管管腔扩张，上皮细胞内可见圆形透明包涵体，其内含轻链蛋白。肾小管基膜增厚，可有断裂。此外，肾小管及间质常有钙质、尿酸盐及（或）淀粉样物质沉积，间质纤维化。

（2）肾小球病变

1）AL型淀粉样变：发生在轻链型多发性骨髓瘤或IgD型多发性骨髓瘤中，多为轻链λ型。大量淀粉样物质沉积于肾脏各部分，以肾小球病变为主。初期系膜区无细胞性增宽，晚期毛细血管基膜增厚，大量嗜伊红均质状无结构的淀粉样物质沉积。肾小管基膜、肾间质、肾小血管均可受累。晚期毛细血管腔闭塞，肾小球荒废。刚果红染色阳性，偏光显微镜下淀粉样物质呈苹果绿色双折光现象。免疫荧光与特异性抗AL抗血清呈阳性反应，抗AA抗血清（—）。电镜下淀粉样物质呈细纤维状结构（直径8～10mm），无分支，僵硬，紊乱排列。应注意与纤维性肾小球肾炎和免疫触须样肾小球肾炎相鉴别。

2）轻链沉积病（轻链DD）：约1/2患者合并多发性骨髓瘤，光镜下不同程度系膜基质增宽、硬化以及系膜结节。系膜结节性改变系轻链沉积病的重要特征，与糖尿病 Kimmelstiel-Wilson 系膜结节很相似。肾小球、肾小管基膜增厚，呈条带状变化。确诊依靠免疫荧光显示 κ 或 λ 轻链在肾小球系膜结节和沿肾小管基膜沉积，以 κ 型多见。多发性骨髓瘤合并轻链沉积病时骨髓瘤管型少见。

3）增生性肾小球肾炎：少见。主要组织学损害为系膜成分坏死和渗出的增生性肾炎，尚可有新月体肾炎等。免疫荧光肾小球常有显著的 C3 沉积。

【诊断要点】

1. 肾脏病若遇以下情况应考虑多发性骨髓瘤，应进一步行骨髓穿刺加活检及血、尿免疫电泳检查：

（1）年龄 40 岁以上不明原因肾功能不全。

（2）贫血和肾功能损害程度不成正比。

（3）肾病综合征无血尿、高血压，早期伴贫血和肾衰竭。

（4）早期肾功能不全伴高钙血症。

（5）血沉明显增快，高球蛋白血症且易感染（如泌尿道、呼吸道等感染）。

（6）血清蛋白电泳 γ 球蛋白增高，或出现异常 M 蛋白。

2. 肾穿刺指征　因绝大多数多发性骨髓瘤以经典骨髓瘤管型肾病为主，不需要对每一位骨髓瘤肾损害患者施行肾穿刺，但在以下两种情况时可考虑：

（1）急性肾衰竭临床上难以确定其病因及可能的病理改变和程度。

（2）肾小球损害为主伴蛋白尿＞1g/d。

【治疗方案及原则】

1. 骨髓瘤的治疗　骨髓瘤治疗的关键是降低血液中异常球蛋白的浓度。对多发性骨髓瘤的治疗主要依据血液（肿瘤）专科的意见，下述方案可供参考。

（1）常规化疗

1）MP 方案：美法仑 6～8mg/（m^2·d）及泼尼松 40～60mg/d，4～7 天，间隔 4～6 周给药，有效率可达 40%～60%，对大多数不准备行大剂量化疗（HDT）的患者为初治的首选方案。美法仑水解后通过肾脏排泄，肾功能损害的患者足量使用可能发生骨髓抑制。GFR 低于 30ml/min 的患者不应使用美法仑。

2）以烷化剂为基本药物的联合化疗方案：这些方案一般都有环磷酰胺和美法仑再联合以下两种或两种以上药物：长春新碱，泼尼松，多柔比星（A）和卡莫司汀（B)。多数联合方案比单用烷化剂有效率提高，但无明显生存优势，在不准备大剂量化疗患者可以考虑作为 MP 方案的替换。拟行大剂量化疗者，采集干细胞前不应用含烷化剂方案。

3）VAD及相关方案：VAD方案为长春新碱（0.4mg/d）、多柔比星（10mg/d）连续输用4天，同时联合大剂量地塞米松（40mg/d），4周重复治疗。它对刚确诊的患者疗效高达60%～80%，完全缓解率可达10%～25%。VAD能迅速降低瘤负荷，不损伤造血干细胞，长春新碱、多柔比星和地塞米松有肾功能减损时无需调整剂量，可安全地在重度肾衰竭患者中使用，也不增加这些患者的毒性反应。

4）大剂量地塞米松（HDD）：地塞米松本身承担着VAD方案的大部分疗效。单用大剂量地塞米松作为初治治疗的优点包括简便易行、无骨髓毒性，适用于肾功能不全的患者且起效迅速。使用最多的方案为地塞米松40mg/d，每两周用药4天直至显效，然后减量为每4周用药4天。对细胞毒性化疗禁忌及肾功能不全患者适宜以大剂量地塞米松为初治治疗。

（2）大剂量化疗联合干细胞移植

1）大剂量化疗联合自体外周血干细胞移植（ASCT）：大剂量化疗包括大剂量美法仑合用/不合用其他细胞毒药物或全身照射（TBI），同时需要外周血干细胞支持。年龄<60岁的初诊患者，大剂量化疗-自体外周血干细胞移植应被视为基本治疗措施之一，并据此选择初始诱导治疗方案。60～70岁的患者，体能状况良好，也可以考虑为该方案的适用人群，但必须就具体患者权衡此方案的益处和风险。>70岁的患者不推荐该方案，MP是该年龄组的标准方案。

2）异基因移植（allo-SCT）：与自体外周血干细胞移植比较，异基因移植的主要优势在于移植物中无肿瘤细胞和移植后的移植物抗骨髓瘤效应（GVM），可使一部分长期存活者获得分子学缓解，是唯一有希望治愈多发性骨髓瘤的方法。在接受异基因移植后，完全缓解时间>5年的患者只有10%～20%。小于50岁的患者可以考虑行异基因移植。

（3）干扰素：作为常规化疗后或大剂量化疗后平台期的维持治疗有其治疗作用，但不建议用于诱导治疗。5%～10%的多发性骨髓瘤者从干扰素治疗中获得显著的生存期延长。

（4）靶位治疗：通过药物治疗改变骨髓中肿瘤细胞赖以生存的微环境，阻止或影响骨髓瘤细胞归巢并定位于骨髓的过程，使骨髓瘤细胞无法在骨髓微环境中生存而达到治疗目的。

1）沙利度胺：用于难治或复发骨髓瘤，除临床试验外，不用于初诊患者。约30%～45%复发或难治的多发性骨髓瘤患者单用沙利度胺治疗可以获得部分缓解，单药无效者，可联合应用沙利度胺和地塞米松，总有效率为22%～55%。起始剂量为200mg/d，每两周增加200mg直至最大剂量800mg/d。

300～400mg或稍小的剂量，对多数患者有效，大多数患者不能耐受大于600mg的剂量。

2）其他：蛋白酶体抑制剂是治疗多发性骨髓瘤最有前途的新药，可以直接抑制多发性骨髓瘤细胞，也可抑制骨髓微环境中通过旁分泌促进多发性骨髓瘤细胞生长的机制。三氧化二砷输注联合维生素C，对于复发耐药的多发性骨髓瘤患者，总有效率25%～40%。本方案毒性作用小，绝大多数患者可耐受。

（5）二膦酸盐：有利于减缓骨痛，减少骨骼相关病变（如溶骨损害）以及止痛药的使用，使生活质量改善。新近研究还发现该类药物可介导破骨细胞和肿瘤细胞凋亡，有潜在抗多发性骨髓瘤作用。包括氯屈膦酸二钠（clodronate，骨膦）、帕米膦酸二钠（pamidronate，阿可达）。

（6）促红细胞生成素（EPO）：能提高无肾功能损害患者的血红蛋白（Hb）水平和减少输血需求，并对化疗相关的贫血有效。多发性骨髓瘤患者Hb＜100g/L时可应用促红细胞生成素治疗，起始剂量不低于3000U/周。

2. 肾脏损害的治疗　超过半数的肾损害患者经治疗后肾功能可完全或部分恢复，且恢复多发生在3个月以内，3个月内肾功能恢复正常者其远期预后往往不受影响。因此对肾功能损害者早期合理治疗十分重要。

（1）去除加重肾功能损害的因素：纠正脱水，尽早发现和控制高钙血症，避免使用造影剂、利尿剂、非甾体抗炎药和肾毒性药物，积极控制感染。

（2）水化疗法：除心力衰竭和少尿或大量蛋白尿患者外，分次摄入足够液量，保证尿量＞2～3L/d，以减少肾小管和集合管内管型形成。

（3）碱化尿液：减少尿酸和轻链在肾内沉积，预防肾衰竭。可口服和静脉注射碳酸氢钠，维持尿pH＞7。

（4）防治高钙血症

1）轻度高钙血症：①进食钙含量低而富含草酸盐和磷酸盐的食物，以减少肠道吸收钙，保证钠摄入量和水摄入；②利尿剂：口服呋塞米；③磷酸盐：每日口服磷酸钠1～2g，或口服磷酸盐合剂（配制法：磷酸氢二钠3.66g，磷酸二氢钠1g，加水到60ml），肾功能不全患者口服量应低于每日60ml，长期服用可致异位钙化；④激素：泼尼松每日30～60mg；⑤二膦酸盐：方法见上；⑥降钙素：5～10U/kg，经皮下或肌肉1～2次注射，也可鼻喷雾剂200～400U，分次给予，主要不良反应是恶心、面部潮红。

2）高钙危象：①补液：危象者常有脱水，一般每日补液3000～5000ml左右，但需根据心功能和尿量调整，首先补生理盐水，不但纠正脱水，且使肾脏排钠、钙增加；②利尿剂：容量补足后，静脉推注呋塞米40～80mg，必要时2～6小时后重复；③肾上腺皮质激素：可静脉使用甲泼尼龙40～80mg；

④降钙素：5～10U/kg，缓慢静脉滴注6小时以上；⑤严重高钙血症可应用低钙透析。

（5）降低高尿酸血症：选用抑制尿酸合成药别嘌醇0.1～0.2g，一日3次口服，肾功能减退时需减量，与化疗同时合用时应注意监测血白细胞分类。

（6）抑制THP（Tamm-Horsfall protein）分泌：秋水仙碱阻止THP与尿本周蛋白结合，可能是通过减少THP分泌及使THP去糖基。秋水仙碱1～2mg/d，可减少尿中轻链的排泄。

（7）肾脏替代治疗

1）透析疗法：适用于严重肾衰竭患者，并可治疗高钙危象。早期透析可减少尿毒症并发症和避免大剂量皮质激素引起的高代谢状态。腹膜透析对清除游离轻链可能较血液透析为好，但腹膜透析易并发感染。

2）血浆置换（PE）：理论上对于快速祛除循环中的异常球蛋白及其轻链、减轻多发性骨髓瘤管型肾脏损害、改善和恢复肾功能有益。相关临床试验不多，例数较少，结果不一。

3）肾移植：目前缺乏有充分依据的循证医学证据。

第三十章　冷球蛋白血症肾损害

【概述】

冷球蛋白血症是指血浆中存在冷球蛋白，这一异常蛋白的特点是在温度降至4℃时发生沉淀或胶冻状，温度回升到37℃时又溶解。多为免疫球蛋白及其片段（轻链），但也有其他血浆成分，如纤维蛋白原。冷球蛋白血症通过冷球蛋白形成的免疫复合物在肾脏的沉积及在血管壁的沉积，导致冷球蛋白血症肾损害。

冷球蛋白血症是一种不常见但也并非罕见的疾病。其主要的临床表现为紫癜、乏力、关节痛和肾小球肾炎，偶有胃肠道、心肺和神经系统等血管炎的系统症状。冷球蛋白血症常见于淋巴细胞增生性疾病、结缔组织病、慢性肝脏疾病及感染性疾病等，约占60%～75%。原因不明的冷球蛋白血症称为原发性冷球蛋白血症，约占30%，近来发现这部分患者往往伴有HCV感染。

根据冷沉淀物中免疫球蛋白种类的不同，冷球蛋白血症分为三种类型：Ⅰ型为单克隆冷球蛋白血症，仅含有单克隆免疫球蛋白，此种免疫球蛋白无抗体活性，常见于多发性骨髓瘤、Waldenstrom巨球蛋白血症、慢性淋巴细胞白血病或意义不明的单克隆免疫球蛋白病。Ⅱ型和Ⅲ型是混合性冷球蛋白血症，至少由两种免疫球蛋白组成，两者均含有多克隆IgG。Ⅱ型由两种或两种以上免疫球蛋白组成，其中之一是针对IgG Fc段的IgM单克隆抗体，因此IgM和IgG常见，又称原发性混合性（IgG/IgM）冷球蛋白血症。这种单克隆IgM常具有类风湿因子活性，易导致肾损害。最常见于HCV感染，其他可见于EB病毒感染、淋巴瘤、慢性淋巴细胞白血病、干燥综合征、原发性冷球蛋白血症。Ⅲ型称混合性多克隆冷球蛋白血症，为多细胞株产生的多克隆免疫球蛋白，亦具有抗IgG活性。这种类型多见于感染（HCV感染、HBV感染、麻风、疟疾、AIDS、EB病毒感染、链球菌感染后肾炎等）、自身免疫性疾病（系统性红斑狼疮、类风湿关节炎、硬皮病、干燥综合征、过敏性紫癜等）、淋巴瘤、原发性胆汁性肝硬化及原发性冷球蛋白血症等，其中HCV感染占一半以上。

【临床表现】

冷球蛋白血症肾外临床表现轻重不一，与原发病类型有关。以皮肤血管炎为常见的临床表现，包括皮肤紫癜、坏死。可出现全身乏力，关节肿痛，胃肠道不适、出血，肾损害，外周神经系统损害以及呼吸系统损害等。

冷球蛋白血症常合并肾损害，确诊冷球蛋白血症时肾损害的发生率约为20%。Ⅱ型更常见，冷球蛋白血症肾损害最终的发生率约为35%～60%。Ⅲ型较少，约12%。冷球蛋白血症肾损害发生率存在地域性差异，其根本原因在于HCV感染率的不同。

冷球蛋白血症多见于女性。一般临床病程隐匿，绝大多数Ⅱ型患者确诊时已50～60岁，因为许多患者在出现症状后10～20年才确诊。许多患者在HCV感染后数年至数十年才发现肾脏病变，平均为2.5年（0～28年）。然而少数患者在起病初期即可出现肾脏和肾外症状、体征。

肾脏病变的临床表现差异很大，部分患者表现为蛋白尿、镜下血尿和（或）高血压，常伴肾功能异常，呈进行性减退，但罕见迅速进展至肾衰竭者。可表现为急性肾炎综合征、急进性肾炎综合征、肾病综合征（20%）、无症状蛋白尿和血尿、慢性肾炎综合征等。亦可在脱水、寒冷时呈急性肾衰竭表现，可能与此时肾小球毛细血管内蛋白浓度较高有关。临床症状与冷球蛋白的量无关，少量和大量的冷球蛋白都具有致病作用。

冷球蛋白血症患者遇冷体表温度降低，肢端血管中冷球蛋白沉淀可致毛细血管阻塞，血管壁缺血坏死及血管痉挛，皮肤出现紫癜和寒冷性荨麻疹最常见，也可发生坏死性皮肤损害（多发于接触冷空气的部位），部分患者出现雷诺现象。部分患者表现为无力、不适、关节炎、发热、肝脾淋巴结肿大、腹痛、周围神经炎及血管炎综合征。

【诊断要点】

临床、实验室及病理形态学检查三方面相结合，对于冷球蛋白血症肾损害的正确诊断十分必要，其中血冷球蛋白阳性及电镜发现冷球蛋白沉积形成的特殊有形结构是诊断冷球蛋白血症的必备条件。

1. 临床表现　患者常有HCV感染病史或系统性疾病及自身免疫病相关病史，主要的临床表现为紫癜、乏力、关节痛，存在血尿、蛋白尿、高血压、肾损害等肾小球肾炎相关表现。

2. 实验室检查　尿常规检查见血尿、蛋白尿，可表现为大量蛋白尿。血冷球蛋白试验阳性。血清补体降低（C4常低于C3）。血沉增快，尤37℃时较室温更快，类风湿因子阳性，可有循环免疫复合物，或存在病毒感染如HBV、HCV、HIV感染证据，HCV、HBV感染患者有时存在肝功能异常和病毒复制情况。血冷球蛋白试验操作要求非常严格，容易出现假阴性，应当引起重视。

3. 肾脏病理形态学表现

（1）光镜：急性病变最常见的病理改变为弥漫增生和渗出性肾炎，与系膜毛细血管增生性肾炎相类似。包括弥漫毛细血管内增生，内皮细胞和系膜细胞呈弥漫性、球性增生，常见单核细胞和中性白细胞浸润，大量增生的细胞和基质，致使肾小球呈分叶状，周边毛细血管袢系膜插入，形成“双轨”征，但“双轨”分布较膜增生性肾炎局限。新月体罕见，未见袢坏死。沉积物多见于内皮下，大小不一，呈节段或球性，可占据整个肾小球毛细血管袢，沉积物中常见单个核细胞，HE染色时为嗜伊红性，PAS呈强阳性，三色染色则为红色，非嗜银的，刚果红染色阴性。袢腔内常见由冷球蛋白组成的“栓子”。30%可见叶间动脉和小动脉病变，包括坏死性小动脉病变和内皮下沉淀物等，炎症反应轻微。并非全部患者均具有上述特征性肾小球病变，约10%的患者仅有轻度系膜增生，不伴有明显单核细胞浸润。

慢性病变以进行性肾小球硬化为特征，残存的肾小球体积较小，沉积物的量不多，有时光镜下难以发现。

（2）免疫荧光：肾小球、血管壁中沉淀物的成分常与循环中冷球蛋白组成相一致。

（3）电镜：内皮下见大量沉积物，有时突向管腔，形成特征性的“血栓”，系膜区沉积物小且稀疏，偶见上皮侧及膜内沉积。肾小球中的沉淀物有冷球蛋白沉积形成的较特征性的特殊有形结构，如直纤维及管状的指纹状结构、纤细的纤维状结构或呈均匀的电子致密物无特定的结构、直径约30nm管状结构或呈束状曲线样、横切时呈轮状改变。其他超微结构改变包括系膜插入，基膜双轨样改变，毛细血管内可见许多含有大的吞噬性溶酶体的单核细胞（它们中一些结构清晰，有的则呈现吞噬不同阶段的沉积物）。

4. 皮肤紫癜活检　可发现冷球蛋白的沉积。

【治疗方案及原则】

1. 一般性治疗　避免受冷，注意保温。严格控制高血压，使血压控制在适当的范围内。适时应用血管紧张素转化酶抑制剂和（或）血管紧张素受体拮抗剂。根据原发病的不同进行针对性治疗（参考相关章节）。

2. 免疫抑制剂治疗　肾上腺糖皮质激素和免疫抑制剂常用于治疗合并HCV感染、肾损害缓慢进展的冷球蛋白血症患者，可降低蛋白尿，但对改善肾功能的价值可能不大。应避免长期使用糖皮质激素和细胞毒制剂，因这种治疗方法可能增加患者合并感染、高血压、心血管病变和肿瘤的危险性。

3. 抗HCV感染治疗　对合并慢性HCV感染的冷球蛋白血症肾损害患者，建议使用抗病毒制剂，可单独应用干扰素，干扰素与利巴韦林合用，聚乙二醇干扰素 2α 或聚乙二醇干扰素 2α 与利巴韦林合用。但对肾功能明显异常的患者（GFR<50ml/min），只能使用普通干扰素。目前认为抗 HCV 感染治疗对肾损害可能有疗效。

4. 血浆置换 血浆置换每周 3 次，共 2～3 周，尤其是加用有预冷装置的血浆置换（cryofiltration）效果更好，可能使冷球蛋白血症肾损害的患者临床表现减轻，血肌酐下降，但对神经病变无明显疗效。

5. 重症冷球蛋白血症肾损害的治疗 当冷球蛋白血症患者伴有急进性肾炎综合征，皮肤、神经或内脏血管炎发作性病变时，可采用大剂量静脉甲泼尼龙冲击（500～1000mg/d，共 3 天）联合血浆置换治疗，随后予口服泼尼松和细胞毒制剂短期维持治疗。但可能存在 HCV 复制加重或某些低恶度非霍奇金淋巴瘤病情加重。

第三十一章　Alport 综合征

【概述】

Alport 综合征（Alport syndrome）是一种遗传性肾小球基膜疾病，主要表现为血尿、肾功能进行性减退、感音神经性耳聋和眼部异常，特征性的病理改变为电镜下可见肾小球基膜呈极不规则外观，呈现弥漫性增厚或增厚与变薄相间、致密层劈裂、分层、篮网状改变。虽然该病目前尚无人群中确切发病率的报告，但并非罕见病。有资料显示，发生 Alport 综合征的基因频率大约为 1∶(5000～10 000)，终末期肾脏病中 Alport 综合征占 0.2%～5%，约占儿童慢性肾衰竭患者的 3%，占肾移植患者的 0.6%～2.3%。在持续性血尿患者尤其是儿童患者中，Alport 综合征约占 11%～27%。该病存在三种遗传方式：X 连锁显性遗传（约 80%）、常染色体隐性遗传（约 15%）和常染色体显性遗传（极少数），其中 X 连锁显性遗传型 Alport 综合征因编码Ⅳ型胶原 α5 链的基因 COL4A5 和编码 α6 链的基因 COL4A6 突变所致；常染色体隐性遗传型 Alport 综合征和常染色体显性遗传型 Alport 综合征因编码Ⅳ型胶原 α3 链的基因 COL4A3 或编码Ⅳ型胶原 α4 链的基因 COL4A4 突变所致。该病患者往往于青壮年时期发展至终末期肾脏病，预后差，危害大。

【临床表现】

1. 肾脏表现　血尿为最常见的症状，且大多数为肾小球性血尿。X 连锁显性遗传型 Alport 综合征的男性患者均表现为持续性镜下血尿，血尿甚至可以发生在出生后几天，其中许多人在 10～15 岁前可因上呼吸道感染或劳累后出现阵发性肉眼血尿。X 连锁显性遗传型 Alport 综合征女性患者 90%以上有镜下血尿，少数女性患者出现肉眼血尿。几乎所有常染色体隐性遗传型 Alport 综合征的患者均表现血尿；而常染色体隐性遗传型 Alport 综合征的杂合子亲属，大约 50%～60%、至多 80%出现血尿。

蛋白尿在小儿或疾病早期不出现或极微量，随年龄增长或血尿的持续而逐渐加重，甚至发展至肾病水平。肾病综合征的发生率大约为 30%～40%，提示预后不佳。高血压的发生率和严重程度随年龄而增加，且多发生于男性患者。

X 连锁显性遗传型 Alport 综合征男性患者肾脏预后极差，几乎全部将发展至终末期肾脏病，进展速度各家系间有差异，通常从肾功能开始异常至肾衰竭大约需5～10年。但各家系中男性患者出现肾衰竭的年龄不同，因而也有学者将Alport综合征家系分为青少年型（31岁前发生）和成年型（31岁以后）。部分X连锁显性遗传型Alport综合征女性患者也会出现肾衰竭，40岁约占12%，60岁以上约占30%～40%。许多常染色体隐性遗传型Alport综合征的患者于青春期出现肾衰竭，30岁前几乎所有患者均出现肾衰竭。常染色体显性遗传型Alport综合征的患者临床表现相对轻些。

2. 听力障碍　Alport综合征可伴有感音神经性耳聋（sensorineural hearing loss），听力障碍发生于耳蜗部位。尚无报道耳聋为先天性的，但确实可在10岁前发现。病初诊断耳聋要依赖听力计（audiometry），听力下降多在2000～8000Hz范围内。Alport综合征的耳聋为进行性的，耳聋将波及全音域，甚至影响日常的对话交流，两侧耳聋程度可以不完全对称。X连锁显性遗传型Alport综合征男性患者发生感音神经性耳聋较女性多、而且发生的年龄较女性早。约2/3的常染色体隐性遗传型Alport综合征患者于20岁前即表现出听力受损。

3. 眼部病变　对Alport综合征具有诊断意义的眼部病变为：前圆锥形晶状体（anterior lenticonus）、黄斑周围点状和斑点状视网膜病变（perimacular dot and fleck retinopathy）及视网膜赤道部视网膜病变（midperipheral retinopathy）。前圆锥形晶状体表现为晶状体中央部位突向前囊，患者可表现为进行性近视，甚至导致前极性白内障或前囊自发穿孔。前圆锥形晶状体并非出生时即有，多于20～30岁时出现。确认前圆锥形晶状体常需借助眼科裂隙灯检查，有学者认为检眼镜下见到“油滴状”改变也可诊断。X连锁显性遗传型Alport综合征中60%～70%的男性与10%的女性患者以及约70%的常染色体隐性遗传型Alport综合征患者伴前圆锥形晶状体病变与视网膜病变。黄斑周围点状和斑点状视网膜病变和视网膜赤道部视网膜病变表现为暗淡甚至苍白的斑点状病灶，最好用视网膜摄像的方法观察，这种病变常不影响视力，但病变会伴随肾功能的减退而进展。视网膜病变常与耳聋和前圆锥形晶状体同在，但视网膜病变发生得较前圆锥形晶状体早。

4. 血液系统异常　目前认为AMME综合征（AMME complex）是伴有血液系统异常的Alport综合征，该综合征表现为“Alport样”表现、精神发育落后、面中部发育不良以及椭圆形红细胞增多症等，已经证实此类Alport综合征基因突变为全部COL4A5基因缺失，且基因缺失范围超越3′端。以往报道的血液系统异常，如巨血小板（Epstein综合征）、血小板异常伴白细胞包涵体（Fechtner综合征）以及仅有血小板异常（Sebastian综合征）等表现，又伴有“Alport样”表现的疾病，现已证实为非Ⅳ型胶原基因的突变，即编码非肌性肌球蛋白重链 9 的基因 MYH9 突变，因此不是 Alport 综合征，称之为 MYH9 相关疾病，为常染色体显性遗传。

5. 弥漫性平滑肌瘤（diffuse leiomyomatosis） 某些青少年型 Alport 综合征家系或患者伴有显著的平滑肌肥大，受累部位常为食管、气管和女性生殖道（如阴蒂、大阴唇及子宫等），并因此出现相应的症状，如吞咽困难、呼吸困难等。目前已确定这些家系和患者的基因缺失为部分 COL4A5 基因缺失再加上 COL4A6 基因 5′端的前两个外显子缺失。Alport 综合征伴弥漫性平滑肌瘤者均为 X 连锁遗传型，但难以理解为何在杂合子的女性很早即已表现平滑肌肥大。

6. 其他表现 某些尚不能被确定为 Alport 综合征特异性的临床表现和病变，如甲状腺病、IgA 缺乏症、脑桥后神经炎、升主动脉瘤、肛门直肠畸形、精神病、纤维肌发育不良、Ⅰ型神经纤维瘤病及 Turner 样综合征等异常，很可能为与 Alport 综合征共存的疾病。

【诊断要点】

目前诊断 Alport 综合征主要依据临床表现、家族史、组织基膜Ⅳ型胶原 α 链免疫荧光学检查、肾活检组织电镜检查及基因分析。

1. 临床表现 临床上表现为血尿及进行性肾功能不全，同时伴有耳病变（高频神经性耳聋）和眼病变（圆锥形角膜、前球形晶状体、黄斑中心凹微粒等）等肾外表现。

2. 家族史 应具有阳性的家族史。应尽可能绘制详细、客观的系谱图，尤其注意调查家系成员的尿检结果、肾功能情况、是否伴有耳聋及眼部异常等。

3. 组织基膜Ⅳ型胶原 α 链免疫荧光检查 应用抗Ⅳ型胶原不同 α 链单克隆抗体，在肾活检及简单易行的皮肤活检组织进行免疫荧光检查，可用于诊断 X 连锁显性遗传型 Alport 综合征患者、筛查基因携带者以及判断遗传型（表 31-1）。

表 31-1 肾脏和皮肤基膜Ⅳ型胶原 α 链的免疫荧光检查

	肾小球基膜	包曼囊	远曲肾小管基膜	皮肤基膜
正常情况（包括男性和女性）				
α_3	+	/	+	/
α_4	+	/	+	/
α_5	+	+	+	+
X 连锁显性遗传型 Alport 综合征男性患者				
α_3	−	/	−	/

续表

	肾小球基膜	包曼囊	远曲肾小管基膜	皮肤基膜
α_4	—	/	—	/
α_5	—	—	—	—
X 连锁显性遗传型 Alport 综合征女性患者				
α_3	S	/	S	/
α_4	S	/	S	/
α_5	S	S	S	S
常染色体隐性遗传型 Alport 综合征患者				
α_3	—	/	—	/
α_4	—	/	—	/
α_5	—	+	+	+

注：+：染色呈阳性；—：染色呈阴性；S：染色呈间断阳性；/：正常情况下不表达

4. 肾活检组织电镜检查　根据电镜下肾小球基膜典型病变可以确诊。然而年幼的男性患者、任何年龄的女性杂合子及个别成年男性患者的肾组织病变仅仅为肾小球基膜弥漫性变薄或以该病变为主。

5. 基因分析　对于确定遗传型、基因携带者和进行产前诊断十分重要，也有助于临床和病理检查结果均不确定病例的诊断。

关于 Alport 综合征的诊断标准经历了三个阶段。自 1927 年 Alport 描述并命名本病的近 40 年间始终以"血尿+耳聋+肾衰竭家族史"这一临床综合征标准诊断本病。1988 年 Flinter 等提出了诊断 Alport 综合征的四条标准，对于血尿或慢性肾衰竭或两者均有的患者，符合如下四项中的三项便可诊断：①血尿或慢性肾衰竭家族史；②肾活检电镜检查有典型改变；③进行性感音神经性耳聋；④眼部改变。1996 年 Gregory 等提出诊断 Alport 综合征的十条标准（表 31-2）。若诊断 Alport 综合征家系，直系家庭成员需符合四条标准（并不是同一人必须具备所有四条标准），当考虑旁系成员或仅表现为不明原因血尿、终末期肾脏病或听力障碍的极个别个体时应十分慎重；当判断 Alport 综合征家系中家庭成员是否受累时，如果该个体符合相应遗传型，且符合表 31-2 中的一条，可作拟诊，符合两条便可诊断；对于无家族史的患者的诊断，至少应符合表中的四条指标。

【治疗方案及原则】

迄今，没有药物可以改善 Alport 综合征患者组织基膜中Ⅳ型胶原的损伤。对于 Alport 综合征出现终末期肾脏病的患者，有效治疗措施之一是实施肾移植手术。

1. 药物干预　近年有报道环孢素和血管紧张素转化酶抑制剂对于减少 Alport 综合征患者尿蛋白、延缓肾脏病变发展到终末期肾脏病的进程方面均有积极的作用。醛固酮受体阻断剂联合血管紧张素转化酶抑制剂及血管紧张素受体拮抗剂可以减少 Alport 综合征患者的尿蛋白。然而这些研究因缺少充分的循证医学证据，其疗效尚无定论。

表 31-2 Alport 综合征诊断标准

1	肾炎家族史，或先证者的一级亲属或女方的男性亲属中有不明原因的血尿
2	持续性血尿，无其他遗传性肾脏病的证据，如薄基膜肾病、多囊肾或 IgA 肾病
3	双侧 2000～8000Hz 范围的感音神经性耳聋，耳聋呈进行性，婴儿早期没有但多于 30 岁前出现
4	COL4An（n=3、4 或 5）基因突变
5	免疫荧光检查显示肾小球和（或）皮肤基膜完全或部分不表达 Alport 抗原决定簇
6	肾小球基膜的超微结构显示广泛异常，尤其是增厚、变薄和分裂
7	眼部病变，包括前圆锥形晶状体、后囊下白内障和视网膜斑点等
8	先证者或至少两名家系成员逐渐发展至终末期肾脏病
9	巨血小板减少症，或白细胞包涵体
10	食管和（或）女性生殖道的弥漫性平滑肌瘤

2. 肾脏替代治疗　对于 Alport 综合征进展至终末期肾脏病的患者，可进行透析或肾移植治疗。肾移植是该病有效的治疗措施，但国外报道约 3%～5%的接受肾移植的 Alport 综合征患者移植后体内对被移植肾的正常肾小球基膜产生抗体，进而发生抗肾小球基膜肾炎，致使移植失败。此外，还有作者报告因移植后发生抗肾小球基膜肾炎、移植失败者再移植仍可再次发生抗肾小球基膜肾炎。

关于 Alport 综合征肾移植供体的选择多认为以选择活体肾移植为好，但若已发生移植后抗基膜肾炎，再移植最好不用活体肾脏。有些研究者认为，杂合的 COL4A5 基因女性携带者，临床表现没有蛋白尿、高血压、肾功能减退和耳聋，可以作为供肾者，但移植后发生肾功能不全的几率会高于移植健康供体的肾脏。

3. 基因治疗　尽管近年来已确定了各种遗传型 Alport 综合征的突变基因，且对 Alport 综合征动物模型的基因治疗研究取得了一定的结果，但目前基因治疗仍存在一系列问题，如基因转染效率不高、靶基因的导入途径、导入时间/时机的选择、体内生存时间、病毒等载体的安全性及靶基因导入后的调控等问题都未能很好解决，因此 Alport 综合征的基因治疗用于临床尚需待以时日。

第三十二章　薄基膜肾病

【概述】

20 世纪 60 年代中期 McConville 等报道了一组持续性血尿患儿，经泌尿系统详尽检查，对多数患儿进行了肾活检，光镜检查除个别病例显示轻度系膜细胞增生外无异常发现。作者注意到这一组患者有明确的家族史，随访数月至 12 年均无肾功能损害产生，并称之为良性家族性血尿。70 年代初期 Rogers 等发现类似上述良性家族性血尿的一家系，唯一的病理改变是在电子显微镜下观察到肾小球基膜（GBM）呈弥漫性变薄，这一研究首次揭示了良性家族性血尿的病理特征。故而许多肾脏病学者主张用超微结构病理特征替代“良性家族性血尿”的命名，称之为薄基膜肾病（thin basement membrane nephropathy，TBMN）或类似的命名，如薄基膜病、薄基膜综合征。

薄基膜肾病的确切发生率尚无权威性的研究结论。近年来多数学者根据直接和间接方法证实薄基膜肾病至少超过普通人群的 1%，90 年代后期北京大学第一医院报道，薄基膜肾病占肾活检病例 3.2%，占因单纯性血尿肾活检患者的 11%。近年来，多数国内研究显示薄基膜肾病占儿童单纯性血尿的 10%～35%。

【临床表现】

1. 临床表现　可发生于任何年龄，男女比例约为 1∶(2～3)。绝大部分患者表现为血尿，其中多数患者（尤其是成人）为持续性镜下血尿。上呼吸道感染期间或感染后，偶尔在剧烈运动后部分患者可呈现肉眼血尿。约 1/3 患者有红细胞管型。绝大多数患者尿红细胞位相显微镜检查为大小不一、多种形态的肾小球源性红细胞。儿童以无症状单纯性血尿为多见，成人患者中 45%～60%合并有轻度蛋白尿（≤500mg/d），约 1/3 患者（女性为主）有腰部钝痛或酸痛感。最近也有作者报道极少数薄基膜肾病的成人患者以大量蛋白尿为重要临床表现。多数研究表明，患者血压通常正常，但有报道部分成人患者(＜20%)可有轻度高血压。

绝大部分患者预后良好，肾功能可长期维持在正常范围。有的患者已随访超过 30 年，肾功能仍正常。但有报道证实少数患者可产生轻度氮质血症。薄基膜肾病患者通常无耳聋、眼异常，听力检查正常。

实验室检查如血补体、血浆蛋白电泳、抗核抗体、血小板计数、出血和凝血时间、尿素氮、肌酐清除率、尿浓缩功能及尿细菌培养（包括结核菌）均无异常发现，泌尿系检查（如膀胱镜、静脉肾盂造影等）也均正常。

2. 病理改变

（1）光镜检查：没有明确的具有诊断意义的病理指标。近年的一些研究指出，薄基膜肾病常有某些非特异性病理变化。肾小球系膜细胞和基质正常，或呈轻度增生，少数甚至可有中度系膜增生。相对而言，系膜基质增生重于系膜细胞增生，部分患者肾小球动脉可有透明样变或内膜有斑片样增厚，极个别患者有单个新月体形成。一般无局灶性节段性肾小球硬化，少数病例可见少量的全球性肾小球硬化。同样，肾小管间质可完全正常，也可呈小灶状肾小管萎缩和间质纤维化，但程度一般较轻。间质中通常无明显炎症细胞浸润，也无泡沫细胞存在。

（2）免疫荧光：通常为阴性，偶尔可见 IgM 和（或）C3 在系膜区或肾小球毛细血管壁呈节段性分布，但强度很弱。用Ⅳ型胶原 α 链的特异性单克隆抗体对薄基膜肾病患者的肾小球基膜进行免疫组化染色，显示薄基膜肾病患者Ⅳ型胶原 α_3、α_4、α_5 链分布正常，与正常人群无差异。

（3）电镜检查：对于该病的诊断起关键作用。弥漫性肾小球基膜变薄是该病唯一的或最重要的病理特征。正常人肾小球基膜厚度各家报道有所差异，通常在（320±40）nm 之间，而薄基膜肾病患者肾小球基膜厚度（240±40）nm，最薄之处仅可为 110nm，约为正常人的 1/3～2/3。肾小球基膜呈弥漫性严重变薄者，毛细血管袢常出现不规则的扩张或有时塌陷。绝大部分研究显示薄基膜肾病肾小球内无电子致密物沉积。

3. 发病机制及遗传基因变异　约 2/3 的薄基膜肾病患者有血尿家族史，这些家庭血尿的遗传方式多数是常染色体显性遗传；另一些薄基膜肾病患者伴明显的散发性可以被解释为新生的突变和非外显性血尿。长期以来薄基膜肾病的遗传学发病机制一直备受重视。1996 年 Lammink 等首次报道薄基膜肾病与编码Ⅳ型胶原 α_3、α_4 链的 COL4A3/COL4A4 基因连锁（该基因位于2q35～37），并证实了 COL4A4 基因上的 G→A（甘氨酸→谷氨酸）的点突变。该研究结果进一步推动了薄基膜肾病遗传学发病机制的深入发展。

薄基膜肾病患者与 Alport 综合征常染色体隐性遗传基因携带者的临床表现和肾小球基膜弥漫性变薄的超微结构变化的相似性，使不少学者开始推测两者是否有相同的遗传基因突变所致。其后，于 2001 年 Buzza 等不仅证实 40% 的薄基膜肾病患者其血尿与 COL4A3/COL4A4 基因连锁，并进一步证实常染色体隐性遗传的 Alport 综合征和无 Alport 综合征家族史的薄基膜肾病患者有相同的基因突变位点。目前，有作者认为薄基膜肾病患者常为常染色体隐性遗传 Alport 综合征基因携带者，父母双方均为突变基因携带者其子女即有产生 Alport 综合征肾衰竭的危险因素，而仅具有杂合型突变则表现为薄基膜肾病，但这一设想尚待进一步研究证实。最近，国内报道在近亲结婚的家系中证实，COL4A4 基因突变的纯合子表现为 Alport 综合征，而基因突变的携带者则为薄基膜肾病，是对上述设想的有力佐证。

某些具有血尿的薄基膜肾病家庭不与 COL4A3/COL4A4 基因连锁，无法全部用新生的突变、非外显性血尿和偶合性血尿解释，提示存在其他基因位点突变的可能。

由于 COL4A3 和 COL4A4 基因各具有 52 个和 48 个外显子，相当巨大，每个薄基膜肾病家庭基因突变位点各不相同，并无明显突变热点。此外，尚有其他基因位点突变的可能。故目前试图用检测 COL4A3/COL4A4 基因突变的常规方法诊断薄基膜肾病是有困难和不足的。

【诊断要点】

1. 诊断　关于薄基膜肾病患者肾小球基膜的厚度报道不一。国内章友康等提出诊断标准：①临床、家族史、实验室检查（包括可疑患者的电测听和眼科检查）和病理学检查（包括Ⅳ胶原 α 链的免疫荧光或免疫组化的检测），排除继发性肾小球病、泌尿外科疾病和 Alport 综合征，属原发性肾小球病患者。②肾小球基膜弥漫性变薄，少数或个别肾小球基膜变薄范围至少≥50%；肾小球基膜仅可在局部和孤立的区域存在有分层或增厚，并无发展趋势。③肾小球基膜的平均厚度≤280nm（对照组肾小球基膜厚度均值减去 3 倍标准差为限）。由于测定方法的差异及病例选择等原因，已有作者提出肾小球基膜平均厚度≤250nm作为肾小球基膜变薄的诊断标准。

2. 鉴别诊断

（1）薄基膜肾病首先要注意与左肾静脉受压综合征、高钙尿症以及外科性血尿（如结石、肿瘤、结核、泌尿系感染）等鉴别，需要详细询问病史，根据需要选择尿红细胞形态学、尿钙定量、中段尿细菌培养、腹平片、肾静脉超声检查、静脉肾盂造影等检查。

（2）一些其他的原发或继发的肾小球疾病也可有局部的肾小球基膜变薄，如微小病变型肾病、局灶硬化性肾小球肾病以及某些类型的系统性红斑狼疮肾炎。薄基膜肾病与这些肾小球病从光镜、免疫荧光及临床特征上均较容易鉴别。不少 IgA 肾病的患者临床也以单纯血尿为主要的临床表现，与薄基膜肾病相似，但肾穿刺免疫病理显示 IgA 或以 IgA 为主的免疫球蛋白在肾小球系膜区沉积，故与薄基膜肾病较易鉴别。但确有 IgA 肾病和薄基膜肾病合并发生的病例。

（3）Alport综合征：是另一种早期以血尿为主要临床表现的遗传性肾脏病，可合并蛋白尿、进展性肾衰竭，可并有眼部病变（如圆锥体晶状体、视网膜病变等）或感音神经性聋，临床表现较薄基膜肾病重，预后差。与薄基膜肾病肾小球基膜弥漫变薄不同，电镜下Alport综合征患者肾小球基膜不规则增厚与变薄交替存在，致密层呈撕裂、分层状改变伴高电子密度颗粒。使用抗Ⅳ型胶原α链NC1区的单克隆抗体对肾组织冷冻切片染色显示α_3、α_4、α_5缺失，或呈间断分布，而薄基膜肾病则显示分布正常。近年来国内外的研究还显示，薄基膜肾病患者皮肤活检表皮基膜Ⅳ胶原α链免疫荧光结果与肾小球基膜相似，有助于与Alport综合征的鉴别诊断。

【治疗方案与原则】

极少数薄基膜肾病患者有大量蛋白尿或肾病综合征者，可用激素治疗。合并高血压者要控制血压在正常范围。如已有慢性肾功能不全，应按慢性肾功能不全原则处理。对于仅表现为血尿、血压正常、肾功能正常的患者，无需特殊药物治疗，应避免剧烈运动，定期监测血压和肾功能，避免不必要的治疗和肾毒性药物，无疑对疾病是有益的。

第三十三章　Fabry 病

【概述】

Fabry 病又称 Anderson-Fabry disease 或弥漫性皮肤血管角质瘤，属于溶酶体蓄积病的范畴，是一种 X 性连锁遗传性疾病，致病基因 GAL 基因位于 Xq22，编码 α-半乳糖苷酶 A。由于基因突变导致细胞溶酶体中 α-半乳糖苷酶 A 先天性缺乏或其活性降低所致，该酶可水解神经鞘脂类化合物（绝大部分为三聚己糖神经酰胺 Gb3）末端的 α-半乳糖残基，此酶的缺乏致使其底物——神经鞘脂类化合物的正常降解受阻，鞘糖脂代谢的中间产物在组织细胞溶酶体中逐渐贮积，故又称 α-GalA 缺乏症，属于溶酶体贮积病的一种。Spada 等筛查发现男性新生儿中的发病率高达 1/4600～1/3100。经典型男性半合子患者可出现弥漫性皮肤血管角质瘤、少汗症、发作性肢体疼痛、角膜和晶状体混浊及视网膜静脉迂曲。随着年龄的增长，Gb3 在微脉管系统的累积可导致肾脏、心脏和脑血管等多系统器官呈渐进性损害。女性杂合子系致病突变基因携带者，可表现为轻症或非典型患者。

【临床表现】

1. 经典型临床表现

（1）男性患者临床表现

1）疼痛（肢端感觉异常）：通常从儿童或青少年时代就可出现四肢末端剧痛，多呈烧灼样疼痛。多在运动、疲劳、情感压力或气候改变后发作，持续几分钟到几日。疼痛剧烈以致厌世。腹部的发作可疑似阑尾炎或肾绞痛。随着年龄的增长，疼痛发作次数逐渐减少，程度减轻。然而，有些患者可能发作更频繁。常伴低热、血沉增快。

2）血管角质瘤和少汗：在早期就可表现为皮肤浅层的成簇状的点状的暗红或蓝黑的血管扩张区。皮损可平坦或轻微高出皮面，压之不褪色。大多密集分布于脐膝之间，通常包括髋部、后背、大腿、臀部、阴茎和阴囊并呈两侧对称。分布类型和皮损程度变化多样。四肢末端、口腔黏膜、结膜以及其他黏膜等区域也可受损。随年龄的增长，角质瘤的数量和面积亦增多增大。

3）肾脏累及：肾脏是 Fabry 病主要累及器官之一，终末期肾病也是 Fabry 病患者尤其是男性半合子最常见的死亡原因。肾脏受累的临床表现早期往往为尿液浓缩功能障碍，患者可表现为不同程度的多尿和夜尿增多。青少年时期部分患者即可在尿沉渣检查中发现有蛋白、管型、红细胞及特征性的呈"马耳他十字架"的双折射脂质小球。蛋白尿、等渗尿、肾小管重吸收、分泌、排泄功能进行性恶化随年龄增长而发生。偶见尿崩症发生，肾脏损害从起病3～15年内肾功能逐渐恶化，如不进行肾脏替代治疗则往往在起病后20～40年内死于尿毒症。

4）心脏与脑血管系统：心脑血管病变是本病的主要并发症和死亡原因，特别是已进行了肾脏替代治疗的患者。早期表现为传导阻滞、左心室扩大，青少年期可见二尖瓣关闭不全。可见ST段改变、T波倒置、间断性的室上性心动过速、短P-R间期等节律障碍。心肌沉积物导致左心室肥大。超声心电图显示进行性的二尖瓣脱垂、室间隔和左心室后壁的增厚，另可见肥厚性梗阻型心肌病、短暂的心肌缺血、基底动脉缺血和动脉瘤、癫痫、失语或迷路病症或出血。

5）眼部特征：角膜、晶状体、视网膜都可受累。男性患者和大多数女性患者在裂隙灯下都可见到角膜混浊。最早的角膜损害是上皮下的分层混浊，并逐步从中央旋涡区蔓延到周边。典型的旋涡状浊斑位于下方，并呈奶油色，也可从白色变换到金色，或很暗淡。晶状体的改变主要包括前方的囊状颗粒，30%的男性患者可见包囊下沉积及特征性的晶状体混浊。这些白色的微小沉积物沉积在晶状体后囊，从中央部向四周放射。这些沉积一般不影响患者视力。眼部的表现还包括眼底静脉蛇形迂曲和结膜血管扩张扭曲。

6）其他特征：经典型男性患者还伴有胃肠道、听觉、肺部及其他部位的症状。如鞘糖脂沉积在小肠自主神经节引起的周期性腹泻、恶心、呕吐、肠道吸收不良等。弛缓不能和空肠憩室病可引起小肠穿孔，放射检查可见增厚和水肿的结肠褶，小肠轻微扩张，回肠颗粒样，结肠袋消失。可见耳聋和前庭功能异常，也有患者肺部受损表现为慢性支气管炎、哮喘或呼吸困难。肺功能显示阻塞性功能障碍。成人期可因低蛋白血症而出现下肢水肿、静脉曲张，并因鞘糖脂在淋巴管和淋巴结沉积引起的其他明显的血管疾病。其他表现尚有痔疮、阴茎异常勃起等。

（2）女性携带者临床表现：由于X染色体的随机失活，女性杂合子患者表型呈多样化。大部分携带者病情明显轻于男性半合子。约70%～80%的携带者有角膜营养不良，多数有孤立的血管角质瘤，30%有肢端感觉异常，特别是在儿童期和青少年期。大部分女性携带者可终身不发展至氮质血症期或肾衰竭期，少数迟发型也表现为心脏受累。极少数（<1%）的携带者临床表现与男性半合子患者同样严重。然而，也有报道肯定携带者（男性患者的女儿）中

性粒细胞和尿沉渣中α-半乳糖苷酶A活性正常，无任何临床表现。

2. 心血管型临床表现 一些男性患者因尚有少量的α-半乳糖苷酶A活性，可不出现肢端感觉异常、血管角质瘤、少汗、角膜和晶状体混浊等经典表现。这些患者仅表现为心脏扩大，典型的有左心室壁和室间隔的肥大，与心电图的异常相一致的心肌病。也有表现为肥大性心肌病和传导阻滞。这些患者只有轻到中度的蛋白尿。3%的患者以左心室肥大为首发表现，40岁以上患者6%首发为肥厚性心肌病。

3. 肾型临床表现 最近，日本在曾误诊为慢性肾小球肾炎的血液透析患者中诊断了Fabry的肾型患者。这些患者α-半乳糖苷酶A的活性缺失或低活性是由于α-半乳糖苷酶A的错义突变引起。这6例患者中5例无血管角质瘤、肢端感觉异常、少汗、角膜疾病，但有中到重度的左心室肥大。对肾型患者的筛查有利于尽早诊断和治疗家族中的其他患者。

4. 肾脏病理表现 在肾脏受累的早期表现为肾小球及肾小管细胞尤其是足细胞及远端小管上皮细胞的胞质中大量的鞘糖脂沉积，后逐渐沉积在近端小管、肾间质细胞、肾血管，最终导致细胞严重坏死。由于肾组织石蜡包埋过程中二甲苯处理可使脂质溶解，因此光镜下表现为广泛的细胞空泡样改变；半薄切片甲苯胺蓝染色可见胞质内大量深染颗粒。另一非特异性的形态学改变为严重的小动脉硬化、肾小球萎缩、纤维化、肾小球上皮细胞假性肥大、肾小管萎缩和弥漫性间质纤维化。免疫荧光表现为阴性或非特异性物质沉积。电镜下可见溶酶体内有多个包涵体，尤其是肾小球足细胞、肾小管上皮细胞及血管内皮细胞，为Fabry病诊断的重要手段。包涵体的大小和结构多样化，直径约为1～3μm，形态可呈板层状、螺纹状、旋涡状、葱皮样或斑马纹状。酶替代治疗后，肾小管周围毛细血管内包涵体可减少。

【诊断要点】

Fabry病累及多系统，临床表现多样，疾病的诊断也涉及多学科，如肾脏科、皮肤科、神经科、儿科、心血管科等。诊断主要依靠临床表现、家族史、α-半乳糖苷酶A活性检测和基因检测。

1. 根据家族史和肾脏表现，如年轻患者不能解释的非肾病综合征性蛋白尿及肾衰竭者，且有皮肤血管角质瘤、周期性的四肢剧痛，结合角膜混浊、心血管病变及肢体感觉异常的发作情况，再结合生化、影像学的改变，应考虑本病的诊断。

2. α-半乳糖苷酶A活性检测和基因检测 可通过中性粒细胞、血浆及原代培养的皮肤成纤维细胞等进行。酶活性检测对男性半合子具有非常高的敏感性和特异性，但是在女性杂合子中有1/3的患者酶活性检测结果可在正常范围内，因此女性疑似患者必须经基因检测方能明确诊断。基因检测是Fabry病诊断的金标准，对于家系筛查具有重要意义。

【治疗方案及原则】

1. 对症治疗

（1）缓解疼痛：可使用麻醉镇痛药，如吗啡。常规止痛药效差。预防性使用的小剂量的苯妥英钠可减少疼痛发作的频率和程度。卡马西平药效类似，但要注意其剂量相关性不良反应。

（2）其他相应的对症处理：控制高血压与心力衰竭，抗血小板聚集等。

2. 酶替代治疗（enzyme replacement treatment，ERT） 酶替代治疗的出现及应用于临床是Fabry病治疗的里程碑事件，是公认最有效的Fabry病治疗手段。目前用于治疗的人工重组酶主要有两种，即阿加糖酶α（agalsidase alfa）和阿加糖酶β（agalsidase beta），可有效改善心功能，减轻胃肠道症状，稳定肾功能，减轻疼痛，改善生活质量等。但是人工重组α-半乳糖苷酶A的价格非常昂贵，尚未在中国普遍应用。

3. 酶增强治疗 1-deoxygalactonorijimycin（DGJ）是α-半乳糖苷酶A蛋白的小分子竞争性抑制剂，低于抑制剂量的使用可促进α-半乳糖苷酶A蛋白分子的折叠，增强其稳定性，减少降解。由于其方便、安全的特性使之成为非常有前景的一种治疗手段，目前相关临床实验已在国外进行。

4. 肾脏替代治疗 肾功能不全是经典型患者最常见及最严重的并发症之一，因此透析或肾移植是延长患者生命的方法。美国调查数据表明，透析患者中，Fabry病患者的生存率高于糖尿病组，但低于非糖尿病组，其主要死因则为严重的心脑血管并发症。

成功的肾移植可改善肾功能，移植肾由于本身带有正常的α-半乳糖苷酶A，因此在形态学上可无鞘糖脂的沉积。需要注意的是，应避免在亲属肾移植中出现杂合子供肾。

5. 基因治疗 Fabry病作为单基因病，且只需达到正常的15%～20%的酶活性就可实现临床疗效。故基因治疗研究的不断深入，将为Fabry病提供新的治疗前景。但是目前尚未正式应用于临床。

第三十四章　纤维样肾小球病

【概述】

纤维样肾小球病（fibrillary glomerulopathy）是指肾小球内存在类似淀粉样纤维物质沉积，但对淀粉样蛋白质的特殊染色阴性，一般不累及其他脏器的肾小球疾病。Rosenmann 和 Eliakim 于 1977 年首先报道 1 例女性肾病综合征患者，光镜显示有系膜区扩张，毛细血管壁增厚，可见特殊的纤维样物质沉积，免疫病理检查提示肾小球有 IgG、IgM、C3 的沉积。1987 年，Alpers 将其命名为纤维样肾小球肾炎。本病临床表现为大量蛋白尿、肾病综合征和高血压，预后较差，常很快进展为终末期肾衰竭。

【临床表现】

好发于成人，平均发病年龄为 44 岁左右，但从儿童到老年都可患病，男女患病率相当。最常见的临床症状为蛋白尿，常达肾病综合征范围，半数以上患者伴有血尿和（或）高血压，多数患者肾功能持续性恶化，随访 2～3.5 年约 40％患者进入慢性肾功能不全。到目前为止，仅少数患者接受了肾移植，其中某些病例约在 4～5 年后复发。多数患者对治疗反应较差。

病理特点：

1. 光镜　纤维样肾小球病最常见的病变是系膜增生和（或）肾小球基膜（GBM）增厚。纤维样肾小球病光镜下的病理类型主要为系膜增生性肾炎、膜性肾病和膜增生性肾炎，部分病例可伴有新月体形成。与肾淀粉样变相比，在纤维样物质沉积的部位和病变形态方面，两者极为相似。但对淀粉样蛋白有特殊鉴别价值的刚果红染色，前者呈阳性反应，纤维样肾小球病则呈阴性反应。晚期病例可出现肾小球硬化及相同病变程度的肾小管萎缩和肾间质纤维化，血管无特征性病变。

2. 免疫病理　免疫荧光显示系膜区或毛细血管壁有 IgG、C3、κ、λ 成分的沉积。其中 94％的病例 IgG 阳性，60％的病例 IgA 阳性，29％的病例 IgM 阳性，绝大部分的病例均有 C3 沉积，77％的病例同时存在 κ 及 λ 轻链的沉积。关于 IgG 亚群分析显示，IgG 的主要成分为 IgG_4。免疫组化和免疫电镜的研究结果显示，IgG、C3 等呈颗粒样定位于肾小球系膜区及毛细血管壁，并与纤维样物质沉积部分的分布一致；细胞外基质成分如Ⅳ型胶原、硫酸类肝素蛋白多糖、层粘连蛋白、纤维连接蛋白及纤维素均呈阴性，表明纤维样肾小球病的纤维样物质并非肾小球基膜对损伤的增生性反应。

3. 透射电镜 电镜超微结构的观察结果是确定纤维样肾小球病诊断的主要依据。可见纤维样物质弥漫性或多灶状沉积于系膜区和（或）基膜，呈无规律紊乱排列，类似淀粉样纤维。纤维样肾小球病纤维直径约 18～22nm，而淀粉样纤维的直径平均为 10nm，必要时应结合刚果红染色和免疫荧光的表现。

【诊断要点】

纤维性肾小球病为临床少见病例，临床表现并无特征，确诊主要依据其电镜下的超微结构的改变，即肾小球有排列紊乱的细纤维样物质沉积，其直径较淀粉样纤维粗，而较免疫触须样肾小球病的管状纤维细。在做出诊断前，应排除继发病变的可能，如慢性淋巴细胞白血病、B 细胞淋巴瘤等淋巴细胞增生性疾病等。

1. 诊断 主要根据临床表现、病理（包括光镜、免疫荧光和电镜）诊断。实验室检查包括抗核抗体、类风湿因子、补体及血、尿蛋白电泳等，绝大多数患者上述指标无异常。部分患者进行骨髓、直肠和肝活检也无阳性发现，但有利于鉴别诊断。

2. 鉴别诊断

（1）与肾淀粉样变的鉴别：可根据刚果红染色及电镜进行鉴别。纤维性肾小球病的刚果红染色阴性，纤维丝直径约 20nm；淀粉样变性的刚果红染色阳性，纤维丝直径约 10nm。

（2）与轻链沉积病的鉴别：轻链沉积病的沉积物在电镜下超微结构显示肾小球基膜内皮细胞侧点状或细颗粒状电子致密物沉积，光镜下常呈结节样改变。轻链沉积病的沉积物成分只有一种轻链，常为 κ 轻链，且患者血和尿中可同时出现某种单克隆轻链蛋白（κ 或 λ 轻链），许多患者伴随浆细胞增生；纤维性肾小球病患者通常表现为 κ 和 λ 轻链同时沉积在肾小球，呈纤维样改变，且血中无单克隆轻链蛋白。

（3）与冷球蛋白血症的鉴别：冷球蛋白血症患者电镜下亦可见到类似的微管样物质沉积，但常同时存在其他一些杆状、纤维状、环形小体、指纹样结构等。这些物质的结构直径在 25～28nm 不等。肾小球基膜内皮细胞侧沉积是其固有的分布方式，免疫球蛋白主要为 IgG 及 IgM 沉积，血中可出现冷球蛋白，类风湿因子常阳性，常有雷诺征及多发性关节痛等症状。

（4）与其他肾小球疾病的鉴别：一些肾小球疾病在电镜下也可出现直径 10nm 的微细纤维物质沉积，包括移植性肾小球病、局灶节段性肾小球硬化症、溶血性尿毒症综合征、糖尿病肾病等。但上述各种肾小球疾病中的纤维样物质均很纤细，而且只局限分布于毛细血管基膜的内皮细胞侧。

【治疗方案及原则】

纤维样肾小球病患者常呈进展性肾衰竭。50%的患者在2～4年内进入透析阶段，较原发性肾小球疾病快。影响预后的因素有高血压、大量蛋白尿、血清肌酐升高和新月体形成等。

1. 内科治疗

（1）一般处理：适当卧床休息，增加肾血流量，有利于利尿。低盐低脂优质蛋白饮食，适当补充微量元素。

（2）利尿：水肿患者可适当使用利尿剂。

（3）降压：常使用血管紧张素转化酶抑制剂（ACEI）或血管紧张素受体拮抗剂（ARB）。在存在相对血容量不足的情况下可使用钙离子拮抗剂（CCB）类药物。

（4）降脂和抗凝：可通过抑制血小板释放血管活性物质及生长因子来抑制肾小管局部炎症反应，缓解肾功能损害。

（5）糖皮质激素和细胞毒类药物：无禁忌证的大量蛋白尿和肾病综合征患者可尝试使用，无疗效则应快速减药并尽早停药。

2. 肾脏替代治疗

（1）透析治疗：进入终末期肾衰竭的纤维性肾小球病患者选择透析治疗延长生命，即维持性血液透析和腹膜透析。

（2）肾移植：是可选择的治疗手段。移植肾可出现原发性纤维性肾病复发，通常移植肾比患者自身肾脏病情进展慢，可能与移植后免疫抑制剂治疗有关。

第三十五章　妊娠高血压肾损害

【概述】

妊娠高血压是指妊娠前无高血压和慢性肾脏病的孕妇，在孕20周后新发生高血压（收缩压≥140mmHg和（或）舒张压≥90mmHg）。当妊娠高血压伴水肿和蛋白尿或肾功能不全等肾脏损害表现时称先兆子痫。先兆子痫还可合并肝酶升高、血小板减少和神经系统症状，如出现抽搐或昏迷，称为子痫。妊娠高血压肾脏损害严重威胁孕妇和胎儿的生命。

妊娠高血压常见于初产妇，患病率为6%～17%，经产妇患病率低，约为2%～4%。以下几种情况者更易发生妊娠高血压：年轻初孕妇或高龄初产妇，有高血压或肾炎家族史、糖尿病病史者，体形矮胖，多胎妊娠、羊水过多或葡萄胎，经济条件差，营养不良，重度贫血者，对妊娠恐惧、精神紧张或受刺激者。约15%～26%妊娠高血压可发展为先兆子痫。先兆子痫一旦发生，病情往往呈进行性加重，常需提前终止妊娠。终止妊娠后血压和肾损害大多能恢复正常，少数可遗留高血压和持续性蛋白尿。

【临床表现】

典型者在妊娠20周后发病，轻者可无症状或轻度头晕伴水肿，检查发现血压升高和蛋白尿；重者出现头痛、眼花、恶心、呕吐，甚至抽搐、昏迷等症状，血压明显增高，大量蛋白尿，严重者可发生急性肾衰竭。

1. 高血压　妊娠高血压绝大多数在妊娠20周后发生，仅极少数葡萄胎的病例妊娠高血压可在20周前出现，因此，在妊娠20周前发生的高血压需首先排除原发性高血压或有慢性肾脏疾病。高血压的标准为≥140/90mmHg，应注意测量血压需间隔6小时，至少测量2次，并排除“白大褂”高血压。当收缩压≥160mmHg和（或）舒张压≥110mmHg时，表明病情较重，应立即予以降压处理。

2. 肾损害

（1）蛋白尿：常在血压升高之后出现，可为肾小球性或肾小管性蛋白尿。肾小球性蛋白尿常为非选择性，范围波动较大，从0.3g/d到肾病综合征范围蛋白尿（>3.5g/d）均可出现。蛋白尿程度是疾病严重程度的指标，是反映孕妇和胎儿预后的独立危险因素。微量白蛋白尿对孕妇临床意义尚不明了。近年研究发现，部分患者产后白蛋白尿排泄异常，可以持续1年以上，这些患者心血管事件的发生风险可能增加。

（2）水肿：正常妊娠期出现的水肿，休息后即消退，休息后不缓解者常为病理性水肿。最初可仅表现为体重异常增加，如孕妇每周体重增加≥0.5kg，表明有隐性水肿存在。水肿严重时可出现面部、双手和双下肢水肿。水肿的形成与肾小球滤过率（GFR）与肾血浆流量下降不成比例，球-管失衡导致水钠潴留有关。

（3）肾功能不全：与正常妊娠相比，先兆子痫患者肾小球滤过率下降30%～40%。部分患者出现急性肾小管坏死，可出现少尿、血清肌酐进行性升高。

（4）高尿酸血症：正常妊娠时血尿酸水平降低，先兆子痫时血尿酸水平升高。血尿酸升高程度与蛋白尿、肾脏病理改变及孕妇和胎儿死亡密切相关。高尿酸血症主要与肾小球滤过率下降导致尿酸清除率减少有关，是反映肾功能减退的早期指标之一。

3. 中枢神经系统　患者可有头痛、头晕、呕吐、一过性黑蒙、视力模糊以及反射亢进等症状，严重者可发展至子痫。典型表现为突然眼球固定，瞳孔散大，头扭向一侧，继而发生口角及面部肌肉颤动，数秒后牙关紧闭，双手握拳，双臂屈曲，全身及四肢肌肉发生强直和强烈抽动。抽搐时呼吸暂停，面色青紫，神志丧失，呼之不应，约1分钟后抽搐强度减弱，肌肉松弛，随即深长吸气，出现鼾声，恢复呼吸而逐渐苏醒。长时间或反复抽搐者，往往陷入深昏迷。子痫发作中可能发生唇舌咬伤、吸入性肺炎以及坠地摔伤等危害。子痫多发生在妊娠晚期及临产前（称为产前子痫），部分发生在分娩过程中或产后24～72小时内。

4. HELLP综合征　先兆子痫患者出现溶血（hemolysis）、肝酶升高（elevated liver enzymes）及血小板减少（low platelets）称之为HELLP综合征，发生率约为10%～20%。HELLP综合征常常并发胎盘早剥、肝被膜下出血、急性肾衰竭、早产，甚至出现胎儿及孕妇死亡。

【诊断要点】

1. 症状

（1）高血压：妊娠20周前血压正常，妊娠20周后血压≥140/90mmHg。

（2）水肿：早期为隐性水肿，表现为体重增加（孕妇体重每周增加≥0.5kg），以后逐渐发展为显性水肿，休息后不消退。水肿多从踝部开始，逐渐向上发展。

（3）蛋白尿：在血压升高之后出现，尿蛋白≥0.3g/d。推荐收集24小时尿液测量尿蛋白排泄量。

（4）自觉症状：血压持续升高可出现头晕、头痛、眼花、上腹不适、胸闷及恶心、呕吐等症状，严重者抽搐、昏迷。

2. 体征

（1）水肿：为凹陷性水肿，按其程度分为四级：（＋），小腿以下凹陷性水肿；（＋＋），水肿延及至大腿；（＋＋＋），水肿延及至外阴或腹部；（＋＋＋＋），全身水肿，甚或有胸腹水。

（2）高血压：血压≥140/90mmHg，如血压≥160/100mmHg，表明病情严重。

（3）眼底检查：可见小动脉痉挛，动静脉比例失常，视网膜水肿、渗出、出血等改变。严重者视网膜剥离。

3. 实验室检查

（1）尿液检查：尿比重如≥1.02 表示尿液浓缩，反映血容量不足。尿蛋白定性可呈（±～＋＋＋＋），尿蛋白定量常≥0.3g/d。当≥5.0g/d 时，表明病情严重。尿沉渣镜检如发现红细胞尿及管型尿表明肾脏损害严重。

（2）血尿酸：正常妊娠期血尿酸范围 149～298μmol/L，上限为 298～327μmol/L。随着孕周的增加，血尿酸含量可升高。先兆子痫早期血尿酸即可升高，是早期诊断指标之一。

（3）血清肌酐：正常妊娠期由于 GFR 增高，Scr 较孕前降低，在妊娠早期、中期和晚期平均 Scr 分别为 65μmol/L、51μmol/L 和 47μmol/L。如果 Scr ＞75μmol/L，应引起高度重视，当 Scr≥106μmol/L（或 1.2mg/dl）时，表明已经发生肾功能不全。

（4）肝功能及凝血功能：HELLP 综合征时，血清天冬氨酸氨基转移酶（AST）、丙氨酸氨基转移酶（ALT）、乳酸脱氢酶（LDH）等肝酶升高，其中 LDH 升高出现最早，并伴血小板减少。血白蛋白、纤维蛋白原、凝血酶原时间、纤维蛋白裂解产物（FDP）等指标可反映是否存在肝功能损害和凝血功能异常。

（5）肾活检病理：终止妊娠后如蛋白尿持续或肾脏损害发生在妊娠早期，可行肾活检明确诊断或了解肾小球病变恢复情况。先兆子痫最突出的肾脏病理改变为内皮细胞病变（endothelial cell lesion）伴肾小球体积增大。轻者表现为肾小球内皮细胞成对，重者内皮细胞增生、肿胀堵塞毛细血管袢腔，部分患者内皮细胞出现空泡变性。小部分表现为局灶节段性肾小球硬化（FSGS）、毛细血管壁增厚伴双轨，类似膜增生性肾小球肾炎。间质小动脉病变也较为明显，表现为小动脉透明变性、内皮细胞肿胀、内膜增厚、弹力层增厚分层，重者血管壁纤维素样坏死。上述病理改变常在终止妊娠后 3 个月内消退，但 6 个月后部分患者仍可有肾小球内皮细胞增生。免疫病理主要以 IgM、IgG、C3 在肾小球系膜区及毛细血管袢沉积，可有Ⅷ因子相关抗原和纤维蛋白在肾小球毛细血管壁沉积，部分病例系膜区有纤维素样物质沉积。

超微结构改变也主要表现为肾小球内皮细胞肿胀、内皮细胞窗减少、空泡形成和溶酶体增多，内皮下电子透亮区通常不明显。足细胞肿胀，细胞核增大，空泡形成，足细胞内可见锇样小体。

4. 诊断方法与分类标准 2000 年美国国家高血压教育计划工作组（NHBPEP）根据循证医学与专家的意见，推荐新的妊娠高血压疾病的命名和分类标准（表 35-1），将妊娠诱发的高血压和妊娠前已经存在的高血压统称为妊娠期高血压疾病（hypertension disorders in pregnancy）。美国妇产科医师协会（ACOG）2002 年接受此标准，并在全美推广。

表 35-1 妊娠高血压疾病的国际分类标准

分类		
妊娠高血压		孕期首次出现血压≥140/90mmHg，无蛋白尿；产后 12 周血压恢复正常，可伴上腹不适或血小板减少等表现
先兆子痫	轻度	血压≥140/90mmHg，尿蛋白≥300mg/24h 或＋
	重度	达到以下一项或多项： ▪ 血压≥160/110mmHg ▪ 尿蛋白≥2.0g/24h 或（＋＋） ▪ 肾功能不全：Scr≥106μmol/L（除外原先即升高） ▪ 血小板减少（<100×10⁹/L） ▪ 微血管内溶血 ▪ 乳酸脱氢酶（LDH）和转氨酶（ALT、AST）升高 ▪ 持续头痛或其他中枢神经症状、视觉障碍 ▪ 持续性上腹疼痛
子痫		先兆子痫孕妇抽搐或昏迷而无其他原因
慢性高血压并先兆子痫		慢性高血压孕妇无蛋白尿，孕 20 周后出现蛋白尿≥300mg/24h；慢性高血压孕妇孕 20 周以前有蛋白尿，20 周后蛋白尿突然增加，或血压进一步增高或出现血小板 100×10⁹/L
慢性高血压		孕前或孕 20 周以前血压≥140/90mmHg，并持续到产后 12 周以后

注：测量血压需间隔 6 小时，至少测量两次；检测尿蛋白定性需间隔 4 小时，至少测量两次

妊娠高血压：新的标准中，血压较基础压升高≥30/15mmHg 不再作为诊断妊娠高血压的标准，而以妊娠 20 周后首次出现血压增高且≥140/90mmHg 作为标准，且血压在产后 12 周多可恢复正常。妊娠高血压需与妊娠合并慢性高血压（原发性高血压）相鉴别。

先兆子痫：妊娠高血压时水肿不作为判断先兆子痫的标准，而以 24 小时

尿蛋白定量≥0.3g 作为诊断先兆子痫的主要条件之一，并推荐测定 24 小时尿蛋白定量。根据高血压和受累脏器损害程度不同，先兆子痫分为轻度和重度两类。先兆子痫需与慢性肾脏病或慢性高血压合并先兆子痫相鉴别。如果在妊娠早期即出现水肿、蛋白尿或肾功能损害，或蛋白尿不伴高血压，需除外慢性肾脏疾病。先兆子痫与慢性高血压合并先兆子痫的鉴别见表 35-1。

【治疗方案与原则】

妊娠高血压伴肾损害患者应住院治疗。治疗原则为解痉、镇静、降压，适时终止妊娠，以防止子痫及其他并发症的发生。

1. 镇静　适当使用镇静剂可消除患者焦虑、紧张，预防子痫发作，对降低血压及缓解症状有较好的治疗作用。可口服或肌内注射地西泮、苯巴比妥（100～200mg 肌内注射）、冬眠合剂等。

2. 降压　当舒张压≥100mmHg 或平均动脉压≥140mmHg 或经硫酸镁治疗血压仍≥160/110mmHg 时，应使用降压药，以预防脑出血及子痫。降压药应选择对胎儿无毒性，降压应避免血压急剧下降或过低而影响胎盘和胎儿血供。常用药物：

（1）肼屈嗪：为首选降压药，通过扩张周围小血管，降低外周阻力从而降低血压，同时能增加心输出量和肾血流及子宫胎盘的血流量。用法：10～20mg，每日 2～3 次口服。当血压≥170/110mmHg 时，需静脉给药，可用 20～40mg 加于 5%葡萄糖 250～500ml 中静脉滴注（滴速为 20～30 滴/分钟），治疗过程中舒张压不能低于 90mmHg。心力衰竭患者不宜使用，此药不能直接静脉注射，不宜快速、大量及长时间应用。

（2）拉贝洛尔：为 α、β 受体阻断剂，降低血压迅速，不引起血压过低或反射性心动过速，不影响肾及胎盘血流量，并能抑制血小板聚集和促进胎肺成熟。常用剂量为 50～100mg 加入 5%葡萄糖液 250～500ml 静脉滴注，5 日为一疗程，血压稳定后改口服 100mg/d，分 2～3 次服。

此外，甲基多巴、硝苯地平、硝酸甘油、硝普钠等也用于先兆子痫的降压治疗。但硝酸甘油禁用于青光眼及颅内压增高者，硝普钠的代谢产物（氰化物）对胎儿有毒性作用，血管紧张素转化酶抑制剂（ACEI）和血管紧张素受体拮抗剂（ARB）类降压药可减少胎盘血供，危及胎儿，分娩前不宜应用。

3. 解痉　是治疗先兆子痫的主要方法，可以缓解小动脉痉挛，预防和控制子痫发作。药物首选硫酸镁，给药方案：①静脉注射：首次以硫酸镁 4～5g 加于葡萄糖液 100ml 中，半小时内滴完。病情严重者，首次可用 2g 加葡萄糖液 10ml 缓慢静脉推注（>10 分钟），然后再用 5～10g 加于 1000ml 葡萄糖液中缓慢滴入，滴注速度为 1g/h，午夜后可再用硫酸镁 5g+2%利多卡因 2ml，臀部肌内注射。②肌内注射：首次用硫酸镁 5g，以后每 4～6 小时一次，维持 24 小时。硫酸镁的治疗浓度与中毒剂量比较接近，使用过程中应注意观察膝反射、呼吸、心律及尿量，应避免过量造成中毒。如果出现呼吸抑制，心律失常等中毒症状，立即静脉推注 10％葡萄糖酸钙 10ml 解毒。胎儿娩出后肌内注射催产素，以预防产后出血。

4. 终止妊娠　是先兆子痫的最有效治疗措施，如果孕期足以使胎儿存活，原则上尽早终止妊娠，可根据患者具体情况采用引产或手术产。出现以下情况需终止妊娠：①先兆子痫经积极治疗 24～48 小时后血压仍难以控制，孕妇器官功能不全加剧、肝肾功能恶化、血小板进一步减少以及出现神经系统症状和体征者；②先兆子痫患者孕期≥36 周；③先兆子痫患者，孕期＜36 周者，胎盘功能减退，胎肺已成熟者；如果胎盘功能良好、胎儿未成熟，可给予地塞米松促胎肺成熟后终止妊娠；④子痫控制后 6～12 小时。

5. 其他治疗　尽管先兆子痫患者体内血容量不足，但由于毛细血管通透性增加，静脉补充液体可能诱发肺水肿，因此仅在明显血容量不足的情况下才补充液体。急性高血压在静脉推注降压药物前应适当补液。补充胶体一般不宜超过 1L，且需间隔 4～6 小时后方能再次补充。补液期间，尤其是少尿患者应密切观察，最好进行血流动力学监测以预防补液过多造成肺水肿。

当血小板低于 $20\times10^{9}/L$ 时，常需输注血小板悬液。如果存在难以控制的高血压以及脑出血高风险时，即使血小板 $(20\sim40)\times10^{9}/L$ 也应考虑输注血小板悬液。如果先兆子痫合并血栓性微血管病，或合并肝脏疾病引发凝血功能障碍，需输注新鲜冰冻血浆。

第三十六章　急性间质性肾炎

【概述】

急性间质性肾炎（acute interstitial nephritis，AIN），也称急性小管间质肾炎，是一组由多种病因导致短时间内发生肾间质炎症细胞浸润、间质水肿、肾小管不同程度受损伴肾功能不全为特点的临床病理综合征。该病是导致急性肾衰竭原因中较为常见的一种。药物不良反应和感染是本病最常见的病因，无任何致病因素者称为特发性急性间质性肾炎。此外，自身免疫性疾病如系统性红斑狼疮、干燥综合征及移植排斥、恶性肿瘤、代谢、遗传、理化等因素也可引起（详见相关章节）。本病临床表现可轻可重，大多数病例均有明确的病因，去除病因、及时治疗，疾病可痊愈或使病情得到不同程度的逆转。

【临床表现】

急性间质性肾炎因其病因不同，临床表现各异，无特异性。主要表现为突然出现的少尿性或非少尿性急性肾功能不全，可伴有疲乏无力、发热及关节痛等非特异性表现。肾小管功能损伤可出现低比重及低渗透压尿、肾小管性蛋白尿及水、电解质和酸碱平衡紊乱，部分患者表现为Fanconi综合征，出现糖尿、氨基酸尿、磷酸盐尿及近端小管性酸中毒。

1. 经典的急性间质性肾炎　为药物相关性急性间质性肾炎，常有较为特征性的病程：在使用致病药物数日或数周后出现肾功能损伤，常表现为迅速发生少尿性或非少尿性急性肾功能不全，部分伴腰痛，一般无高血压和水肿，易出现全身过敏症状如发热、皮疹、嗜酸性粒细胞增多三联征。一些患者即使原先对某种药物能耐受，但再次使用该药时也可出现急性间质性肾炎。此外，间断使用某种药物（如利福平）时也容易发生急性间质性肾炎，即使撤药后肾功能减退仍可持续进展。非甾体抗炎药所致急性间质性肾炎有其特殊表现，患者多为老年女性，一般在服药数月后发生急性间质性肾炎，临床上常缺乏药物过敏的肾外症状及体征，多数患者可出现大量蛋白尿，且尿中尚可见红细胞及白细胞、白细胞管型增多。

2. 感染相关性急性间质性肾炎　有严重感染的临床表现，如发热、寒战、头痛、恶心、呕吐甚至败血症的表现，不同的病原体可能累及单个或多个脏器，出现相应的器官系统症状，如肺炎，心肌炎，肝损害，出、凝血机制障碍等，患者常在感染后数日至数周出现腰痛、尿量异常、肾功能损害等，突出表现为少尿性或非少尿性急性肾功能不全，抗感染治疗有效。

3. 特发性急性间质性肾炎　多见于青年女性，临床表现为疲乏、发热、皮疹、肌肉疼痛、眼葡萄膜炎，部分患者有淋巴结肿大，肾脏受累表现为轻到中度的蛋白尿，常有急性非少尿型肾功能不全伴明显肾小管损伤。实验室检查可有贫血、嗜酸性粒细胞增多、血沉快、C 反应蛋白升高及高 γ 球蛋白血症。该类型糖皮质激素治疗有效。

【诊断要点】

出现不明原因的急性肾功能不全时要考虑急性间质性肾炎的可能。感染或药物应用史、临床表现、一些实验室及影像学检查有助于诊断，但肾脏病理仍然是诊断急性间质性肾炎的金标准。

1. 临床表现　急性间质性肾炎患者常有严重的全身感染、药物过敏反应史，但属特发性者则无明显的感染，也无系统性疾病及用药史。可有突然发作的持续性腰痛、两肋脊角压痛、肾区叩击痛，血压多正常，部分患者出现尿量进行性减少。药物相关性者常伴发热、皮疹、嗜酸性粒细胞增多三联征。

2. 实验室检查　主要为尿沉渣异常和肾功能下降。典型的急性间质性肾炎尿检特点是含嗜酸性粒细胞的白细胞尿、镜下血尿、小到中量的蛋白尿（蛋白尿多小于 1g/d，很少超过 2g/d）；周围血嗜酸性粒细胞升高，药物过敏所致者可有血 IgE 升高；肾功能下降，以不明原因的突然下降为常见，血肌酐、尿素氮异常升高，并可出现酸碱、电解质紊乱。肾小管功能异常根据累及小管的部位及程度不同而表现不同，常见有肾性糖尿、低渗尿、Fanconi 综合征、肾小管性酸中毒、尿电解质异常等。感染者可找到相应病原学依据。特发性急性间质性肾炎可有血沉增快、C 反应蛋白及 γ 球蛋白升高。

3. 影像学检查　B 超可显示肾脏呈正常大小或体积增大，皮质回声增强，但这些表现并非急性间质性肾炎所独有，因此 B 超对急性间质性肾炎的诊断并非特异性。

4. 病理学检查　为急性间质性肾炎诊断的金标准。除感染相关性急性间质性肾炎外，其他类型均应积极行肾穿刺，以区别肾间质浸润细胞的类型及纤维化的程度，从而有助于治疗方案的制定和预后判断。光镜下主要表现为肾间质水肿，灶性或弥漫性炎细胞浸润。药物引起及全身感染相关性急性间质性肾炎以淋巴细胞和浆细胞为主，还可见较多嗜酸性粒细胞；特发性间质性肾炎主要是单核细胞、淋巴细胞，偶见嗜酸性粒细胞等浸润；细菌直接感染时以中性粒细胞浸润为主，病毒感染时则以单核细胞浸润为主。肾小管可有上皮细胞变性、灶性坏死及再生，肾小球及肾血管正常或病变较轻。电镜下肾小管基膜不连续，部分增厚，基膜分层。免疫荧光检查多呈阴性，有时可见 IgG、C3 沿肾小管基膜呈线样或颗粒状沉积。非甾体抗炎药引起者，电镜下可出现脏层上皮细胞足突广泛融合，类似微小病变的病理改变。

5. 鉴别诊断 主要应与急性肾小球肾炎、急进性肾小球肾炎、其他原因导致的急性肾衰竭相鉴别。相应疾病的特殊临床表现、实验室指标、影像学检查有助于提供诊断线索，但鉴别困难时应及时考虑肾活检。

【治疗方案及原则】

大多数急性间质性肾炎的患者预后较好，而病理损害较重或治疗不及时、治疗方法不当者，可遗留肾功能不全而造成永久性肾功能损害。

1. 一般治疗 去除病因，控制感染、及时停用致敏药物、处理原发病是急性间质性肾炎治疗的第一步。许多患者在感染控制或停用相关药物后病情可以得到不同程度的自行好转。

2. 对症支持治疗 对于急性肾功能不全的患者应实施非透析或透析疗法，以维持水、电解质、酸碱的平衡，改善症状，同时注意防治其他并发症。

3. 特殊治疗

(1) 糖皮质激素的应用：一般认为，在特发性急性间质性肾炎及免疫疾病引起的急性间质性肾炎中，激素的疗效是得到肯定的。而药物相关性急性间质性肾炎及感染相关性急性间质性肾炎在停用敏感药物或感染控制后，肾功能若无改善，或者病理检查提示肾间质呈弥漫性炎症或肉芽肿性间质性肾炎者，有必要早期使用糖皮质激素。急性间质性肾炎泼尼松治疗一般采用 0.5～1.0mg/(kg·d) 口服，在 4～6 周内减量直至停用，不宜用药时间过长。个别报道大剂量甲泼尼龙冲击疗法有效，但因无充分证据表明优于口服方案，不推荐使用。肾间质炎症发生 10～14 天后即可出现间质纤维化，建议使用免疫抑制剂前行肾活检以确诊急性间质性肾炎，了解间质纤维化程度。

(2) 细胞毒类药物的应用：急性间质性肾炎治疗一般无需使用细胞毒类药物。国外学者提出，若糖皮质激素治疗 2 周无效，或肾功能进行性恶化，且肾组织无或仅有轻度纤维化，可考虑加用细胞毒类药物，如环磷酰胺 (CTX) 1～2mg/(kg·d)，若用药 6 周肾功能无改善，应停用，无论有效与否时间均不宜过长。

(3) 血液净化的应用：少尿型合并严重内环境紊乱的患者应尽早开始透析；非少尿而临床情况较稳定者，无需紧急透析，可在保守治疗下等待肾功能的恢复，但如保守治疗欠佳，应尽快开始透析。在部分抗肾小管基膜抗体阳性（免疫荧光检查示 IgG 沿肾小管基膜呈线样沉积）的患者中，以及自身免疫病引起的急性间质性肾炎（如狼疮性间质性肾炎）中，血浆置换可能是一个有效的方法，但其有效性有待更多的证据证实。

第三十七章　慢性间质性肾炎

【概述】

慢性间质性肾炎（chronic interstitial nephritis，CIN）又称慢性肾小管间质性肾炎，是以慢性肾小管-间质性损害为主的肾间质疾病。临床表现为轻度蛋白尿、肾小管功能障碍、慢性肾衰竭；病理改变以肾小管萎缩及肾间质纤维化为主要特征，有时可有少量淋巴细胞、单核-巨噬细胞等炎细胞浸润。

慢性间质性肾炎可由多种病因所致，包括：①遗传性疾病：如家族性间质性肾炎、多囊肾、髓质囊性肾病及遗传性肾炎等。②药物性肾病：如非甾体抗炎药、马兜铃酸类药物、环孢素及顺铂等引起的肾损伤等。③尿路疾病：如梗阻性肾病、反流性肾病。④感染性疾病：如各种病原体所致的慢性肾盂肾炎。⑤重金属中毒：如铅、镉或锂中毒等。⑥物理性损害：如放射性肾病。⑦系统性疾病：免疫性疾病（如系统性红斑狼疮、干燥综合征、冷球蛋白血症、慢性移植排斥反应等)、代谢性疾病（如尿酸性肾病、高钙血症肾病、低钾性肾病等）或血液病（如多发性骨髓瘤、轻链沉积病等）等系统性疾病均可引起慢性间质性肾炎。发病机制可能是在各种原因作用下，肾小管结构破坏、肾间质慢性缺血以及免疫异常等因素共同作用导致肾间质纤维化发生。

【临床表现】

常为隐匿、慢性或亚急性起病，因肾间质为慢性炎症改变，主要为纤维组织增生，肾小管萎缩，故常有其共同临床表现。

1. 患者常表现为逐渐出现的多尿或夜尿增多，并伴有不同程度的纳差、乏力、消瘦等非特异症状，一般无水肿，一些病例可无任何临床症状，只在体检或因其他疾病就诊时发现轻度尿改变、肾功能减退、贫血、肾性骨病而怀疑本病。部分患者经询问可发现用药史或理化因素接触史。部分由系统性疾病所致者还可有原发病的表现。

2. 尿常规通常表现为轻度蛋白尿（定性微量～＋，定量一般＜0.5g/d），尿蛋白常为小分子的肾小管性蛋白尿（如 β_2-微球蛋白）。尿沉渣中可有少量白细胞，一般无红细胞和管型。实验室检查还可出现低比重尿、糖尿、氨基酸尿、磷酸盐尿、碱性尿以及低磷血症、高钙血症、低钠血症、高或低钾血症及肾小管性酸中毒。

3. 若伴有肾乳头坏死，可在病程中出现高热、腰痛、肉眼血尿及尿路刺激征等，常见原因为糖尿病、肾盂肾炎、止痛药肾病、尿道梗阻或血管炎。急性肾乳头坏死可出现急性肾衰竭，尿沉渣中可找到坏死的组织碎片，肾盂造影可见环状阴影或充盈缺损，慢性者尚可见到肾髓质及肾乳头部钙化阴影，临床尿液浓缩功能减低。

4. 慢性间质性肾炎可波及肾小球和血管，导致相应功能受损，早期为内生肌酐清除率下降，其后血清肌酐可升高。晚期肾小球和血管受累严重时，可出现慢性肾功能不全的症状如恶心、呕吐、厌食等，贫血常很严重，并且与肾功能减退的程度不成比例。约一半患者发生高血压，但程度往往不及肾小球肾炎引起的高血压严重。

【诊断要点】

慢性间质性肾炎因具有明显的肾小管功能损伤，临床上虽然起病隐匿，但仍具有特征性改变，早期诊断的关键是临床医生对本病的认识和掌握程度。

1. 诊断慢性间质性肾炎的临床线索　①有尿路梗阻、长期接触肾毒性因素或肾毒性药物用药史；②不明原因的多尿、夜尿、低比重尿；③原因不明的肾功能不全，无明显水肿和高血压；④轻度小分子蛋白尿；⑤不明原因的低磷血症、高钾血症或低钾血症及代谢性酸中毒；⑥不明原因的骨软化；⑦存在全身性疾病时，可能原发疾病的临床表现较为突出，注意不要忽略原发疾病可能掩盖慢性间质性肾炎临床表现。

2. 实验室检查　尿沉渣检查中，尿蛋白少量，常小于0.5g/d，一般无细胞管型。尿中肾小管性小分子蛋白，如尿溶菌酶及β_2-微球蛋白增加，亦可出现糖尿，氨基酸尿，低比重尿，酸碱、电解质紊乱等，可伴贫血。晚期累及肾小球，可出现血清肌酐升高。

3. 影像学检查　B超、X线、CT、放射性核素检查可见双肾缩小，有助于慢性病变的诊断。

4. 病理检查　对确诊有重要意义。慢性间质性肾炎基本的病理表现为：大体上肾脏外观缩小，表面呈瘢痕状。光镜下肾间质呈多灶状或大片状纤维化，可伴淋巴及单核细胞浸润，肾小管萎缩、变性、管腔扩大，肾小管基膜肥厚，肾小球出现缺血性皱缩或硬化。免疫荧光检查阴性。电镜检查在肾间质中可见大量胶原纤维束。有无肾小管萎缩是鉴别急慢性病变的要点。但如果患者肾脏已经明确萎缩，则不必一概要求做出病理诊断。

5. 尽可能明确引起慢性间质性肾炎的病因　详细追问病史，完善相关临床检查，寻找慢性间质性肾炎病因。

6. 鉴别诊断　慢性间质性肾炎应考虑与以下疾病鉴别，鉴别困难时可以肾穿刺。①高血压肾损害：临床表现类似于慢性间质性肾炎，但长期高血压病史，伴有心脏、眼底等靶器官损害有助于鉴别。②慢性肾小球肾炎：常有显著蛋白尿、血尿、水肿及高血压，肾小球功能损害先于肾小管。③糖尿病肾病：有长期明确的糖尿病史，逐渐增加的蛋白尿，伴有眼底损害，后期出现顽固性水肿、高血压、肾功能损害等，早期易误诊为慢性间质性肾炎。

【治疗方案及原则】

治疗的主要目标在于促进轻度受损的肾功能恢复、延缓肾功能恶化和保护残存肾功能。关键在于控制或消除原发病因，治疗诱发因素、加重因素以及并发症。

1. 控制和去除病因　及时解除尿路梗阻及反流，停用有关药物（非甾体抗炎药、马兜铃酸类药物等），积极控制感染，治疗相关的系统性疾病。

2. 对于肾间质纤维化明显者，没有临床证据表明应用糖皮质激素治疗有益。

3. 纠正水、电解质和酸碱平衡紊乱　肾小管功能障碍为主者，应及时纠正水、电解质和酸碱平衡紊乱，防止因脱水、低血压等使肾功能进一步减退。

4. 延缓肾衰竭的进展　已发展成慢性肾衰竭者，按慢性肾衰竭处理，包括控制高血压、纠正贫血、纠正钙磷代谢紊乱，综合措施延缓肾衰竭的进展等。

5. 血液净化治疗　出现明显尿毒症症状、有血液净化治疗指征者，应实施血液净化治疗，可选择持续性肾脏替代、血液透析、腹膜透析等，条件允许时也可行肾移植。

第三十八章　马兜铃酸肾病

【概述】

马兜铃酸肾病（aristolochic acid nephropathy，AAN）是一类由马兜铃、关木通、广防己、青木香、天仙藤、细辛等含有马兜铃酸的药物所造成的急性或慢性肾小管间质疾病。根据临床表现分为急性马兜铃酸肾病、慢性马兜铃酸肾病、肾小管功能障碍型马兜铃酸肾病三种类型的肾损害，三型可以重叠或转换。泌尿系统肿瘤被认为是慢性马兜铃酸肾病的常见合并症。不论哪种马兜铃酸肾损害，目前均无有效治疗方法，重在预防。

【临床表现】

1. 急性马兜铃酸肾病　常在短期之内（甚至一次）大剂量服用含马兜铃酸的药物后发生。发病迅速，常在服药后数小时内出现消化道症状如恶心、呕吐和上腹不适等，可伴有贫血、高血压、血小板减少、肝功能损害及神经系统异常（视听力障碍、震颤）等。肾功能不全可表现为少尿型或非少尿型急性肾衰竭。尿液检查可有少量蛋白尿、血尿，伴肾性糖尿、氨基酸尿、低渗透压尿、尿 NAG 酶升高。部分患者同时存在肾小管性酸中毒。肾脏 B 型超声波检查常示肾脏体积增大或正常，肾锥体肿大，皮质回声可增强。

肾脏病理表现为急性肾小管坏死。光镜下见肾小管上皮细胞重度变性、坏死、崩解，部分基膜裸露，肾间质水肿，偶有少量淋巴及单核细胞散在浸润，肾小球无明显病变，小动脉内皮细胞肿胀。免疫荧光为阴性。电镜下可见肾小管上皮细胞微绒毛脱落、线粒体肿胀及线粒体嵴消失，部分细胞器崩解，基膜裸露，肾间质水肿。

即使及时停用含马兜铃酸的药物，也仅少数急性马兜铃酸肾病患者的肾功能可恢复正常，绝大多数急性患者肾功能无法恢复而转为慢性马兜铃酸肾病或慢性肾衰竭。

2. 慢性马兜铃酸肾病　此型肾损害主要由于长期小剂量服用含马兜铃酸的药物所致，少数由急性马兜铃酸肾病发展而来。病情发展较缓慢，从服药到出现症状的时间为数月至数年不等。起病隐匿，症状多不典型，早期常无任何症状，逐渐出现贫血、乏力、纳差、夜尿增多等症状。部分患者常于间断或持续小剂量服含马兜铃酸的药物数月后出现乏力、口渴、多尿、夜尿增多等，化验提示肾小管性酸中毒和（或）Fanconi 综合征。尿常规显示少量的蛋白尿，镜检有形成分较少。同时，肾小管浓缩功能轻度受损，而血清肌酐及尿素氮往往正常。慢性马兜铃酸肾病肾功能损伤进展速度不一，部分患者进展快，数月至 1 年进入终末肾衰竭；部分患者病情缓慢进展，十余年才达尿毒症。贫血常出现较早，可与肾功能损害程度不平行。血压常轻至中度升高。尿液检查可为正常，也可有轻度蛋白尿，常伴肾性糖尿、低比重尿及低渗透压尿，尿沉渣正常或仅有少量红细胞尿，无白细胞尿，尿 NAG 酶正常或轻度升高。

肾脏病理表现呈慢性肾小管间质纤维化。光镜下见肾间质呈多灶状或大片状寡细胞性纤维化，偶有少量散在或小灶状淋巴及单核细胞浸润，肾小管呈多灶状或大片状萎缩，肾小球或无明显病变，或呈缺血性基膜皱缩及硬化，小动脉管壁增厚，管腔狭窄。免疫荧光为阴性。电镜下见肾间质有大量束状的胶原纤维，肾小管基膜增厚、分层，部分肾小球基膜缺血性皱缩。后期肾脏 B 超见肾脏缩小，双肾大小可不对称。

慢性马兜铃酸肾病患者即使停药后，肾功能仍然可能逐渐进展至终末期肾衰竭。

3. 肿瘤　泌尿系统肿瘤在慢性马兜铃酸肾病患者中发生率很高。长期服含马兜铃酸的药物可并发如膀胱、肾盂及输尿管的移行上皮细胞癌。慢性马兜铃酸肾病患者若出现明显镜下血尿或肉眼血尿，尿相差显微镜检查证实为均一性红细胞血尿时，即应高度警惕泌尿系统肿瘤。动物实验也已证实马兜铃酸具有很强的致癌性，可诱发大鼠肾盂及膀胱移行细胞癌等。因此，对慢性马兜铃酸肾病患者应密切注意监测泌尿系统肿瘤的发生，定期检查尿脱落细胞、膀胱镜检，及早发现肿瘤。

【诊断要点】

马兜铃酸肾病的诊断须结合服药史、临床表现和肾脏病理检查。对于原因不清的急性或慢性肾功能不全，或肾小管功能障碍患者，均应除外马兜铃酸肾病。

诊断要点：

1. 有含马兜铃酸药物的服用史，或服用的药物中检测到马兜铃酸，或患者血液中含有马兜铃酸。

2. 临床表现有肾小管间质病变所致的急性或慢性肾功能不全、严重贫血和肾小管功能障碍等。

3. 辅助检查

(1) 实验室检查

1）肾功能的检查：血清肌酐和尿素氮有助于判断有无肾功能的损害及其

程度。

2）尿液检查：主要提示肾小管间质的损害，可查见小分子量蛋白尿、肾性糖尿、氨基酸尿。尿沉渣改变不突出。尿比重和尿渗透压降低。如在原有慢性肾小球疾病基础上发生马兜铃酸肾病，可有大量蛋白尿和血尿。

3）血酸碱度（pH）、二氧化碳结合力的检测。

（2）影像学检查：肾脏B型超声波检查有助于急、慢性肾功能不全的鉴别。

（3）肾脏病理：急性马兜铃酸肾病除见肾小管上皮细胞重度变性、坏死、崩解外，肾小管基膜裸露及无肾小管上皮细胞再生是相对特征性的病变。慢性马兜铃酸肾病突出的病理表现是皮质区或皮髓交界区广泛间质纤维化和肾小管数量减少，无明显的细胞浸润。

4. 排除其他原因造成的肾小管间质疾病，如感染、药物、自身免疫性疾病、多发性骨髓瘤等。

【治疗方案及原则】

目前马兜铃酸肾病的发病机制不清楚，因此尚无特效、成熟的治疗方案。

1. 预防　加强中草药的质量监控，严格监测和检测马兜铃酸含量。广泛普及马兜铃酸肾病相关知识，特别是在广大农村地区，重视马兜铃酸的肾损害，严格掌握用药剂量和疗程。马兜铃酸肾病一旦诊断明确应及时停用含马兜铃酸的药物。

2. 糖皮质激素的使用　早期的糖皮质激素治疗有助于逆转和延缓肾损害的进展，对本病有一定疗效，但治疗的适应证及具体用药方案如起始剂量、如何减量、维持时间等目前尚无定论，仍需摸索和更多的临床验证。其治疗机制也欠清楚，可能与其抗炎及抗纤维化作用密切相关。

3. 血管紧张素转化酶抑制剂（ACEI）或血管紧张素受体拮抗剂（ARB）　ACEI和ARB在慢性马兜铃酸肾病动物模型中早期应用，能显著减轻肾间质细胞外基质蓄积及纤维化，改善肾功能。但仍需进一步的临床疗效验证。

4. 对症支持治疗　积极纠正酸中毒和电解质紊乱，保持内环境稳定。重视贫血的诊治，早期积极使用促红细胞生成素。对急性马兜铃酸肾病所致肾衰竭，重者需要血液净化治疗。对于慢性马兜铃酸肾病所致慢性肾衰竭，则根据肾衰竭的程度进行相应的治疗。

第三十九章　尿酸性肾病

【概述】

尿酸是人体嘌呤代谢的终产物，是体内重要的有机阴离子。尿酸水平的异常会对很多器官功能造成影响。尿酸性肾病是指高尿酸血症和（或）高尿酸尿症可使尿酸在肾组织沉积所导致的肾损害，并分为如下三个类型：急性尿酸性肾病，慢性尿酸性肾病，尿酸结石。高尿酸血症是心血管疾病（cardiovascular diseases，CVD）和慢性肾脏病（chronic kidney diseases，CKD）的独立危险因素。

【临床表现】

尿酸性肾病的临床表现主要有肾小管间质损害、肾结石，部分患者可伴有痛风。

1. 痛风　一般痛风患者一生中至少会出现 1～2 次或更多的急性痛风性关节炎，然后才出现痛风石。急性痛风性关节炎发病前通常没有明显先兆。夜间发作的急性单关节或多关节疼痛通常是首发症状，体征类似于急性感染。一半人发生在足的跖趾关节，其他部位有足中部、踝部、足跟和膝盖。随疾病发展，腕、手指和肘部会经常出现疼痛。大趾的跖趾关节受累最常见。

2. 肾结石　尿酸在尿路结晶可引起结晶尿、结石和梗阻。患者有排尿困难和血尿。尿中析出尿酸结晶。

3. 高尿酸血症　临床上高尿酸血症所致的肾脏损伤不一定必须有尿酸结晶在肾脏的沉积，患者往往合并肥胖、高血压、高脂血症、糖尿病、动脉硬化、冠心病、脑血管疾病、肾结石和尿路感染等多因素共同参与。这些合并的疾病或并发症会加重肾脏损害，使病情复杂化。

除血液系统肿瘤化疗时导致的急性尿酸性肾病可表现为少尿性肾衰竭外，慢性尿酸性肾病主要表现为间质性肾损害，肾小管浓缩功能受损早于肾小球功能受损，临床上并无特异性的特征。

【诊断要点】

诊断主要依靠临床表现、血尿酸水平，急性血尿酸升高有时可以在尿中找到尿酸盐结晶，但慢性高尿酸血症的临床表现和影像学检查没有特异性表现，因此主要靠化验检查。

1. 高尿酸血症　一般定义为成人血清尿酸水平＞408μmol/L（6.8mg/dl），或绝经期前妇女血尿酸＞360μmol/L（6.0mg/dl）。如果痛风发作时血尿酸正常，有可能是某些因素导致血尿酸急剧下降，沉积在关节的痛风石的不稳定导致症状如饮酒、外伤等。

2. 各种疾病情况下血尿酸水平的特点　急性血尿酸增高多有肿瘤化疗等因素存在。肿瘤破坏导致的高尿酸血症通常会高于15mg/dl（893μmol/L），而其他急性肾衰竭一般不高于12mg/dl（714μmol/L）。对于肾功能已经有减退的患者，如果血尿酸水平超过一定程度，说明高尿酸血症不仅仅由肾功能减退引起，如血肌酐≤1.5mg/dl（132μmol/L），血尿酸＞9mg/dl（536μmol/L）；血肌酐1.5～2.0mg/dl（132～176μmol/L），血尿酸＞10mg/dl（595μmol/L）；晚期肾衰竭，血尿酸＞12mg/dl（714μmol/L）。

3. 检查血尿酸的注意事项　需要空腹8小时以上，一般要求晚上12点后禁食，但可喝水。而且要排除患者是由其他疾病（如淋巴或者骨髓的增生改变、红细胞增多、氯仿中毒、银屑病、维生素B_{12}缺乏、铅中毒、子痫、脱水状态等）导致的血尿酸水平升高。另外，饮水、利尿剂和药物应用等因素均可影响血尿酸水平。

4. 肾活检　单纯性尿酸性肾病，如果病因非常清楚，一般不需要肾脏活检。但如果考虑是伴随其他肾脏疾病出现的高尿酸血症，则需要进行肾活检以明确。

（1）急性尿酸性肾病：由短时间内大量尿酸结晶堆积于肾脏集合管、肾盂和输尿管所导致。由于尿液中尿酸浓度骤然增高形成过饱和状态。显微镜下可见管腔内尿酸结晶的沉积，形成晶体或呈雪泥样沉积物。可阻塞肾小管，近端小管扩张，而肾小球结构是正常的。这些沉积物导致梗阻及急性肾衰竭，但这种肾病通常是可逆的。间质纤维化及痛风石通常不会出现。

（2）慢性尿酸性肾病：慢性高尿酸血症可导致尿酸晶体主要在远端集合管和肾间质沉积，尤其是在肾髓质和乳头区。镜下可见尿酸和单钠尿酸盐在肾实质内沉积。间质尿酸结晶来源于集合管。这些结晶体形成核心，周围有白细胞、巨噬细胞浸润及纤维物质包裹。这种标志性组织学改变称为痛风石，经典者在皮髓交界处及髓质深部沉积。在有长期痛风病史的患者中，肾脏不仅表现为痛风石形成，而且还伴有肾小球硬化、动脉硬化及动脉壁增厚。

（3）肾结石：镜下可见尿酸结晶在肾乳头和集合管内沉积。

5. 影像学检查　只有在产生结石的时候才会有影像学的变化，但纯尿酸性结石在X线下不显影，超声检查可见回声。痛风受累关节的特征性X线表现是软组织和骨质破坏。骨与关节的X线表现晚于临床症状，骨质破坏大约在起病10年以后才出现，病变往往不可逆。

6. 临床上引起高尿酸血症的主要原因见表39-1。

表39-1 临床上引起高尿酸血症的主要原因

分 类	原 因
遗传因素	家族性高尿酸血症性肾病（尿调制蛋白的突变）、莱-尼综合征（Lesch-Nhyan syndrome，次黄嘌呤-鸟嘌呤磷酸核糖转换酶HGPRT的突变）、S-磷酸核糖-1-焦磷酸合成酶（PRPPS）的突变
食物因素	高嘌呤饮食（动物内脏，贝类，高脂肪肉类）、高果糖含量食物（高果糖的玉米糖浆，调味糖，蜜）、乙醇、低盐饮食
药物	噻嗪类利尿剂、袢利尿剂、钙神经蛋白抑制剂（环孢素>他克莫司）、吡嗪酰胺、低剂量阿司匹林
低血容量状态	
缺氧状态（组织性的或者系统性的）	
细胞更新显著增加性疾病	骨髓增生性疾病、真性红细胞增多症等
与高尿酸血症相关的状态	肾衰竭、肥胖/代谢综合征、未治疗的高血压、非裔美国人、先兆子痫、剧烈运动

【治疗方案及原则】

严格控制高嘌呤食物的摄入是非常重要的。一般认为动物内脏、肉汤（长时间炖肉使大部分嘌呤进入汤中）、啤酒等嘌呤含量最高，其次包括大部分鱼类、贝类、肉食及禽类。蔬菜中以芦笋、菜花、四季豆、菜豆、菠菜、蘑菇、花生等含量较多。另外要注意多喝水。血尿酸与体重指数呈正相关，因此应节制每日的进食总热量，减轻体重。严禁暴饮暴食。

1. 痛风的治疗原则 ①迅速解决疼痛；②预防复发；③防止痛风石和关节损伤；④判断好其他相关的疾病。

2. 痛风发作时的治疗 治疗痛风急性发作首先是要迅速解决炎症导致的疼痛。使用的药物包括非甾体抗炎药（NSAIDs）、秋水仙碱和糖皮质激素，其效果取决于何时给药。如果在刚刚发作时立刻给药，往往症状会很快消失，如果48小时内没有给药，则要2天左右的时间才能见效。一旦有效，可以在症状消失后再逐渐减量，48小时后可以停药。

（1）NSAIDs：吲哚美辛是最常用的，其他也有效。一般NSAIDs要从推荐的最大剂量给起，一旦起效，则要开始减量。注意有消化道溃疡或者肾功能不全者慎用。

（2）秋水仙碱：一般以0.5～0.6mg/h剂量开始口服，直到出现以下三种症状之一：①临床症状明显好转；②出现明显的胃肠道症状，如腹胀、恶心、呕吐、腹泻等；③秋水仙碱也可以静脉使用，尤其是对于无法口服的患者，一般可以用20～50ml的生理盐水稀释，15～20分钟输入完毕。但要注意一旦渗出，会对组织造成严重伤害。一次静脉给药不应超过2mg，一次痛风发作，24小时内秋水仙碱的用量不应超过3mg。如果静脉给药，7天之内不允许以任何形式再给予秋水仙碱。如果同时有肝肾疾病，不建议静脉给予秋水仙碱。注意，不正确地使用秋水仙碱会导致死亡。

（3）糖皮质激素：一般在秋水仙碱和NSAIDs无法使用的时候才给予。激素的起效时间与前两者相仿，剂量为20～40mg/d，症状缓解后，1～2周内停药。关节内注射10～40mg泼尼松或者曲安西龙（triamcinolone）也可缓解症状。一般上述一种药物可以解决痛风的急性发作，但非常严重的患者有时是无效的。

3. 痛风发作的预防　患者可以用小剂量的秋水仙碱或者NSAIDs来预防。秋水仙碱的预防剂量是0.5～0.6mg，每日1～3次，可以使痛风发作频率减少75%～85%。这个剂量很少引起胃肠道症状且相对安全。但长期应用秋水仙碱会导致神经肌肉症状和肾功能减退，尤其在老年患者。因此，如果血肌酐高于133μmol/L，每日的秋水仙碱量不要超过0.6mg。一般神经肌肉症状可以在停药几周后消失。

4. 高尿酸血症的药物治疗目标是将尿酸水平控制在5mg/dl（300μmol/L）。

（1）别嘌醇：抑制尿酸生成，应用于对饮食控制等常规治疗无效、结石复发或痛风患者。如果肾功能是正常的，别嘌醇的初始剂量应该为100mg/d，逐渐加量至300～400mg/d，最大剂量800mg/d。如果有肾功能不全，应随时调整剂量。300mg/d的剂量对于85%的患者都是有效的。

（2）促进尿酸排泄的药物：①丙磺舒（probenecid，羧苯磺胺）；②苯溴马隆（benzbromarone）是迄今为止最强效的利尿酸药物，对于严重的肾脏疾病患者也可服用，GFR＜25ml/min时效果差。通常患者都能适应。可用于长期性治疗高尿酸血症及痛风病，毒性作用轻微，对肝肾功能无明显影响；③磺吡酮（sulfinpyrazone，硫氧唑酮）；④苯碘达隆（benziodarone）：对于别嘌醇过敏者可使用，有临床观察发现其大剂量应用时，在肾移植患者中降尿酸效果优于别嘌醇。⑤氯沙坦：该药物除可降低血压外，还有促尿酸排泄的功能。

（3）酸酶类药物：静脉注射尿酸酶药物可以将尿酸分解为尿囊素。

（4）其他：促进肠道排泄尿酸药：如一些药用炭类的吸附剂，和别嘌醇合用效果好。对于因恶性肿瘤治疗而产生的急性高尿酸血症可以考虑进行血液透析治疗。

第四十章　反流性肾病

【概述】

反流性肾病（reflux nephropathy，RN）是多种原因引起的膀胱输尿管反流（vesicoureteral reflux，VUR）和肾内反流（intrarenal reflux，IRR）所致的肾实质瘢痕性病变，最后可发展为终末期肾衰竭，是尿毒症的常见病因之一。女性多发，男女比例1∶5。

膀胱输尿管反流根据病因可分为原发性及继发性两大类：①原发性膀胱输尿管反流：此种类型最常见，为膀胱黏膜下输尿管段的先天性异常所致，如先天性膀胱黏膜下输尿管过短、输尿管开口异常、膀胱三角肌组织变薄或无力、输尿管囊肿及输尿管憩室等。随着小儿成长，膀胱壁段输尿管长度会延长，输尿管膀胱段的括约肌功能也得到改善，因此多数儿童膀胱输尿管反流有随生长发育而自动消退的倾向。一般认为成人膀胱输尿管反流无自然停止的可能。②继发性膀胱输尿管反流：继发于炎症（结核、血吸虫等感染）、膀胱尿道梗阻、神经性膀胱、输尿管开口处外科损伤、脊髓损伤、膀胱手术后、输尿管疝、妊娠、肾移植术后等。

膀胱输尿管反流时尿液反流到肾盂肾盏后再由肾盏向乳头管和集合管反流称为肾内反流。膀胱输尿管反流时并不一定引起肾内反流，膀胱输尿管反流引起肾内反流及肾瘢痕可受以下因素影响：①尿路感染：反复尿路感染可促进肾瘢痕形成；②膀胱输尿管反流的严重程度：膀胱输尿管反流的程度与肾瘢痕的发生发展有关，反流越重，持续时间越长，则肾瘢痕发生率越高；③肾乳头类型：肾瘢痕的分布以肾极区为主，最常见于肾上极，主要因为肾极区多为复合乳头，这种乳头呈扁平形，开口大而直，容易产生肾内反流；④有旧瘢痕者易形成新瘢痕；⑤压力：动物实验已表明持续一定时间的膀胱内高压可引起肾瘢痕形成。

反流性肾病的确切发病机制目前仍未完全阐明。膀胱输尿管反流引起的肾损害可能与下列因素有关：①菌尿：膀胱输尿管反流时尿流对膀胱的冲刷作用减弱，细菌易附着于膀胱壁，引起膀胱炎。膀胱内含菌尿液可反流至肾引发肾盂肾炎。但感染并非为瘢痕形成所必需，仅对其形成起促进作用。尿路感染不仅可加重膀胱输尿管反流及促进肾瘢痕的形成，而且反复发作的尿路感染可能通过免疫机制损害非瘢痕区的肾小球致肾小球硬化。②尿流动力学改变：膀胱输尿管反流时并不一定存在肾内反流，只有严重膀胱输尿管反流致尿流动力学改变时才发生肾内反流。③免疫损伤：免疫荧光检查发现，部分反流性肾病患者，在肾小球硬化区及系膜区可发现 IgM 及 IgG，因此认为免疫损伤是引起肾小球硬化的原因。④血管病变：由于尿液溢漏到肾小管外的间质及毛细血管和直血管，引起炎症及纤维化，导致肾内血管狭窄及闭塞。在反流性肾盂肾炎的最初阶段，感染所累及的部位由于广泛间质水肿的机械压迫，致肾间质血管闭塞，尤其是肾小管旁的小血管。

反流性肾病的肾脏缩小。肾盂肾盏扩张，肾皮质变薄，肾脏表面有局灶性瘢痕形成，且以肾两极，尤肾上极为突出，肾被膜增厚、粘连。光镜下可见肾小管萎缩，部分可有囊性扩张，其内见透明管型；肾间质纤维化及淋巴细胞浸润，部分可有淋巴滤泡形成；在皮质及外髓质可见密集成圆形的浅染色物，其中含 Tamm-Horsfall 蛋白等；小叶间动脉内膜增厚、阻塞。外髓质部分肾小管上皮细胞变平而酷似甲状腺管样。肾小球的病变为局灶性、节段性硬化及玻璃样变并混杂着肥大的肾小球，这是反流性肾病最具特征性及最常见的病理变化。荧光显微镜下于肾小球内硬化部分可见 IgM、IgG 及 C3 沉积。电镜检查于内皮细胞下可见电子致密物。

【临床表现】

1. 尿路感染　是反流性肾病患者最常见的临床表现。尿路感染发作在新生儿常表现为发热和生长发育缓慢。较大年龄病孩及成人常有尿急、尿痛、尿频等，严重者可表现为典型的急性肾盂肾炎。

2. 蛋白尿　是预测反流性肾病患者预后最重要的指标，可为反流性肾病的首发症状，亦可在严重瘢痕形成数年后才出现。反流性肾病患者早期的少量蛋白尿多为尿路感染所致，尿蛋白量常＜1.0g/d，以肾小管性低分子量蛋白尿为主。当病变累及肾小球发生局灶性肾小球硬化后，蛋白尿常呈持续性，尿蛋白量常＞2.0g/d，甚至为肾病综合征范畴蛋白尿，为预后不良的标志。此类患者即使术后膀胱输尿管反流消失，肾功能仍继续恶化。

3. 高血压　为反流性肾病患者后期的常见并发症，亦是儿童恶性高血压最常见的病因。随着肾瘢痕的进展，肾素-血管紧张素产生过多，合并高血压的危险性增大。因此，除在尿路感染时需警惕有无反流性肾病存在外，对于高血压原因未明的患者也应高度注意反流性肾病的可能。

4. 夜尿、多尿　临床上反流性肾病患者夜尿、多尿常见。由于膀胱输尿管反流患者远曲小管功能最先受影响，因此出现夜尿、多尿等尿液浓缩功能异常的表现，是反映肾功能损害的敏感指标。

5. 肾功能损害　本病系慢性进行性疾病，最后进展为肾衰竭，尤其是儿童和男性患者。

6. 妊娠时表现　妊娠高血压综合征可为反流性肾病的首发症状。多数作者认为反流性肾病患者妊娠可致肾功能迅速恶化，尤其是在妊娠前已有高血压或蛋白尿者，特别是血肌酐＞200μmol/L 时。

7. 其他　反流性肾病其他较常见的临床表现还有反复发热、腰痛、尿路结石、遗尿和血尿等。结石多见于瘢痕部伴髓质空洞处，在反流性肾病致尿流淤滞的基础上，合并变形杆菌或分解尿素的细菌感染时更易形成结石。

【诊断要点】

1. 症状　反复发作的尿路感染、蛋白尿、高血压、夜尿、多尿等。

2. 辅助检查　膀胱输尿管反流的诊断标准及分级检查方法有：

（1）排尿期膀胱尿路造影（micturating cystourethrogram，MCUG）（图40-1）：是膀胱输尿管反流的检测及分级的金指标。根据国际反流研究委员会提议的分级标准，将膀胱输尿管反流分为五级：Ⅰ级，尿液反流只达到输尿管；Ⅱ级，尿液反流到输尿管、肾盂及肾盏，但无扩张，肾盂穹隆正常；Ⅲ级，输尿管轻度或中度扩张和（或）扭曲，肾盂轻度或中度扩张，但无（或）有轻度穹隆变钝；Ⅳ级，输尿管中度扩张和（或）有扭曲，肾盂中度扩张，穹隆锐角完全消失，但大部分肾盂尚保持乳头压痕；Ⅴ级，输尿管严重扩张及扭曲，肾盂肾盏严重扩张，大部分肾盏不能看见乳头压痕。

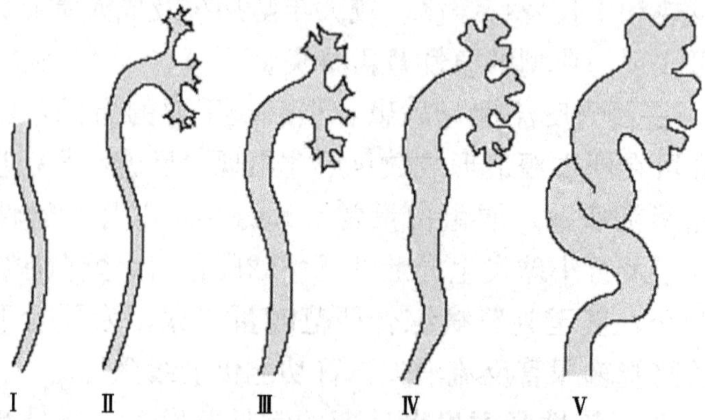

图 40-1　膀胱输尿管反流的排尿期膀胱尿路造影的分级标准

近年报道，氯贝胆碱排尿期膀胱尿路造影法可明显提高膀胱输尿管反流的检出率。亦有学者报道，经多次膀胱充盈及排尿，可明显提高排尿期膀胱尿路造影诊断膀胱输尿管反流的可靠性，尤其是在低度反流的患者。

（2）放射性核素：是一种简单、实用诊断膀胱输尿管反流的方法，与排尿期膀胱尿路造影法相比，具有较高的敏感性及可多次复查的优越性，且患者接受的放射性剂量少，故特别适用于儿童膀胱输尿管反流的检查。此外，尚可获得以下资料：①出现反流时的膀胱容量；②计算反流量；③测定残余尿量；④反流持续时间；⑤诊断及观察解剖口的变异。

放射性核素检查膀胱输尿管反流的方法分为：

1）直接法（导尿管法膀胱造影）：检测膀胱输尿管反流的敏感性与排尿期膀胱尿路造影相似，或更为敏感，且可用于膀胱输尿管反流确诊和分级。

2）间接法（静脉注射法膀胱造影）：其优点在于：①符合人体生理状态及正常的排尿机制；②不需插导尿管；③同时可获知解剖及功能情况；④对尿路感染急性期的膀胱输尿管反流诊断有重要意义。其缺点为：①需患者合作，故在小儿难以进行此项检查；②只对高压性反流检出率高；③检查需时长；④肾功能不全时干扰检查结果；⑤特异性和敏感性较低。故间接法仅能用于膀胱输尿管反流的筛选，不宜用作确诊的手段。

（3）静脉肾盂造影：为传统的反流性肾病的诊断方法，可显示肾轮廓、长度、皮质厚度、乳头形态、与杵状肾盂对应的肾表面不规则的瘢痕，后者为反流性肾病的标志。反流性肾病的静脉肾盂造影影像有：①肾盏呈杵状、皮质萎缩及对应的全层局部瘢痕为反流性肾病的最常见表现；②偶可出现与梗阻后萎缩相似的反流性肾病，即肾实质普遍变薄及复合乳头改变；③肾发育停止及（或）输尿管肾盂扩张。近年研究认为大剂量静脉肾盂造影加X线断层片更能显示肾瘢痕。

（4）超声波：实时B超检测膀胱输尿管反流是一种较新的方法，安全、可靠，有较好的特异性，与排尿期膀胱尿路造影之间有良好的相关性。近年有报道用彩色多普勒检查输尿管开口位置，用以作为尿路感染儿童合并膀胱输尿管反流的筛选试验。

（5）CT/MRI：显示肾轮廓、长度、皮质厚度及肾瘢痕更敏感。

（6）膀胱镜：可以观察输尿管开口位置、形态及活动度，膀胱黏膜下输尿管的长度，还能发现输尿管周围的憩室、输尿管扩张等。但其需结合临床表现及X线检查才能对膀胱输尿管反流的诊断做出正确的判断。对膀胱输尿管反流已消失，而静脉肾盂造影发现肾瘢痕者，膀胱镜检查可观察到输尿管口的形态及位置改变，对反流性肾病的诊断有帮助。

【治疗方案及原则】

反流性肾病的治疗原则是制止尿液反流和控制感染，防止肾功能进一步损害。

1. 内科治疗　生长发育中的小儿Ⅰ～Ⅲ度膀胱输尿管反流多可自愈，若持续到成年或Ⅴ度膀胱输尿管反流则难于自愈。内科治疗对膀胱输尿管反流有效，尤其适用于轻度反流而无输尿管扩张者。

（1）一般治疗：注意个人卫生，多饮水，定期排空膀胱（二次排尿法、睡前排尿，以便减轻膀胱内压力及减少残余尿），避免便秘。

（2）治疗尿路感染：尿路感染可促进肾瘢痕形成，应及时积极治疗。有显性尿路感染者，应用有效的抗生素2周疗程，然后使用长程低剂量抑菌疗法。作为预防性用药，长程低剂量抑菌疗法可减轻膀胱输尿管反流及反流性肾病发展，是保护肾功能的重要手段。具体方法为：每晚睡前排尿后口服一次单剂量抗菌药，剂量一般为每日剂量的1/3～1/2，抗菌药可选用复方新诺明、阿莫西林、呋喃妥因及头孢氨苄等。有人建议将多种抗菌药定期交替使用，对防止细菌耐药性有好处。并应注意不宜因做尿细菌培养而停用抗菌药。具体疗程未有定论，在儿童有人主张用至青春期或反流消失后1年，成人病例则至少用1年以上。对有家族史的婴儿应常规检查有无膀胱输尿管反流或反流性肾病存在，以争取早期治疗。

（3）控制高血压：高血压可加速肾功能的恶化，因此血压的控制是任何反流性肾病患者长期治疗的一个重要部分，可选用血管紧张素转化酶抑制剂或钙通道阻滞剂。

2. 外科治疗　许多临床观察证明，儿童患者即使为重度反流，如术后膀胱输尿管反流消失，则肾生长发育基本正常；如反流持续，则肾生长发育明显受影响。已有蛋白尿的患者，反流纠正后仍不能改变其肾功能恶化的进程。小儿膀胱输尿管反流手术适应证为：①重度反流，经内科保守治疗4年，反流仍持续或进行性肾功能减退，或新瘢痕形成者；②膀胱输尿管反流反复尿路感染，经内科积极治疗4个月无改善者；③输尿管口呈高尔夫洞穴样改变者；④先天性异常或尿路梗阻而引起反流者。

成人膀胱输尿管反流是否选择手术治疗仍有争论。膀胱输尿管反流手术的目的是建立黏膜下隧道，以防止反流。一般认为重度反流并出现反复肾盂肾炎，经内科积极治疗无法控制者才考虑手术。有蛋白尿者一般不宜手术。而欲怀孕的年轻女性，首选手术治疗以避免发生妊娠相关并发症。

第四十一章　梗阻性肾病

【概述】

梗阻性肾病（obstructive nephropathy）是指泌尿系结构和（或）功能改变，导致尿液排泄障碍所致的肾实质病变及功能损害。它是急、慢性肾衰竭的常见病因之一，也是难治性反复发作尿路感染的常见诱因。本病发病年龄呈双峰特点，儿童多见于先天性泌尿系统畸形所致，老年男性患者与前列腺肥大有关。梗阻性肾病可按梗阻的病因（先天性和后天性）、梗阻的时间（急性和慢性）、梗阻的程度（部分和完全）、梗阻的性质（机械性和功能性）及梗阻的部位（上尿路和下尿路）分类。

梗阻性肾病常见的病因有：

1. 先天性畸形　尿道口（包皮口）狭窄、后尿道瓣膜、先天性膀胱颈挛缩、膀胱输尿管反流、输尿管口囊肿、先天性巨输尿管、肾盂输尿管连接部畸形等。

2. 结石　肾、输尿管、膀胱、尿道结石。

3. 肿瘤　膀胱癌、前列腺癌，原发性输尿管肿瘤，子宫颈癌或盆腔恶性肿瘤直接浸润或转移压迫输尿管。

4. 炎症　输尿管结核、膀胱炎或尿道炎。

5. 医源性　常见于盆腔手术时误结扎输尿管、输尿管插管时引起暂时性的水肿、输尿管镜损伤、止痛药致肾乳头坏死组织脱落引起梗阻等。

6. 神经源性　神经源性膀胱可继发于脊柱创伤、糖尿病、多发性硬化症及老年性痴呆症。

7. 其他　前列腺肥大、原发性腹膜后纤维化、邻近器官病变压迫尿路。

梗阻性肾病的肾脏病理以炎症、肾小管萎缩及间质纤维化为特征。肉眼可见肾脏表面不平整，呈桑椹状、水肿、苍白，肾盂积水、扩张，穹隆部乳头扁平，肾皮质变薄。梗阻初期，肾小管系统扩张，尤以集合管及远端小管为显著，壁层上皮细胞变平，肾小管缺血、萎缩，集合单位减少，肾髓质破坏，肾间质纤维化并有单核细胞浸润。肾小球早期变化小，随着梗阻的进行，肾积水形成，肾小囊扩张，肾小球玻璃样变性，肾萎缩。梗阻后期，肾间质成纤维细胞增生和单核细胞浸润。

【临床表现】

梗阻可发生在尿路的任何部位，上自肾小管，下至尿道终末。临床表现复杂多样，主要取决于梗阻的部位、急性或慢性、完全性或不完全性以及单侧或双侧等。常见的症状有：

1. 排尿困难和尿量改变　膀胱以下的梗阻常出现排尿困难，表现为排尿费力，尿呈细线状，排尿不尽感，亦可出现尿频、尿急、尿潴留及尿失禁。若长时间梗阻，肾浓缩功能减退，可出现烦渴、夜尿增多。尿量可时多时少，特别是在输尿管梗阻时多见。但要注意的是，如果为单侧梗阻，对侧肾和输尿管正常，则排尿和尿量可正常；而突然发生急性无尿和肾衰竭是双侧肾完全梗阻的突出表现。

2. 疼痛　腰腹部疼痛是梗阻性肾病常见症状，这是由于梗阻以上的管腔内压力增高，管腔扩张，急剧膨胀引起。疼痛的轻重取决于肾内压力增长的速度，与肾盂扩张程度无关。如梗阻发生缓慢，肾内压力虽高，但可无疼痛，而急性梗阻的肾积水轻而疼痛剧烈。肾绞痛时可伴有恶心、呕吐、肠麻痹等消化道症状，疼痛可沿双侧输尿管向下放射至会阴部。疼痛的发作可因大量饮水或体力劳动而诱发，亦可无明显诱因。

3. 尿路感染　可为梗阻性肾病唯一的临床表现。梗阻病变可能是泌尿系反复感染和难以治愈的原因，而感染又可加剧泌尿系梗阻的病理损害。梗阻合并感染常可引起尿频、尿急、尿痛、寒战、高热、腰痛，严重时可引起中毒性休克危及生命。肾区局部皮肤温度增高、红肿、触痛明显提示肾周围脓肿的可能。

4. 腹部包块　长时间尿路梗阻可使肾脏增大，肾积水，在胁腹部出现肿物，多见于新生儿肾积水。肿物可时大时小，是肾积水特有的表现。腹部损伤时巨大的肾积水易发生破裂，引起广泛的腹膜后尿外渗。下尿路梗阻时，可在耻骨上扪及表面光滑、胀大的膀胱，尿液潴留可达2000ml以上。

5. 肾衰竭　双侧肾完全梗阻可出现突然无尿和急性肾衰竭。慢性梗阻性肾病终末期可出现慢性肾衰竭。梗阻后肾小管腔压力增高、尿液外渗、间质性肾炎、肾积水、反复尿路感染等均是引起慢性肾衰竭的原因。

6. 肾小管功能障碍　慢性尿路梗阻时可引起肾小管浓缩功能减退，表现为夜尿增多，亦可出现高钾血症、高血氯性肾小管性酸中毒。个别患者可发生加压素-拮抗性肾原性尿崩症，每日排尿量可达4000ml以上。

7. 高血压　约30％单侧急性梗阻可发生高血压，双侧慢性梗阻的高血压发生率更高。

8. 贫血与红细胞增多症　慢性梗阻性肾病引起肾衰竭时可出现贫血，但也有少数高位梗阻者出现红细胞增多症。

【诊断要点】

首先确定是否存在尿路梗阻、病变的部位、程度、有无感染以及肾功能的情况等。根据患者的症状和体征确定梗阻性肾病的存在，影像学提示双肾大小不等或缩小，肾脏两极的病变呈桑椹样改变，诊断可基本确立。

1. 临床表现　急性梗阻时多表现为典型的肾绞痛、肾区疼痛和季肋部压痛等。重度肾积水时腹部可触及包块，膀胱出口梗阻时，耻骨上可扪及胀大的膀胱。应注意有无尿毒症引起的全身性改变。检查肾脏是否增大，肾区有无压痛及叩击痛，男性患者应常规检查前列腺。对反复尿路感染、药物治疗无效或复发的患者，应提高警惕。

2. 辅助检查

(1) 实验室检查：尿液检查可有少量蛋白尿、低比重尿。镜下血尿提示尿路感染、肿瘤和结石。非肾小球性血尿常见于膀胱肿瘤、结石。尿中也可能找到脓细胞或细菌。贫血常继发于慢性泌尿系感染或双侧肾积水所致的肾衰竭。偶有慢性高位梗阻持续肾缺血导致血红细胞增多症。

(2) 超声检查：是诊断尿路梗阻的无创伤性检查，不受肾功能和造影剂过敏的限制，可明确鉴别肾积水和肾实质性病变，同时可了解相邻组织和器官的病变。

(3) 腹部平片、静脉肾盂造影及逆行输尿管插管造影：腹部平片常能发现X线不透光性结石，并能了解肾脏的形状和大小。静脉肾盂造影在诊断中具有重要价值，其典型的表现之一是肾影显影时间延长。如肾小球滤过率降低则造影剂排泄延缓，重度肾积水时，可因肾功能丧失而不显影。此外，血清肌酐浓度$>350\mu mol/L$者不宜行静脉肾盂造影。逆行输尿管插管造影是确定上尿路梗阻性肾衰竭的一个重要手段，既可帮助明确梗阻的存在、发生的部位和原因，又可通过逆行插管暂时解除梗阻，改善肾功能。

(4) 放射性核素肾图：方法简便，能提示肾血流量、肾小球滤过和肾小管分泌功能。在梗阻性肾病时C段下降延缓或不下降甚至继续上升。肾功能损害严重时，a段及b段亦可低平。利尿性肾图可区分判断机械性和非机械性梗阻。核素肾图只能确定一侧或两侧性梗阻，不能确定具体梗阻部位和性质。

(5) CT和磁共振成像（MRI）：对尿路梗阻的定位、梗阻物的性质及梗阻程度等的判断正确率高，尤其对泌尿系外梗阻物的诊断较其他检查更有价值。

【治疗方案及原则】

治疗原则是尽早明确诊断，及时解除梗阻，防治继发尿路感染，挽救和恢复肾功能。梗阻性肾病解除梗阻后，肾功能的恢复与梗阻的病因、程度和时间密切相关。因此，尽快解除梗阻，恢复尿路通畅是治疗梗阻性肾病成功的关键。

1. 内科治疗

（1）维持水、电解质酸碱平衡：梗阻解除后可出现生理性利尿，排泄大量梗阻时蓄积在体内的水、钠、钾、镁和碳酸氢根，经3～4天，多数患者的尿量可恢复正常。如果肾小管功能受损则可出现病理性利尿，过度排泄电解质及水，此时需补充水及电解质，维持水、电解质酸碱平衡。

（2）尿路感染：需作细菌培养和药敏试验，根据药敏结果选用适当抗生素。具体详见四十四章《尿路感染》。

（3）高血压：可予抗高血压药物治疗，如钙拮抗剂或血管紧张素转化酶抑制剂等。

（4）肾衰竭：梗阻引起终末期肾衰竭的患者可进行透析治疗，也可选择肾移植，但术前通常作双肾切除，以去除感染。

2. 外科治疗　根据患者的全身情况、病情缓急、单侧或双侧决定治疗方式。

（1）急性完全性尿路梗阻出现急性肾衰竭时需立即处理，估计梗阻在膀胱或以下，插入导尿管至膀胱暂时解决梗阻，必要时做耻骨上膀胱穿刺引流术。若为上尿路梗阻，则行经皮肾造瘘引流尿液，解除肾积水，伴有尿路感染时更应迅速解除梗阻，并使用抗生素，待全身情况改善后才考虑手术治疗。

（2）急性部分（不全）性上尿路梗阻由输尿管结石或血块引起者，估计可自行排出，肾功能良好者，可予解除疼痛、防治感染等对症治疗，定期复查。若合并严重肾积水，应及时解除梗阻。

（3）双侧同时梗阻时，可两侧同时手术或先作一侧手术，后者术后应密切观察手术侧情况，因解除一侧梗阻后，肾功能改善，未手术侧肾易发生感染积脓，肾区叩痛加剧或发热，应及时解除梗阻，挽救肾功能。

第四十二章　多囊肾病

【概述】

多囊肾病（polycystic kidney disease，PKD）是一种遗传性肾囊肿性疾病，包括常染色体显性多囊肾病（autosomal dominant polycystic kidney disease，ADPKD）和常染色体隐性多囊肾病（autosomal recessive polycystic kidney disease，ARPKD）。

常染色体显性多囊肾病是一种常见的遗传性肾病，患病率约1‰～2‰，其中60％患者有家族遗传史，其余40％系患者自身基因突变所致。目前已经明确引起多囊肾病的突变基因主要有PKD1和PKD2两种。该病也是一种系统性疾病，可引起心瓣膜病，脑动脉瘤，肝、胰及脾等器官囊肿。60岁以上患者50％将发展至终末期肾衰竭，占终末期肾衰竭病因的5％～10％。

常染色体隐性多囊肾病是一种隐性遗传性肾病，存活新生儿患病率约为1/20 000，目前已发现其发病与PKHD1基因有关。常染色体隐性多囊肾病患儿中，50％在出生后数小时至数天内死于呼吸衰竭或肾衰竭，存活至成人者主要特征是肾脏集合管呈纺锤形扩张，进展至肾衰竭，同时伴肝内胆管扩张、先天性肝纤维化，临床表现为门脉高压症。

由于常染色体隐性多囊肾病是一种少见病，多发生于儿童，故本章仅介绍常染色体显性多囊肾病。

【临床表现】

常染色体显性多囊肾病是一种累及全身多个系统的疾病，其临床表现包括肾脏表现和肾外表现。

1. 肾脏表现

（1）肾囊肿：常染色体显性多囊肾病患者的很多症状都与肾囊肿的发展密切相关。肾脏皮质、髓质存在多发性液性囊肿，直径从数毫米至数厘米不等，囊肿的大小、数目随病程进展而逐渐增加。男性患者肾囊肿增大的程度高于女性患者。

（2）疼痛：背部或肋腹部疼痛是成人常染色体显性多囊肾病患者最常见的症状。随年龄及囊肿增大症状逐渐明显，女性更为常见。急性疼痛或疼痛突然加剧常提示囊肿破裂出血、结石或血块引起的尿路梗阻或合并感染。慢性疼痛多为增大的肾脏或囊肿牵拉肾被膜、肾蒂，压迫邻近器官引起。巨大肝囊肿也可引起右肋下疼痛。

（3）出血：90%以上的患者有囊内出血或肉眼血尿。多为自发性，也可发生于剧烈运动或创伤后。引起血尿的原因有囊肿壁血管破裂、结石、感染或癌变等。一般血尿均有自限性，2～7 天可自行消失。若出血持续 1 周以上或患者年龄大于 50 岁，需排除癌变的可能。

（4）高血压：是常染色体显性多囊肾病最常见的早期表现之一。肾功能正常的年轻常染色体显性多囊肾病患者中，50%血压高于 140/90mmHg，而在终末期肾病患者中几乎 100%患有高血压。血压的高低与肾脏大小、囊肿多少成正比关系，且随年龄增大不断升高。

（5）肾功能损害：早期肾功能损害常表现为肾脏浓缩功能下降。大部分患者在囊肿增长的 40～60 年间可维持正常肾功能；一旦肾功能开始下降，其肾小球滤过率下降速度每年约为 4.4～5.5ml/min，从肾功能受损发展到终末期肾病时间约为 10 年。

（6）其他：20%常染色体显性多囊肾病患者合并肾结石，多为尿酸和（或）草酸钙结石。泌尿道和囊肿感染是常见并发症，逆行感染为主要途径。和普通人群相比，常染色体显性多囊肾病患者肾细胞癌的发病年龄更早，症状明显，且易发生双侧肉瘤样多中心转移灶。

2. 肾外表现　除肾脏外，常染色体显性多囊肾病还可累及消化道、心血管、中枢神经以及生殖系统等。肾外病变可分为囊性和非囊性两类。

囊性病变是指囊肿累及肝、胰、脾、卵巢、蛛网膜及松果体等器官，其中以肝囊肿发生率最高。肝囊肿随年龄增大而逐渐增多，极少影响肝功能，但囊肿体积过大可引起疼痛。

非囊性病变包括心脏瓣膜异常、结肠憩室、颅内动脉瘤等。其中颅内动脉瘤危害最大，是导致患者早期死亡的主要病因，见于 8%常染色体显性多囊肾病患者，家族史阳性患者发生率可达 22%。多数患者无症状，少数患者出现血管痉挛性头痛，随着动脉瘤增大，动脉瘤破裂的危险性增加。

【诊断要点】

主要依据家族史、临床表现及辅助检查确立诊断，其中 60%常染色体显性多囊肾病患者有明确的家族史，临床表现如前所述，确诊需作影像学检查和基因诊断。

1. 影像学检查

（1）超声检查：是常染色体显性多囊肾病首选诊断方法。其主要超声表现为肾体积明显增大、肾内多个大小不等的囊肿与肾实质回声增强。彩色多普勒超声表现：肾脏各囊壁间有花色血流，分布杂乱。肾血流量减少，阻力指数升高。用高敏度超声可发现直径0.2cm的微小囊肿，因此超声也常作为产前诊断和常染色体显性多囊肾病患者直系亲属的检查方法。定期采用超声检测常染色体显性多囊肾病患者的肾脏体积大小、肾血管血流量及阻力指数，有利于临床监测疾病进展、确定治疗时机、评价治疗效果及预测疾病转归。

（2）计算机断层扫描（CT）和磁共振成像（MRI）检查：精确度高，可检出0.3～0.5cm的囊肿。用MRI检查肾脏体积，计算囊肿与正常肾组织截面积比值能敏感地反映常染色体显性多囊肾病进展，可作为观察药物疗效的指标。

2. 基因诊断　目前多用于囊肿前和产前诊断，以及无常染色体显性多囊肾病家族遗传史，而与其他囊肿性疾病鉴别困难者。主要包括基因连锁分析、微卫星DNA检测和直接检测基因突变等技术。

【治疗方案与原则】

目前尚缺乏特异性的干预措施和治疗药物，治疗重点在于治疗并发症，缓解症状，保护肾功能。

1. 一般治疗　戒烟，忌浓茶、咖啡、酒精及巧克力等，合并高血压时限盐，避免应用非甾体抗炎药。当囊肿较大时，应避免剧烈体力活动和腹部受创，以免囊肿破裂出血。

2. 并发症治疗

（1）疼痛：首先针对囊肿出血、感染或结石等病因进行治疗。急性剧烈疼痛可用麻醉性镇痛剂，慢性疼痛一般采取保守治疗，如改变生活习惯、避免剧烈活动等，疼痛持续或较重时首选非阿片类止痛药，避免长期使用止痛药和非甾体抗炎药，以防肾损害。如果疼痛严重，止痛剂不能缓解且影响患者生活，可考虑囊肿穿刺硬化治疗、囊肿去顶减压术或肾脏切除术。

（2）囊肿出血和血尿：多为自限性，一般卧床休息、止痛、适当饮水防止血凝块阻塞输尿管等保守治疗效果较好。血液透析患者出现反复发作性血尿，应选用小分子肝素或无肝素透析。少数情况下，囊肿出血破入后腹膜，引起大量出血需住院治疗，给予输血，常用的止血药物作用不大，甚至会引起血块形成而梗阻尿路或诱发感染。保守治疗无效的患者经CT检查或血管造影后，行选择性肾动脉栓塞术（肾内感染时禁用）或肾脏切除。

（3）高血压：是常染色体显性多囊肾病最常见并发症之一，也是促进肾功能恶化因素之一，严格控制血压可延缓肾功能减退，降低病死率，目标值为130/80mmHg。高血压早期应限盐（2～4g/d），保持适当体重，适量运动。药物治疗首选血管紧张素转化酶抑制剂（ACEI）、血管紧张素受体拮抗剂

(ARB) 和钙通道阻滞剂 (CCB)。对于药物不能控制的高血压，可考虑肾囊肿去顶减压术、肾动脉栓塞术或肾脏切除术。

(4) 感染：泌尿道和囊肿感染是常见并发症。水溶性抗生素通过肾小球滤过、近曲小管分泌，脂溶性抗生素通过囊壁弥散进入囊肿。因此应联合使用水溶性和脂溶性抗生素。尽早进行致病菌培养，选用敏感抗生素，可获得较好疗效。疗程1～2周，对于肾囊肿感染还需更长疗程。

3. 肾外症状的处理

(1) 多囊肝：包括非侵入性措施和侵入性治疗。非侵入性措施包括戒酒、避免肝毒性药物。H_2受体阻断剂、生长抑素降低胰泌素和囊肿衬里上皮细胞分泌，可适量使用。雌激素可促进囊肿生长，故女性患者须禁用口服避孕药，停经后禁用雌激素替代治疗。非侵入性治疗无效时，可行经皮肝囊肿穿刺硬化治疗、腹腔镜下去顶减压术或开放手术去顶减压术甚至肝部分切除。囊肿感染以囊肿液穿刺引流联合抗生素治疗为主，疗程2～3周。感染复发者需长期口服抗生素。复方新诺明和氟喹诺酮类药物可渗入胆道系统和囊肿，有效杀菌，因而作为抗生素的首选。

(2) 颅内动脉瘤：对于18～35岁有动脉瘤家族史的患者应进行MRI或血管造影。如无阳性发现，则5年后复查。如有阳性结果，应通过血管造影确定动脉瘤大小。直径小于6mm的动脉瘤、破裂的危险性小，可保守治疗，每年随访一次。大于6mm的动脉瘤需要手术治疗。动脉瘤破裂出血者，原则上为防止再出血及脑缺血，可应用可待因止痛，禁用阿司匹林，尽早外科治疗，最好在出血72小时内进行手术。25%患者在动脉瘤破裂后5～14日会发生脑缺血，可酌情使用血管活性药物或钙拮抗剂。

4. 肾脏替代治疗　当常染色体显性多囊肾病进展至终末期肾衰竭时需采取替代治疗。首选血液透析，也可选用腹膜透析，但增大的肾脏使有效腹膜透析面积下降，可影响腹膜透析效果。肾移植是常染色体显性多囊肾病终末期肾衰竭另一治疗选择，移植后肾存活率及并发症发生率与其他肾移植人群相似。肾移植前若有囊肿感染、反复囊肿出血、严重高血压及巨大肾突入盆腔等表现可行肾切除术。常染色体显性多囊肾病患者肾移植后主要并发症之一是感染，其中尿路感染最常见。因此，移植后应对感染进行仔细监测和早期治疗。

第四十三章　肾小管性酸中毒

【概述】

肾小管性酸中毒（renal tubular acidosis，RTA）是由于各种病因导致肾脏酸化功能障碍而产生的临床综合征，主要表现为：①高氯性、正常阴离子间隙（anion gap，AG）性代谢性酸中毒；②电解质紊乱；③骨病；④尿路症状。大多数患者无肾小球异常。在一些遗传性疾病中，肾小管性酸中毒可能是最主要或仅有的临床表现。

本组疾病按病因可分为原发性和继发性，按是否发生全身性代谢性酸中毒可分为完全性和不完全性，按主要肾小管受累部位可分为近端和远端肾小管性酸中毒。目前多按照病变部位、病理生理变化和临床表现进行综合分类：Ⅰ型，远端肾小管性酸中毒，由远端小管泌氢障碍引起；Ⅱ型，近端肾小管性酸中毒，由近端小管 HCO_3^- 重吸收障碍引起；Ⅲ型，兼有Ⅰ型和Ⅱ型肾小管性酸中毒的特点；Ⅳ型，高血钾性肾小管性酸中毒，由远端小管醛固酮排泌 H^+、K^+ 作用减弱所致（表 43-1）。肾功能不全时肾小管性酸中毒发生的病理机制与以上四型相比较为特殊，故单独叙述。国外报道Ⅳ型肾小管性酸中毒最为常见，而国内报告中以Ⅰ型肾小管性酸中毒所占比例最多。

表 43-1　各型肾小管性酸中毒特点

	Ⅰ型 RTA	Ⅱ型 RTA	Ⅳ型 RTA
发病机制	远端小管泌氢障碍	近端小管重吸收缺陷	醛固酮分泌过少或远端小管病变使其对醛固酮的作用耐受
血 HCO_3^-	可变，大多小于 10mmol/L	通常 12～20mmol/L	大于 17mmol/L
尿 pH	大于 5.5	可变，如超过 HCO_3^- 重吸收阈值可大于 5.5	通常小于 5.5
血钾	多降低，也可表现为高钾；随补碱治疗低钾多可纠正	降低	升高

一、Ⅰ型（远端）肾小管性酸中毒

Ⅰ型肾小管性酸中毒的病因包括原发性和继发性两大类，前者肾小管功能多有先天性缺陷，大多呈常染色体隐性遗传，后者常见于下列疾病：

1. 自身免疫性疾病　如干燥综合征、系统性红斑狼疮、甲状腺炎、慢性活动性肝炎、冷球蛋白血症等。

2. 与肾钙化有关的疾病　如甲状旁腺功能亢进症、甲状腺功能亢进症、维生素D中毒、遗传性果糖不耐受症、Fabry病等。

3. 药物或中毒性肾病　如两性霉素B、镇痛药、锂、氨基磺酸盐类等。

4. 遗传性系统性疾病　如Ehlens-Danlos综合征（皮肤弹性过度综合征）、镰状细胞贫血、Marfan综合征、髓质海绵肾等。

5. 其他　如慢性肾盂肾炎、高草酸尿症等。

【临床表现】

1. 慢性高氯性代谢性酸中毒，尿pH通常>5.5。

2. 电解质紊乱　由于皮质集合管H^+-K^+泵功能减退导致低钾血症，部分患者以低钾血症引起的肌无力、心律失常等为首发症状。

3. 骨病表现　血钙增高，血磷降低，血碱性磷酸酶水平升高。严重代谢性骨病者可出现病理性骨折、骨盆畸形等。儿童期发病者可有发育不良，小儿乳牙脱落后恒牙滞生。

4. 高尿钙、泌尿系统结石或肾钙化，易继发感染或梗阻性肾病。

【诊断要点】

典型高氯性正常阴离子间隙性代谢性酸中毒、尿pH始终大于5.5、伴发肾结石和骨关节病变等临床表现者可诊断Ⅰ型肾小管性酸中毒，不典型者可选择下列特殊检查进一步加以证实。

1. 氯化铵负荷试验　对于可疑病例，可在停用碱性药物2天后给予氯化铵（NH_4Cl）0.1g/（kg·d）口服（每日量分三次），然后检测尿pH。有肝病或肝功能异常者可改用氯化钙（$CaCl_2$）0.1mmol/kg。如果尿pH不能降至5.5以下则有诊断价值。已有明显酸中毒者该试验不适用。

2. 测定24小时尿可滴定酸（TA）、NH_4^+、HCO_3^-及血HCO_3^-（以mmol为单位），计算H^+清除指数：

$$H^+清除指数=\frac{TA+NH_4^+-HCO_3^-}{1440}\times 血HCO_3^-\times\frac{体表面积}{1.73}$$

如数值<1.4，则Ⅰ型肾小管性酸中毒诊断成立。

3. 尿PCO_2/血PCO_2　正常情况下，当尿液碱化时，尿PCO_2常较血PCO_2高出20～30mmHg（2.67～4.00kPa）。在氢泵障碍或电压依赖型肾小管性酸中毒患者中，由于远端小管管腔内H^+减少，H_2CO_3的产生也减少，即使尿液碱化，尿PCO_2/血PCO_2值也不会上升。而在梯度障碍型肾小管性酸中毒患者中，因 H^+ 反漏可导致该比值正常。测定方法是：静脉注射 1mmol/L 的碳酸氢钠（$NaHCO_3$），3ml/min。每 15～30 分钟直立位排尿一次，测定尿 pH 及 PCO_2，当连续 3 次尿 pH>7.8 时，于两次排尿中间测血 PCO_2。

4. 呋塞米试验　正常人肌内注射呋塞米 20～40mg 后，到达远端小管的 Na^+ 增加，它们在皮质集合管被大量重吸收，导致小管腔内负电位增加。为维持电荷平衡，肾小管上皮泌 H^+ 增多，同时 K^+ 的排出也相应增多，此时尿 pH 应有明显下降。该试验可用于区分下列原因导致的肾小管性酸中毒：

（1）弥漫性 H^+-ATP 酶障碍：患者在应用呋塞米后，H^+ 的排泌不能相应增加，因而尿 pH 无显著下降。但因主细胞功能正常，Na^+ 仍可被重吸收，故尿 K^+ 含量应有增高。

（2）H^+-ATP 酶障碍仅局限于髓质部集合管：由于皮质部集合管重吸收 Na^+ 和泌 H^+ 功能正常，故应用呋塞米后尿 pH 可以下降，尿 K^+ 也可增加。但因基础状态下排 H^+ 仍少，所以即使出现酸中毒时尿 pH 仍大于 5.5。

（3）电压依赖型或 Na^+ 重吸收障碍：其病变位于皮质集合管，应用呋塞米后 Na^+ 不能被重吸收，尿 pH 也不下降，尿 K^+ 排泄也不增加。

5. 中性磷酸钠试验　注射中性磷酸钠或硫酸钠后，因远端小管对磷酸根或硫酸根离子不吸收，故管腔负电位和 pH 增加，刺激可滴定酸排泄，导致尿 pH 下降、PCO_2 上升。可用 1mmol/L 的中性磷酸钠溶于 180ml 生理盐水，静脉滴注 3 小时。当尿 pH 值接近 6～8 或尿磷酸盐浓度达 20mmol/L 以上时，尿 PCO_2 应比血 PCO_2 高 25mmHg（3.33kPa）以上。如果不出现上述改变，提示肾小管泌氢障碍。

【治疗方案及原则】

以治疗原发病、纠正酸中毒、补充钾盐为主。通常每日给予 30～60mmol（或 1～3mmol/kg 体重）碳酸氢盐即可纠正酸中毒。可用碳酸氢钠片剂，也可以使用 Shohl 液（即每 1000ml 水中加入枸橼酸钠 98g 和枸橼酸 140g，该溶液 1ml 相当于 1mmol 碳酸氢盐），每日 50～100ml，分 3 次口服。枸橼酸在体内代谢为 CO_2 排出，不会加重酸中毒，它还使肠道酸度降低，有利于钙吸收。因肾结石在本型病例中也相当常见，故补充枸橼酸缓冲液是较为理想的治疗。儿童患者的补碱治疗量要大，通常每日需 5～14mmol/kg 体重，以防止生长发育迟缓。

补钾治疗应根据患者的缺钾情况加以调整。可用枸橼酸钾或 Albright 合剂（每 1000ml 水中加入枸橼酸钾 98g 和枸橼酸 140g），每日 60～100ml，分次服；也可用枸橼酸合剂（每 1000ml 水中加入枸橼酸钾 100g 和枸橼酸 100g）。补钾不能用氯化钾，以免加重高氯性酸中毒。发生骨病或严重钙缺乏时可给予钙剂和活性维生素D制剂。

二、Ⅱ型（近端）肾小管性酸中毒

Ⅱ型肾小管性酸中毒因近端小管 HCO_3^- 重吸收过程受阻所致。单纯的肾脏酸化功能障碍（如碳酸脱氢酶缺乏）称为选择性近端肾小管性酸中毒，很少见。而近端小管多种物质复合型重吸收缺陷引起的非选择性近端肾小管性酸中毒较为多见，除肾小管性酸中毒外，常同时伴有低磷血症、低尿酸血症、高尿磷、高尿钙、高尿酸尿、葡萄糖尿、氨基酸尿、蛋白尿等Fanconi综合征表现。病因可分为：

1. 原发性　多为常染色体显性遗传或散发性，如肾脏中 Na^+-HCO_3^- 协同转运蛋白的编码基因SLC4A4突变可引起永久性的、伴眼病的单纯性近端肾小管性酸中毒。

2. 一过性（暂时性）　多发生在婴儿。

3. 继发性　包括药物（庆大霉素、乙酰唑胺等）、中毒（镉、铅、铝、汞等）、遗传性疾病（胱氨酸尿症、遗传性果糖不耐受症、丙酮酸激酶缺乏症等）、多发性骨髓瘤、维生素D缺乏或耐受症及某些其他原因引起的继发性甲状旁腺功能亢进、肾小管间质性疾病（肾淀粉样变，肾移植等）。

【临床表现】

与Ⅰ型肾小管性酸中毒患者相似。维生素D在近端小管的1α-羟化障碍致使活性维生素 D_3 生成减少是患者骨病发生的另一个原因。该型肾小管性酸中毒患者的尿枸橼酸排出大多正常，而尿中该成分有抑制结石形成的作用，因此其尿路结石发生率比Ⅰ型肾小管性酸中毒少得多。

【诊断要点】

出现正常阴离子间隙性慢性代谢性酸中毒，伴低钾血症等典型临床表现者可诊断。正常情况下 HCO_3^- 在近端小管的重吸收随肾小球滤过量的增加而增加，当血 HCO_3^- 水平升高到一定程度时近端小管的重吸收会达到饱和，称为最大重吸收阈（正常值约为27mmol/L）。Ⅱ型肾小管性酸中毒患者该阈值可降低至18～20mmol/L。当血 HCO_3^- 水平下降但＞15mmol/L时，滤过的 HCO_3^- 未能重吸收而到达远端小管，尿pH常＞5.5；而当血 HCO_3^- 水平继续下降至＜15mmol/L时，近端小管可以将大部分 HCO_3^- 重吸收，同时远端小管泌氢功能正常，故尿液可被酸化，尿pH＜5.5。补充碳酸氢盐后，血 HCO_3^- 经肾小球滤过增多，超过近端小管重吸收能力，可引起尿pH上升。为了明确诊断可进行 HCO_3^- 排出分数测定，计算公式是：

$$HCO_3^- \text{排出分数}=\frac{\text{尿}HCO_3^-/\text{血}HCO_3^-}{\text{尿肌酐}/\text{血肌酐}}$$

若该值>15%可诊断Ⅱ型（近端）肾小管性酸中毒，Ⅰ型（远端）肾小管性酸中毒患者<5%。近来也有学者提出当血 HCO_3^- 正常或降低时，该值>3%～5%即需考虑本病。另外，该型肾小管性酸中毒患者的尿 NH_4^+ 排泄量正常［>40μmol/(min·1.73m²)］。

【治疗方案及原则】

治疗原则同Ⅰ型（远端）肾小管性酸中毒。由于 HCO_3^- 丢失过多，为纠正酸中毒所用的碱性药物补充量也远较Ⅰ型为多，一般每日5～10mmol/kg，甚至更多（如10～15mmol/kg）。但也有人认为输入碳酸氢盐使血 HCO_3^- 水平升高后，其中大部分还是因重吸收障碍而随尿液丢失，所以并不主张应用碳酸氢盐补充治疗。有效的方法应是减少细胞外液容量，如限制钠盐摄入、服用噻嗪类利尿剂等，降低肾小球滤过率，致使滤过的 HCO_3^- 相应减少。另外，细胞外液容量的减少可以激活球管反馈，导致近端小管 Na^+ 重吸收增加，HCO_3^- 重吸收也随之增多，进而部分改善酸中毒。严重骨病患者可使用活性维生素 D_3 制剂。此外，原发病的控制也很重要，如果糖不耐受，应限制果糖摄入。

三、Ⅲ型（混合型）肾小管性酸中毒

该型肾小管性酸中毒在发病机制、临床表现上兼有Ⅰ型和Ⅱ型肾小管性酸中毒的特点，但也有人认为并不存在这样一个独立类型，而应视为Ⅰ型或Ⅱ型肾小管性酸中毒的一个亚型。其远端小管酸化障碍较Ⅰ型重，尿中排出的 HCO_3^- 也多（可达到滤过量的5%～10%），故酸中毒程度比前两型重，并发症也较多。

四、Ⅳ型肾小管性酸中毒

当醛固酮分泌过少或远端小管病变使其对醛固酮的作用反应减弱时，可导致远端小管泌氢减少，出现Ⅳ型肾小管性酸中毒。临床上以下列五类原因多见：

1. 原发性盐皮质激素缺乏　Addison病，双侧肾上腺切除，各种合成肾上腺盐皮质激素的酶（如21-羟化酶）缺乏以及催化皮质酮18-甲基氧化的甲基氧化酶缺陷等。

2. 低肾素低醛固酮血症　与原发性醛固酮缺乏相反，该型患者表现为肾素水平过低，多为老年人，伴轻至中度肾功能不全，但血钾升高、代谢性酸中毒与GFR下降不成比例，常见于糖尿病肾病、肾小管间质疾病。

3. 危重患者中的选择性低醛固酮血症　见于严重感染性或心源性休克患者，其血中促肾上腺皮质激素（ACTH）和可的松水平升高，伴醛固酮下降或合成减少。原因与肝素、缺氧、细胞因子等有关。由于低醛固酮的作用，患者表现为高钾血症、代谢性酸中毒，予以保钾利尿剂、钾负荷时可加重。

4. 醛固酮耐受　又称为假性低醛固酮血症（PHA），PHAⅠ型见于婴儿，为常染色体显性或隐性遗传。PHAⅡ型见于成人，表现为高钾血症、高氯性代谢性酸中毒、钠潴留及高血压，GFR正常，血肾素及醛固酮水平不低，酸中毒为轻度，予盐皮质激素无反应。

5. 继发性肾脏疾病伴肾小管分泌障碍和（或）高钾血症　为皮质集合管的电压障碍，血醛固酮水平可降低、正常或升高。由多种继发性肾疾病或药物所致，大多累及肾小管间质，如镰状细胞贫血、系统性红斑狼疮、梗阻性肾病等，药物有螺内酯、环孢素、氨苯蝶啶等。有人又称之为PHAⅢ型，除高钾血症外，尿呈碱性。

【临床表现】

表现为高氯性酸中毒及血钾增高，但因肾脏H^+的排泌还受其他诸多重要因素影响，故其酸中毒程度一般不如Ⅰ、Ⅱ型肾小管性酸中毒严重，尿pH常在5.5以下，但尿总的酸排泄量较正常人明显减少。根据肾小管损害程度及钠盐摄入状况可出现程度不同的失盐及相关症状。

【治疗方案及原则】

治疗应首先明确病因，特别是用药史。治疗前应了解肾脏排钾、尿NH_4^+的排泌以及肾素-醛固酮水平。控制高钾血症最为重要，因为降钾本身有时可以改善代谢性酸中毒。应联合使用补碱、袢利尿剂、聚磺苯乙烯及低钾饮食等。对醛固酮低下或缺乏者可适当补充，应用药理剂量的盐皮质激素时应注意血压及心功能状况，一旦有危及生命的高钾血症出现，应给予紧急处理。

五、肾功能不全性肾小管性酸中毒

肾功能不全性肾小管性酸中毒通常出现在慢性肾功能不全患者，基本障碍为远端小管NH_4^+的产生和排泄减少、肾髓质不能聚集大量的氨（NH_3）而导致排酸下降。当肾功能逐渐下降时，健存肾单位减少可导致代谢性酸中毒，GFR在30ml/min时为高氯性，GFR降至15ml/min时，代谢性酸中毒的性质又逐渐向高阴离子间隙性转变。与远端肾小管性酸中毒不同，该型酸中毒患者可将尿液酸化，原因为近端小管重吸收HCO_3^-或远端小管H^+排泌功能及

Na^+、K^+转运过程基本正常。

慢性肾功能不全状况下的酸中毒可维持很长的稳定期，主要原因为骨骼的缓冲作用。但长期酸中毒可影响肾脏对维生素 D 的羟化，加重骨病，所以还是应当适当补碱，纠正酸中毒。

第四十四章　尿路感染

【概述】

尿路感染（urinary tract infection）是指病原体侵犯尿路黏膜或组织引起的尿路炎症。多种病原体如细菌、真菌、支原体、衣原体、病毒、寄生虫等均可以引起尿路感染。尿路感染以女性为多见。

尿路感染可根据有无临床症状（有症状尿路感染和无症状细菌尿）、感染的部位（上、下尿路感染）、有无尿路功能或解剖的异常（复杂性尿路感染和非复杂性尿路感染）、初发还是再发而分类。尿路感染最常见的致病菌是肠道革兰阴性杆菌，其中大肠杆菌最为常见，其次是副大肠杆菌、变形杆菌、克雷伯杆菌、产气杆菌、产碱杆菌和铜绿假单胞菌等。

尿路感染的途径有：①上行感染：绝大多数尿路感染是由细菌上行感染引起，即细菌经尿道上行至膀胱，乃至肾盂引起感染。②血行感染：细菌从体内的感染灶侵入血流，到达肾脏和其他部分尿路引起感染。③淋巴道感染：如患者有盆腔器官炎症、阑尾炎或结肠炎时，细菌可能通过淋巴道进入肾脏，但极罕见。

尿路感染发生的常见易感因素主要有：①尿路梗阻：是诱发尿路感染和使尿路感染易于上行的重要原因，是最重要的易感因素；②尿路畸形和结构异常；③尿路的器械使用；④尿道内或尿道口周围有炎症病灶；⑤机体免疫力差，如重症肝病、晚期肿瘤、长期卧床的严重慢性疾病以及长期使用免疫抑制剂等均易发生尿路感染；⑥遗传因素：反复发作的尿路感染也可能与遗传有关。

【临床表现】

1. 急性膀胱炎　主要表现是膀胱刺激症状，即尿频、尿急、尿痛，白细胞尿，偶可有血尿，甚至肉眼血尿，膀胱区可有不适。一般无明显的全身感染症状，但少数患者可有腰痛、低热（一般不超过 38.5℃），血白细胞计数常不增高。

2. 急性肾盂肾炎　临床表现常有全身感染的症状，如寒战、发热、头痛、恶心、呕吐、食欲不振等，尿频、尿急、尿痛等膀胱刺激征，腰痛和（或）下腹部痛、肋脊角及输尿管点压痛，肾区压痛和叩痛，常伴有血白细胞计数升高和血沉增快等。必须指出，有些肾盂肾炎患者的临床表现与膀胱炎相似，仅凭临床表现很难鉴别。

3. 无症状细菌尿　是指患者有真性细菌尿而无任何尿路感染的临床症状。常在健康人群中进行体检或因其他肾脏疾病作常规尿细菌学检查时发现。

【诊断要点】

1. 症状、体征　急性膀胱炎可有膀胱刺激症状，急性肾盂肾炎时常同时伴有寒战、发热、腰痛、肋脊角及输尿管点压痛，肾区压痛和叩痛。

2. 辅助检查

（1）尿细菌学检查：凡是有真性细菌尿者，均可诊断为尿路感染。真性细菌尿是指：①膀胱穿刺尿定性培养有细菌生长；②导尿细菌定量培养≥10^5/ml；③清洁中段尿定量培养≥10^5/ml。但如临床上无尿路感染症状，则要求做两次中段尿培养，细菌数均≥10^5/ml，且为同一菌种，才能确定为真性细菌尿。女性有尿急、尿痛、尿频，尿白细胞增多，清洁中段尿细菌培养菌落计数≥10^2/ml，且为尿路感染常见致病菌则可拟诊为尿路感染。

（2）尿常规检查：尿色可清或混浊，可有腐败气味，白细胞尿或脓尿离心后尿沉渣镜检白细胞＞5个/HP，是尿路感染诊断的一个较为敏感的指标。可有镜下或肉眼血尿，尿蛋白含量多为阴性或微量（±～+）。

（3）尿沉渣镜检细菌：如平均每个视野≥20个细菌（包括活动或不动的），即为有意义的细菌尿。

（4）亚硝酸盐试验：其诊断尿路感染的特异性高达99.5%。

（5）影像学检查：尿路感染急性期不宜作静脉肾盂造影（IVP），可作B超检查以排除梗阻。IVP检查的目的是找寻有无能用外科手术纠正的易感因素。从小儿起就有反复尿路感染者，尚需作排尿期膀胱输尿管反流检查。

【治疗方案及原则】

尿路感染治疗的目标是以低廉的费用、尽可能小的不良反应和尽量避免细菌耐药来获得最佳治疗效果。同时，预防或治疗败血症，减轻全身或局部症状，清除隐藏在生殖道和肠道内的病原体，防止尿路感染的反复发作。

治疗尿路感染的常用抗菌药物有磺胺类（如复方新诺明等）、β-内酰胺类（青霉素类、头孢类）、氨基糖苷类（如庆大霉素、阿米卡星、妥布霉素等）以及喹诺酮类（如诺氟沙星、氧氟沙星等）。

1. 选抗菌药物时应考虑的问题

（1）选用对致病菌敏感的药物：应根据药敏试验结果选择抗生素，在无尿细菌培养和药敏试验结果之前，宜先选用对革兰阴性杆菌有效的抗生素。

（2）抗菌药在尿和肾内的浓度要高，对肾盂肾炎宜选用杀菌剂。

（3）选用肾毒性小的抗菌药物。

（4）联合用药主要限于严重的感染；联合用药的指征是：①单一药物治疗失败；②严重感染；③混合感染；④耐药菌株出现。

（5）疗程：下尿路感染者，多给予3天短程疗法；肾盂肾炎者，应予14天疗程。疗效的评定标准为：①有效：治疗后症状缓解，复查细菌尿阴转；②治愈：疗程完毕后症状消失，尿菌阴性，并于第2、6周复查尿菌仍阴性，可诊为该次尿路感染治愈；或虽有细菌尿，但为重新感染（新致病菌），则可认为原先的尿路感染已治愈；③治疗失败：疗程完毕后尿菌定量检查仍阳性，或者治疗后尿菌转阴，但于第2、6周复查时尿菌又阳性，且为同一菌种（株）。

2. 首次发作急性尿路感染的处理

（1）一般治疗：急性尿路感染有发热等感染症状者应卧床休息。鼓励病者多饮水，勤排尿。服碳酸氢钠1.0g，每天3次，碱化尿液，以减轻膀胱刺激症状，并可增强氨基糖苷类抗生素、青霉素类、红霉素及磺胺类的疗效，但会降低四环素及呋喃妥因的疗效。

（2）急性膀胱炎

1）3天疗法：给予甲氧苄啶（TMP）0.1g，1日2次，或氧氟沙星0.2g，1日2次，或环丙沙星0.25g，1日2次，或复方新诺明2片，1日2次，疗程完毕后1周复查尿细菌定量培养。但短程疗法不能用于男性患者、孕妇、复杂性尿路感染、肾盂肾炎、留置导尿管者以及高度怀疑耐药菌感染的患者。

2）女性急性非复杂性膀胱炎的处理流程见图44-1。

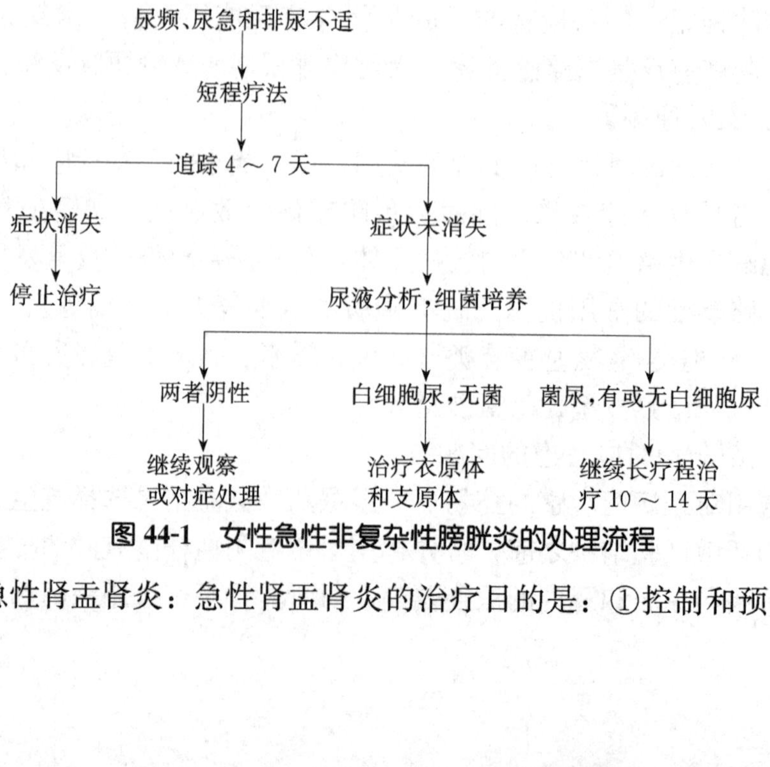

图44-1 女性急性非复杂性膀胱炎的处理流程

（3）急性肾盂肾炎：急性肾盂肾炎的治疗目的是：①控制和预防败血症；

②清除进入泌尿道的致病菌；③防止复发。具体措施如下：

宜采用静脉给予抗生素。可用氨苄西林1～2g，每4小时一次，或头孢噻肟（cefotaxime）2g，每8小时一次，必要时联合用药。如病情好转，可于退热后继续用药3天再改用口服抗生素，以完成2周疗程。如未能显效，应按药敏结果更换抗生素。有复杂因素的肾盂肾炎，其致病菌多有耐药性，按药敏可试用下述抗生素：①奈替米星（netilmicin）2mg/kg，每12小时静脉注射一次；②头孢曲松（ceftriaxone）2.0g，每24小时静脉注射一次；③氨曲南（aztreonam）2.0g，每8小时静脉注射一次。复杂性肾盂肾炎易于发生革兰阴性杆菌败血症，应联合使用两种或两种以上抗生素静脉注射治疗。在用药期间，应每1～2周作尿培养，以观察尿菌是否阴转。经治疗仍持续发热者，则应注意肾盂肾炎并发症的可能，如肾盂积脓、肾周围脓肿等，应及时行肾脏B超等检查。对症状轻微者可先给予口服抗生素治疗，如疗效不佳，应改为静脉给药。

治疗后追踪：在疗程结束时及停药后1～2个月内随访尿检和病原菌检查2～3次。如追踪过程中发现尿路感染复发，应再行治疗。

3. 尿路感染再发的处理　尿路感染的再发可分为复发和重新感染。复发是原先的致病菌再次引起尿路感染，通常是在停药1个月以内发生。重新感染则是另外一种新的致病菌侵入尿路引起的感染。

（1）重新感染：常用的预防药物是低剂量的复方新诺明（TMP 40mg，SMZ 200mg）每周3次睡前口服，可达到低于0.2/人年的感染发生率，并且对于所有每年再发2次以上的妇女来说，是效价比高的疗法。氟喹诺酮也用于低剂量预防方案，并且还可用于肾移植术后患者尿路感染的预防。近年使用复方新诺明和氟喹诺酮作为性生活后的预防。目前尚未能确定重新感染再发尿路感染的预防方案的疗程应多长。建议维持给药6个月，然后停止，如果感染再发重新给予预防方案1～2年或更长时间。虽然未见明显的不良反应，但其远期不良反应仍值得关注。对有复发性尿路感染的女性患者可给予复方新诺明或氟喹诺酮或其他的有效药物单剂治疗，开始先予单剂疗法，如果症状不消失或6个月复发超过4次，应再寻求进一步的治疗方法。

（2）复发：原因可能是：①尿流不畅；②抗菌药物选用不当或剂量、疗程不足，不少患者尿路感染复发的致病菌为变形杆菌、粪链球菌或铜绿假单胞菌等少见细菌，对这些患者应按药敏选用抗菌药，且需用较大的剂量，疗程至少6周；③病灶内抗菌药浓度不足，多由于病变部位瘢痕形成、血流量差等原因，可用较大剂量杀菌类抗菌药治疗，如头孢菌素、羧苄西林等，疗程6周，如菌尿仍持续存在，则进行低剂量长程疗法（图44-2）。

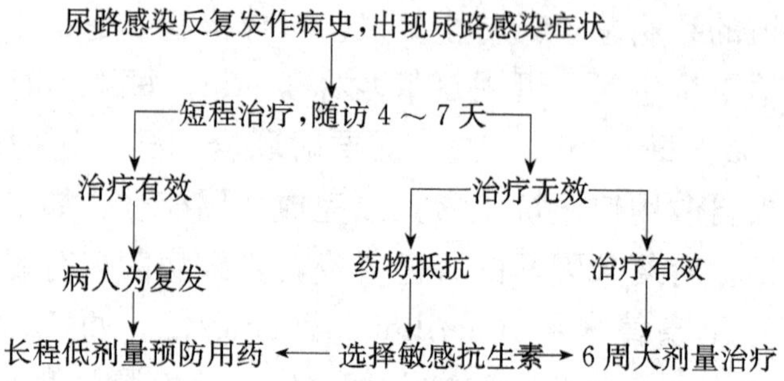

图 44-2 再发性尿路感染的处理程序

4. 非复杂性尿路感染的处理程序和复杂性尿路感染的治疗原则 复杂性尿路感染是指伴有尿路梗阻、尿流不畅、结石、尿路先天畸形及膀胱输尿管反流等解剖和功能上的异常，或在慢性肾脏实质疾病基础上发生的尿路感染。非复杂性尿路感染则无上述情况。临床上拟诊为非复杂性尿路感染的患者处理程序见图 44-3。

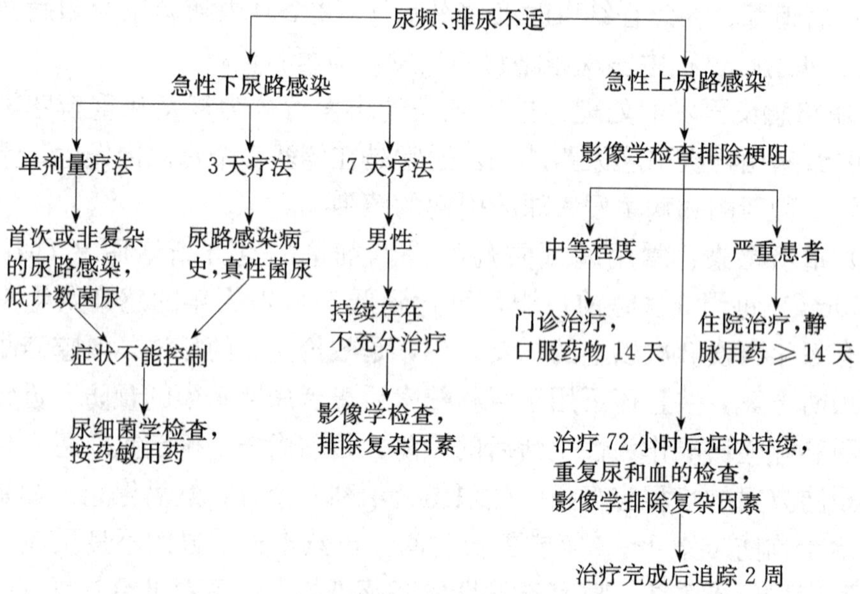

图 44-3 非复杂性尿路感染的处理程序

经上述处理程序，可发现一些本拟诊为非复杂性尿路感染的患者其实是复杂性尿路感染患者。已明确复杂性尿路感染的治疗原则是：①治疗的目标人群首先是症状性尿路感染患者。②细菌培养在症状性尿路感染患者的治疗中必不可少，在没有细菌培养和药敏的结果之前，应使用更广谱的抗生素。伴有严重肾盂肾炎或败血症的复杂性尿路感染患者，是初始治疗使用药物如氨苄西林加庆大霉素、亚胺培南-西司他丁、哌拉西林-他唑巴坦的指征。症状轻的患者可以复方新诺明或氟喹诺酮作为首选。③努力清除复杂因素。如能手术纠正，然后采用4～6周的治疗会更有效；如果无法手术纠正，可采用7～14天的疗程，目的在于控制症状。长程抑菌治疗可使患者得到持久的症状缓解。

5. 无症状细菌尿的治疗：处理程序见图44-4。

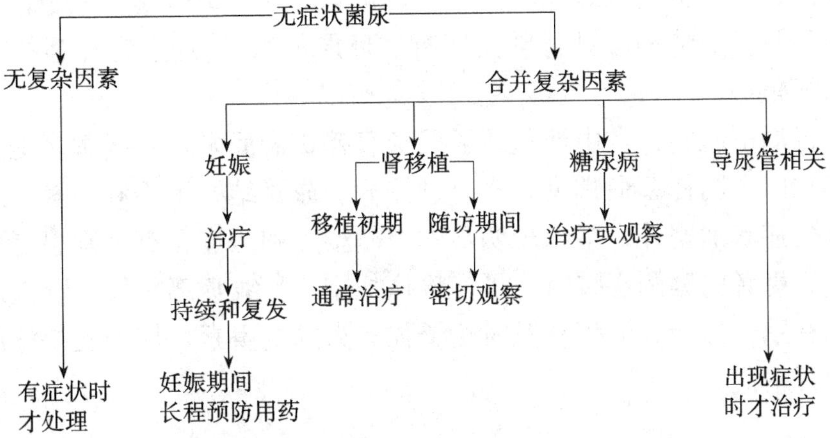

图44-4 无症状尿路感染的处理程序

6. 妊娠期尿路感染　宜选用毒性小的抗菌药，如阿莫西林、呋喃妥因等。孕妇的急性膀胱炎可用阿莫西林0.25g，8小时一次，疗程7天。治疗后复查以确诊治愈。之后每月复查尿细菌培养直至分娩。孕妇急性肾盂肾炎应静脉滴注半合成广谱青霉素妊娠6个月以后的孕妇，病情重者可选用毒性弱、不易致畸的3代头孢菌素。

7. 男性尿路感染　50岁以前，男性尿路感染少见，多见于伴有前列腺炎或尿路异常者，治疗可用复方新诺明或氟喹诺酮类治疗10～14天。不能耐受抗生素治疗或者其他不常见病原体的尿路感染，需要选择其他的药物治疗。50岁以后，由于前列腺增生，易发生尿路感染，可用氧氟沙星0.2g，每日两次，治疗14天。再发者给予上述同样治疗。反复再发者可用长程低剂量抑菌疗法。

8. 导尿管相关的尿路感染　由于导尿管使用而引起的尿路感染是医源性尿路感染的最常见原因。防止导尿管相关感染的原则包括：①必要时才使用导尿管，且尽早拔除；②插导尿管时无菌操作及保持无菌非常重要；③无菌封闭系统，避免开放；④留取尿标本时应在消毒后抽取；⑤保持尿袋在膀胱水平以下及引流通畅；⑥有症状的尿路感染应及时拔除或更换导尿管；⑦应尽可能和感染患者分开住；⑧单纯导尿的妇女可服用单剂抗生素；⑨拔导尿管或更换导尿管前可用单剂抗生素预防。如已发生有症状尿路感染，应立即按首次发作的尿路感染处理，给予有效抗生素。如患者无明显尿路感染症状，仅有真性细菌尿，可在去除导尿管后才开始治疗，或给予长程低剂量抑菌疗法，使尿含菌量$<10^4$/ml。

9. 尿路感染的并发症及处理

(1) 肾乳头坏死：常发生于严重肾盂肾炎伴有糖尿病或尿路梗阻以及妊娠期肾盂肾炎患者。可并发革兰阴性杆菌败血症或导致急性肾衰竭。主要表现为寒战、高热、剧烈腰痛或腹痛和血尿等，可有坏死组织脱落从尿中排出，发生肾绞痛。静脉肾盂造影可见肾乳头区有“环形征”。治疗上宜加强抗菌药物并解除尿路梗阻。

(2) 肾周围脓肿：常由严重肾盂肾炎直接扩展而来，致病菌多是革兰阴性杆菌，特别以大肠杆菌最常见，多有糖尿病、尿路结石等不利因素。患者除原有肾盂肾炎症状加剧外，常出现明显的单侧腰痛和压痛，有个别患者可在腹部触到肿块。患者向健侧弯腰时，可使疼痛加剧。X线腹部平片、肾盂造影和肾断层照片有助于诊断。治疗宜及时给予强有力的抗生素，加强支持疗法，必要时考虑切开引流。

第四十五章 肾 结 核

【概述】

肾结核是全身结核的一部分，多继发于肺结核，部分继发于粟粒型结核。结核病是我国最常见的传染病之一，肾结核是最常见的肺外结核。肾结核多在成年人发生，男性发病略高于女性。肾结核的临床表现取决于病变侵犯的范围、组织损害的程度以及输尿管膀胱继发结核的程度。近年来，结核病发病率有所上升，同时由于喹诺酮类抗生素的应用，不典型肾结核所占比例逐年上升，给肾结核的早期诊断带来困难。

【临床表现】

1. 膀胱刺激征　是最重要也是最早出现的症状。最初是由含有酸性结核分枝杆菌的尿液或脓液对膀胱黏膜刺激引起，当病变累及膀胱黏膜出现炎症、溃疡后症状加重。通常最早出现的是尿频，排尿次数逐渐增加，由每天数次增加到数十次，严重者甚至可出现类似尿失禁现象。

2. 血尿　是另一个重要症状，血尿的来源大多为膀胱病变，但也可来自肾脏本身。血尿程度不等，多为轻度肉眼血尿或镜下血尿，但约10%的病例为明显的肉眼血尿。

3. 脓尿　虽然无菌性脓尿是泌尿系结核的特征，但约20%的患者会出现继发细菌感染。典型的“结核性脓尿”的特征是尿液混浊不清甚至呈米汤样，可检出大量脓细胞，并混有干酪样物质，但常规细菌培养却无菌生长。

4. 腰痛　若出现结核性脓肾、肾积水，肾脏体积增大，肾被膜受牵张可出现腰痛。少数患者在血块、坏死组织通过输尿管时可引起肾绞痛。

5. 全身症状　泌尿系结核是全身结核病中的一部分，因此可以出现一般结核病变的各种非特异症状，如食欲减退、消瘦、乏力、盗汗、低热等。

【诊断要点】

1. 症状和体征　肾结核起病隐匿，常易被忽视。如有以下情况存在，应怀疑有肾结核存在，应进一步检查。

（1）慢性膀胱刺激征，经抗生素治疗无效，尤其是进行性加重者。

（2）尿路感染经有效的抗菌治疗，细菌阴转，而脓尿持续存在。

（3）有不明原因的脓尿和（或）血尿，而普通细菌培养多次阴性。

（4）有肾外结核，同时尿检有红细胞尿者。

（5）男性附睾、精囊或前列腺发现硬结，阴囊有慢性窦道者。

2. 辅助检查

（1）尿常规：尿液常呈酸性，50%以上含少量蛋白（<1g/d），常有红细胞和白细胞。若合并混合性尿路感染则尿液呈碱性，镜下可见大量白细胞或脓细胞。

（2）尿液结核分枝杆菌检查：是诊断泌尿系结核的关键，对治疗也具有重要价值。在检查前应停用对结核分枝杆菌有抑制的药物一周，在采集尿液标本时应注意避免污染。常用方法有以下几种：①尿沉渣涂片查抗酸杆菌是最常用的方法。推荐连续取三天的24小时尿或清晨第一次尿进行尿沉渣涂片染色找抗酸杆菌。②尿结核菌培养是诊断泌尿系结核的金标准。尿液培养结核菌阳性，即可确定泌尿系结核的诊断。

（3）结核菌素试验（PPD皮试）：对泌尿系结核亦有参考价值，证实既往有无结核感染，PPD 5U（0.1ml）于前臂皮下注射，分别于24小时、48小时、72小时观察结果。

（4）腹部平片（KUB）和胸片：腹部平片对泌尿系结核的诊断亦有一定价值。肾结核钙化灶呈片状、云絮状或斑块状，分布不规则、不定型，常限于一侧肾脏。当钙化遍及结核肾的全部，甚至输尿管时，即形成所谓的“自截肾”。部分患者的胸片检查可发现肺内结核征象。

（5）静脉肾盂造影（IVP）：仅在肾实质明显破坏之后才出现改变。典型的表现为：肾乳头和肾小盏边缘毛糙，不规则，虫蚌样变；小盏变形、缩小或消失；严重时可见结核性空洞；若全肾破坏，形成脓肾，肾功能丧失，则患肾不显影。如患者肾功能较差，一般剂量造影显示肾脏情况不佳，可进行大剂量静脉肾盂造影。应注意大剂量造影剂所致的肾损害甚至急性肾衰竭的可能。

（6）逆行肾盂造影：肾功能受损、IVP显影不佳时可考虑采用逆行肾盂造影。

（7）B超：能够发现肾实质瘢痕、脓肿、肾盂肾盏结构改变、肾盂输尿管扩张、肾积水、膀胱黏膜变化，对泌尿系结核的诊断有提示意义。B超还可以发现腹腔和盆腔脏器的结核性改变，对泌尿系结核的程度和范围判断也有重要意义。

（8）CT：在泌尿系结核的诊断方面非常有意义，可提供患肾的细致结构资料，可鉴别肾肿瘤和肾上腺肿瘤，而且还能够了解肾内播散情况以及肾周围组织的累及情况。

（9）磁共振成像：磁共振尿路成像可显示泌尿系结核患者不同尿路部位的

破坏、溃疡、空洞与纤维化修复等特点，可作为静脉尿路造影的辅助手段，为肾结核诊断提供证据。

（10）膀胱镜检查：是泌尿系结核的重要诊断手段。早期可见膀胱黏膜充血水肿及结核结节形成，病变多位于患肾同侧输尿管口周围，之后向膀胱三角区和其他部位蔓延。严重的膀胱结核可见溃疡，输尿管口呈洞穴样变化。膀胱镜检查时还可行逆行插管，收集双侧肾盂尿液进行相应检查，具有很高的诊断价值。若病变严重，膀胱挛缩容量小于 100ml 则不宜进行膀胱镜检查。

3. 诊断标准

（1）不明原因的膀胱刺激征，尿结核分枝杆菌培养阳性。

（2）有泌尿系统结核病的影像学证据。

（3）膀胱镜检查有典型的结核性膀胱炎表现和（或）病理活检发现结核结节和（或）肉芽肿形成。

【治疗方案及原则】

1. 一般治疗　充分的营养和休息、适度的体育活动对于肾结核患者的康复非常有帮助。一般患者无需卧床休息。

2. 药物治疗　抗结核化学药物治疗对控制结核病有决定性的作用。合理的药物治疗可以缩短传染期，降低病死率、感染率。同全身结核病一样，泌尿系结核合理化疗的原则也是早期、联合、适量、规律和全程使用敏感药物。目前认为泌尿系结核进行化疗的适应证有：①结核病史明显，病灶小或有可疑病灶者；②局限于部分肾盏内的单侧或双侧肾结核；③孤立肾肾结核；④伴有身体其他部位活动性结核或其他严重疾病暂不宜行手术治疗者；⑤双侧重度肾结核不宜手术者；⑥术前用药；⑦术后常规用药。

常用的抗结核药物如下：

（1）异烟肼（INH，H）：是目前最有效的抗结核药物，对结核分枝杆菌有杀菌作用。常规剂量以每日 300mg（成人 5mg/kg，儿童 10mg/kg）一次口服，此剂量很少引起不良反应，可长期服用。若服药时血清转氨酶异常升高，表明有肝脏损害。

（2）利福平（RFP，R）：半合成口服广谱抗生素，对结核分枝杆菌具有强杀菌作用。常与异烟肼联合用药。常规每日用量 450mg，每天一次口服。不良反应少，偶有消化道反应及皮疹。肝损害发生率较异烟肼低。

（3）利福布汀（RFB）和利福喷汀（RPT）：这两种药物都是利福平的衍生物。利福布汀的常规剂量为 300mg/d 口服。利福喷汀是一种长效制剂，每周顿服或每周 2 次服用利福喷汀 450～600mg 与每日服用利福平组疗效一致，且未见严重的药物不良反应。

（4）吡嗪酰胺（PZA，Z）：能杀死吞噬细胞内、酸性环境中的结核分枝杆菌。多与利福平、异烟肼联用。常规剂量每次500mg，每日3次。主要不良反应为肝损害，用药期间应定期复查肝功能。

（5）乙胺丁醇（EMB，E）：对结核分枝杆菌有抑菌作用，与其他药物联用可延缓耐药性的产生。常规剂量：每日25mg/kg，8周后减量为15mg/kg。乙胺丁醇由肾脏排泄，肾功能不全患者应减量。

（6）链霉素（SM，S）：对细胞外碱性环境中的结核分枝杆菌具有杀菌作用。成人剂量每日1.0g（50岁以上或肾功能减退者0.5～0.75g），分2次肌内注射；间歇疗法时，每周注射2.0g，或每3日注射1.0g。主要不良反应是对第八对脑神经前庭支的影响。目前链霉素已逐渐少用。

（7）氟喹诺酮类药物（FQN）：第三代氟喹诺酮类药物中有不少具有较强的抗结核分枝杆菌活性，目前这类药物已成为耐药结核病的主要选用对象。常用的是左氧氟沙星（常用剂量250～500mg，每日2次）。儿童和孕妇禁用。

（8）对氨基水杨酸（PAS，P）：对结核分枝杆菌有抑菌作用，与其他药物联用可减缓耐药发生。每日剂量8～12g，分3～4次服用。主要不良反应有恶心、呕吐、腹泻等胃肠道反应。

（9）阿米卡星（AMK）：对结核分枝杆菌有杀菌作用。一般用量为每日肌内注射或静脉滴注15mg/kg。主要的不良反应是肾毒性和耳毒性。

抗结核药物治疗方案见表45-1。

表45-1 抗结核药物治疗方案

疗程	化疗方案	疗程	化疗方案
6个月	2RHZ/4RH 2RHZE/4RH或2R2H 2RHZS/4RH或2R2H	9个月	3RHZS/6RH或6EH 3RHZS/2H2Z2S

R：利福平；H：异烟肼；Z：吡嗪酰胺；E：乙胺丁醇；S：链霉素；数字：月

抗结核药治疗的停药标准为：①全身情况明显改善，血沉正常，体温正常；②膀胱刺激症状完全消失；③反复多次尿液常规检查正常；④尿浓缩查抗酸杆菌多次检查皆阴性；⑤尿结核菌培养、尿动物接种查找结核分枝杆菌皆为阴性；⑥X线泌尿系造影检查病灶稳定或已愈合；⑦全身检查无其他结核病灶。在停止用药后，患者仍需强调继续长期随访观察，定期作尿液检查及泌尿系造影检查。

3. 手术治疗　虽然抗结核药治疗可治愈绝大部分泌尿系结核患者，仍有部分患者药物效果不佳，需进行手术治疗。手术方式的选择需根据患者病变程度、范围以及并发症等情况决定。需要注意的是，任何手术治疗都必须配合强有力的药物治疗。肾切除术前应至少治疗 1 个月以上；保留肾组织的手术（肾病灶清除术、肾部分切除术等）以及并发症整形手术（输尿管梗阻手术、膀胱挛缩手术、窦道修补术等）术前应使用药物治疗 3～6 个月；若患者合并全身结核或病情严重，则应适当延长药物治疗时间；术后也应使用药物治疗 1 年以上。主要手术治疗方式：

（1）全肾切除术的手术适应证：①单侧肾结核病灶破坏严重、患肾功能严重受损或无功能；②结核性脓肾；③双侧肾结核，一侧破坏严重，而另一侧较轻，可切除严重侧，再采用药物治疗；④合并严重的继发感染、高血压或大出血。在进行肾结核切除术时，应将受累的输尿管一并切除，若输尿管下段并发积脓，应将输尿管全长切除。术后伤口一般不放置引流以减少窦道形成。

（2）肾病灶清除术：病灶清除术是药物治疗的补充，在进行手术时应尽量保存肾组织。病灶清除术适用于所有闭合性的结核性脓肿（与肾盏不通、无钙化者），若病灶与肾盏相通或下尿路有梗阻，不宜进行手术治疗。有条件的医院也可以在超声或 CT 引导下进行穿刺排脓治疗代替手术治疗。

4. 并发症的处理

（1）膀胱挛缩的治疗：挛缩较轻的病例中可通过训练患者逐渐延长排尿间隔时间，使膀胱容量逐渐增大。绝大多数膀胱挛缩需手术治疗。

（2）对侧肾盂积水的治疗

1）对侧肾输尿管轻至中度扩张积水且合并膀胱挛缩：在处理上按照膀胱挛缩的手术治疗。

2）对侧肾输尿管轻至中度扩张积水而无膀胱挛缩（积水是由输尿管口或输尿管下段狭窄所致）：行输尿管口扩张或切开术或输尿管下段狭窄部扩张。若扩张不能取得成功，则可考虑进行输尿管切断后与膀胱重新吻合术。

3）对侧肾输尿管重度扩张积水而致肾功能减退者：应行积水肾脏的引流手术。

随着抗结核药物治疗的发展，大部分肾结核早期病例可通过药物治愈，避免肾切除或其他手术治疗。

第四十六章 尿路结石

【概论】

尿路结石是常见的泌尿系统疾病，好发于30～50岁的青壮年人群，男性多于女性，约（4～5）∶1。西方国家发生率500/10万人，5%～10%的人一生中至少发生1次泌尿系结石。迄今为止，我国还缺乏有关尿路结石发病率的准确数据，推算约为1%～5%，南方高达5%～10%；年发病率约为150～200/10万人，其中25%的患者需住院治疗。尿路结石复发率较高，2～7年内复发率为22.6%～51%，10年内为80%。近年来，我国泌尿系结石的发病率有增加趋势，是世界上三大结石高发区之一。

尿路结石按部位分为肾结石、输尿管结石和膀胱结石。按结石成分，分为钙质结石（占70%～80%，如草酸钙、磷酸钙结石）、非钙性结石（如尿酸结石、磷酸镁铵结石、胱氨酸结石等）。根据结石形成机制的不同，分为与代谢相关的结石和感染性结石。虽然部分肾结石有明确的原因，如甲状旁腺功能亢进、各种原因引起的高钙尿症、高尿酸尿症和高草酸尿症、肾小管性酸中毒、海绵肾、痛风、异物、长期卧床、解剖结构异常导致尿路梗阻和感染等，但大多数钙结石的形成原因仍不清楚。其他与尿路结石形成相关的因素包括年龄、性别、职业、社会经济地位、饮食成分和结构、水分摄入量、气候和遗传背景等。

【临床表现】

1. 症状　主要取决于结石的大小、形状、所在部位和结石对尿路的刺激和损伤，梗阻及继发感染等。

（1）无症状结石：肾结石可以完全无症状，甚至发生梗阻时亦无症状，而因其他原因做X线腹部照片或B超时偶然发现。有些病例则可能有镜下血尿，有些病例因为存在原发疾病（如甲状旁腺功能亢进或痛风）检查时发现结石。

（2）疼痛：患侧的腰部和上腹部隐痛、钝痛甚至绞痛，少数患者表现为对侧腰痛；多为阵发性。开始时是腰部或上腹部隐痛，逐渐加强至剧痛，疼痛常放射下腹部、腹股沟、大腿内侧或外阴部。绞痛发作时可伴有出冷汗、恶心或呕吐。肾绞痛往往在剧烈运动和旅行颠簸后发作、加剧，也可在夜间或清晨突然发生。随着结石的排出，疼痛可立即消失。

（3）血尿：近75%的患者在疼痛发作时出现肉眼或镜下血尿，或从尿中排出结石。在无症状的肾结石，如有血尿，则多为轻度镜下血尿，如结石有移动，则有肉眼血尿。

（4）尿路梗阻和尿路感染：结石患者由于可能引起尿路梗阻，易于发生尿路感染，可为无症状性细菌尿或有明显的尿路感染症状。梗阻再加上感染，可导致肾盏积液或积脓，进一步引起肾实质感染、瘢痕形成，可发展为肾周感染。

（5）肾衰竭：独肾患者因结石堵塞输尿管，造成急性梗阻，偶亦可发生双侧输尿管堵塞造成急性肾衰竭。结石引起的慢性肾脏感染或梗阻性肾病均可发展为慢性肾衰竭。

2. 体征　体格检查可无明显阳性体征。部分患者患侧肾区可有叩击痛。输尿管走行区结石相应部位有压痛。肾绞痛发作时，患者往往大汗淋漓、面色苍白、辗转不安，在床上来回滚动，难以静卧。结石梗阻引起严重肾积水时，可在上腹部触及增大的肾脏。

3. 并发症　尿路结石常见并发症有尿路感染、尿路梗阻、梗阻性肾病、脓肾、肾衰竭。

【诊断要点】

1. 诊断原则　除确定患者结石的存在外，还应了解结石的部位、大小、数目及结石对肾脏所造成的影响，判断肾功能并加以保护。有无感染存在对尿石症的治疗和防治有重要意义。明确结石的病因，以防治结石的发展及复发。

2. 诊断依据

（1）病史和体检：病史中多有典型的腰痛、肾绞痛和血尿，或曾从尿道排出过结石。体格检查可无明显阳性体征；部分患者患侧肾区可有叩击痛。结石梗阻引起严重肾积水时，可在上腹部触及增大的肾脏；输尿管走行区结石相应部位有压痛。对于反复发生肾结石的患者，要检查颈部，注意有无肿大的甲状旁腺。

（2）化验检查：尿液常规检查可见红细胞、白细胞或结晶，尿pH在草酸盐及尿酸盐结石患者常为酸性，磷酸盐结石常为碱性。合并感染时尿中出现较多的脓细胞，尿细菌学培养常为阳性，计数大于10万/ml以上。并发急性感染及感染较重时，血常规检查可见白细胞总数及中性粒细胞升高。多发性和复发性结石的患者，应寻找尿路结石形成的代谢因素。查血尿酸、甲状旁腺素（PTH）、血钙、血胱氨酸、草酸浓度。查尿钙、草酸、枸橼酸水平等。

（3）影像学检查：对所有具有泌尿系结石临床症状的患者都应该做影像学检查，其结果对于结石的进一步检查和治疗具有重要的价值。

1）B超检查：可以发现4mm以上X线阳性及阴性结石，并了解结石以上尿路的扩张程度，间接反映肾实质和集合系统的情况。超声可作为泌尿系结石的常规检查方法，尤其是在肾绞痛时作为首选方法。

2）尿路平片：可以发现大部分X线阳性结石，能大致地确定结石的位置、形态、大小和数量。

3）静脉尿路造影（IVU）：可了解尿路有无解剖异常，确定结石位置，发现尿路平片上不能显示的X线阴性结石。还可以了解分侧肾脏的功能，确定肾积水程度。在一侧肾脏功能严重受损或者使用普通剂量造影剂而肾脏不显影的情况下，采用加大造影剂剂量（双剂量或大剂量）或者延迟拍片的方法往往可以达到肾脏显影的目的。肾绞痛发作时，由于急性尿路梗阻往往会导致尿路不显影或显影不良，因此对结石的诊断会带来困难。

4）CT扫描：尽管尿路结石诊断通常不需要CT检查，但螺旋CT能够检出其他常规影像学检查中容易遗漏的小结石，尤其适合急性肾绞痛患者。

5）逆行或经皮肾穿刺造影：不作为常规检查手段，仅在静脉尿路造影不显影或显影不良以及怀疑是X线阴性结石，需要作进一步的鉴别诊断时应用。

【治疗】

1. 肾绞痛的治疗

（1）药物治疗

1）解痉药：常用药物有硫酸阿托品和山莨菪碱。山莨菪碱的通常剂量为10～20mg，肌内注射；黄体酮和α受体阻断剂（坦洛新）可以抑制平滑肌的收缩而缓解痉挛，对止痛和排石有一定的疗效。

2）阿片类镇痛药：常用药物有氢吗啡酮（5～10mg，肌内注射）、哌替啶（50～100mg，肌内注射）、布桂嗪（50～100mg，肌内注射）和曲马朵（100mg，肌内注射）等。阿片类药物在治疗肾绞痛时不应单独使用，一般需要配合阿托品、山莨菪碱等解痉类药物一起使用。

（2）外科治疗：当疼痛不能被药物缓解或结石直径大于6mm时，应考虑采取外科治疗措施。

2. 肾结石治疗　临床上绝大多数尿路结石可以通过微创的治疗方法将结石粉碎并排出体外，少数比较小的尿路结石可以选择药物排石。

（1）内科治疗：结石直径小于0.6cm；结石表面光滑；结石以下尿路无梗阻；结石未引起尿路完全梗阻，停留于局部少于2周；特殊成分的结石，对尿酸结石和胱氨酸结石推荐采用内科治疗。

1）增加液体摄入：每日饮水2000～3000ml，使尿量增加至2～2.5L/24h。鼓励患者睡前及半夜多饮水，保持夜间尿液呈稀释状态，有利于减少结晶形成和排出小结石。

2）改变饮食习惯：包括限制盐、蛋白质和草酸摄入。每天钠摄入应控制在3g以内，蛋白质摄入量控制在0.8～1.0g/(kg·d)。菠菜、红茶及巧克力等食物草酸含量高，应尽量减少摄入。高尿酸血症和高尿酸尿时要吃低嘌呤饮食，避免进食动物内脏、鱼和咖啡等。

3）药物治疗：双氯芬酸钠栓剂塞肛、口服坦洛新（α-受体阻断剂）0.4mg/d，连用2周，可促进输尿管结石排出。尿酸结石患者可口服别嘌醇，常用剂量为300mg/d，可根据肾功能和临床需要作适当增减。口服枸橼酸氢钾钠，每次剂量为3～5g口服，每日3次，以碱化尿液，维持尿液pH在6.8～7.2之间，抑制尿酸结石形成。

（2）体外冲击波碎石（ESWL）：为目前治疗直径≤20mm的肾结石的标准治疗方法；直径＞20mm的结石或鹿角形结石可采用经皮肾镜或联合应用体外冲击波碎石。若单用体外冲击波碎石治疗，建议于体外冲击波碎石前插入双J管，以防止“石街”形成阻塞输尿管。

禁忌证包括孕妇、不能纠正的出血性疾病、结石以下尿路有梗阻、严重肥胖或骨骼畸形、心力衰竭、严重心律失常和泌尿系统活动性结核等。推荐体外冲击波碎石治疗次数＜5次，否则应该选择经皮肾镜取石术（PNL），间隔的时间以10～14天为宜。

（3）微创手术

1）经皮肾镜取石术：适用于所有需开放手术干预的肾结石，包括完全性和不完全性鹿角结石、≥2cm结石、有症状的肾盏或憩室内结石、体外冲击波难以粉碎及治疗失败的结石。

2）输尿管镜取石术：逆行输尿管镜治疗肾结石以输尿管软镜为主，其损伤介于体外冲击波碎石及经皮肾镜取石术之间。配合钬激光治疗肾结石(＜2cm)和肾盏憩室结石，可取得良好效果。

（4）开放性手术：少数较复杂的肾结石患者需手术治疗。手术方式包括单纯性肾盂或肾窦内肾盂切开取石术、肾盂肾实质联合切开取石术、无萎缩性肾实质切开取石术、肾脏部分切除术和全切除术等。

第四十七章　急性肾衰竭

【概述】

急性肾衰竭（acute renal failure，ARF）是指数小时至数日内发生的肾脏功能异常，包括血、尿、组织学检查或影像学检查的异常，持续时间不超过3个月。近年部分肾脏病学家和重症监护专家提出急性肾损伤（acute renal injury，AKI）的概念，临床可以参考。所谓急性肾损伤是指48小时内发生的肾脏结构或功能异常，包括血、尿、组织学检查或影像学检查异常，时间不超过3个月。其诊断标准为48小时内血肌酐升高绝对值≥26.4μmol/L（0.3mg/dl）或较基础值升高≥50％（增至1.5倍），或尿量小于0.5ml/(kg·h)超过6小时。急性肾衰竭患病率高，社区获得性急性肾衰竭患病率为1％，医院获得性为5％～7％，重症监护病房高达20％～30％。

急性肾衰竭病因多样，可概括为肾前性、肾性和肾后性三大类。肾前性氮质血症是急性肾衰竭最常见类型，由肾脏血流灌注不足所致，约占社区获得性急性肾衰竭的60％～70％，医院获得性急性肾衰竭的40％。病程早期，肾实质结构正常，肾脏通过自身调节机制维持肾小球滤过率（glomerular filtration rate，GFR）基本正常；如缺血未得到纠正，则进展至肾小管细胞损伤。肾性因素约占急性肾衰竭的25％～40％，根据损伤部位可分为肾小管、间质、血管和肾小球损伤，以缺血或肾毒性物质导致的急性肾小管坏死（acute tubular necrosis，ATN）最常见。导致肾间质损伤的因素包括药物、细菌和病毒感染，以及局限于肾脏或系统性自身免疫性疾病，如系统性红斑狼疮、干燥综合征、冷球蛋白血症等。血管因素包括微血管病（如血栓性血小板减少性紫癜、脓毒血症、溶血性尿毒症综合征等）和大血管病（如动脉栓塞）。肾小球损伤因素为原发或继发性肾小球肾炎，如新月体肾炎、显微镜下血管炎等。肾后性因素约占急性肾衰竭的5％～10％，其特征为急性尿路梗阻，梗阻可发生在从肾盂到尿道的任一水平。

【临床表现】

急性肾衰竭由于起病急骤，机体尚未产生代偿，其肾衰竭的临床表现较慢性肾衰竭患者严重。其表现也取决于确诊时所处的病程阶段。然而，部分患者直到晚期实验室检查发现异常时，也可毫无临床症状。以急性肾小管坏死为例，根据临床表现可分为少尿型和非少尿型，高分解代谢型和非高分解代谢型。

1. 少尿型 以少尿（<400ml/d）或无尿（<100ml/d）为显著特点，一般经过少尿或无尿期、多尿期和恢复期三个临床阶段。

（1）少尿期：通常持续3天至1个月不等，平均约10天左右。主要表现为：①水钠潴留：全身水肿，血压升高，肺水肿、脑水肿和心力衰竭常危及生命。②电解质紊乱：包括高钾血症、低钠血症、低钙血症和高磷血症等，高钾血症常为少尿期死亡主要原因之一。③代谢性酸中毒：为酸性代谢产物在体内蓄积所致，感染和组织破坏可加重酸中毒。表现为恶心、呕吐、疲乏、嗜睡、深大呼吸等，严重者可出现血压下降及休克。④尿毒症症状：为各种毒素在体内蓄积引起的全身各系统中毒症状。消化系统症状包括食欲减退、恶心、呕吐、腹胀、腹泻等，呼吸系统症状包括呼吸困难、咳嗽、胸痛、尿毒症性肺炎等，循环系统症状包括心律失常、心力衰竭等，神经系统症状包括意识障碍、躁动、谵语、抽搐等。

（2）多尿期：尿量每日可达3000～5000ml，血清尿素氮、肌酐逐步下降，尿毒症症状逐渐消退。因大量水分和电解质排出，可出现脱水及低钾、低钠血症等电解质紊乱。

（3）恢复期：血清尿素氮、肌酐水平恢复至正常，肾小管上皮细胞再生和修复，肾功能完全恢复约需半年至一年时间，少数患者可遗留不同程度的肾功能损害。

2. 非少尿型 有些患者尿量在400ml/d以上，其病情大多较轻，预后较好。然而，随着肾功能减退，临床上仍可出现一系列尿毒症表现。

3. 高分解代谢型和非高分解代谢型

（1）高分解代谢型：部分急性肾衰竭患者发生于组织分解代谢极度增高的情况下，每日血尿素氮和肌酐上升幅度分别>14.3mmol/L和>132.6μmol/L。通常见于大面积外伤、烧伤、大手术后及严重感染等情况，表现为严重的代谢性酸中毒和电解质紊乱，中毒症状显著，尤以神经系统突出，可表现为嗜睡、昏迷、抽搐、癫痫样发作、反射亢进或减退等。

（2）非高分解代谢型：每日血尿素氮和肌酐上升速度较慢，达不到上述水平，代谢性酸中毒和电解质紊乱不很严重。

【诊断要点】

对急性肾衰竭患者的评估需要详细询问病史，深入回顾既往史和近期用药史，进行全面的体格检查、尿液分析以及其他实验室检查、影像学检查，必要时行肾活检。根据患者血清肌酐（Scr）和尿量，参考急性肾损伤的分期标准，将其分为 3 期（表 47-1）。

表 47-1　急性肾损伤的分期标准

分期	Scr 标准	尿量标准
1 期	Scr 增加≥26.4μmol/L（0.3mg/dl）或增至基线的 150%～200%（1.5～2 倍）	<0.5ml/(kg·h)，时间超过 6 小时
2 期	增至基线的 200%～300%（2～3 倍）	<0.5ml/(kg·h)，时间超过 12 小时
3 期	增至基线的 300%以上（>3 倍）或绝对值≥354μmol/L（4mg/dl）且急性增高≥44μmol/L（0.5mg/dl）	<0.3ml/(kg·h)，时间超过 24 小时或无尿 12 小时

1. 急性肾衰竭与慢性肾衰竭的鉴别要点　根据临床表现和实验室检查结果，肾衰竭的诊断不难确定。在确立肾衰竭后，需要鉴别为急性还是慢性，或是发生在慢性肾衰竭基础上的急性肾衰竭。鉴别要点见表 47-2。

表 47-2　急性肾衰竭与慢性肾衰竭的鉴别要点

	急性肾衰竭	慢性肾衰竭
病程	较短（小于 3 个月）	较长
夜尿史	无	有
B 超	肾脏体积增大或正常	肾脏体积缩小
贫血	一般无或轻度贫血	有
PTH	正常	异常

2. 急性肾衰竭病因诊断　一旦急性肾衰竭诊断成立，应重点鉴别病因。一般临床诊断思路为：首先排除肾前性和肾后性因素，再进一步评估可能的肾实质性因素。

血液和尿液标本的实验室分析不仅可显示肾功能障碍的程度，而且常有助于明确病因。所有出现临床症状的急性肾衰竭患者，都应进行血常规、肾功能检查，并进行尿液检查，计算钠排泄分数（FE_{Na}）。

$$FE_{Na}（\%）=\frac{尿\ Na\times 血清\ Cr}{尿\ Cr\times 血清\ Na}\times 100$$

FE_{Na}有助于初步明确急性肾衰竭的大致分类或病变部位（表 47-3）。在某些情况下，最好使用FE_{Cl}，如代谢性碱中毒时尿中碳酸氢根离子浓度升高，可引起强制性排钠而导致尿钠升高。尿干化学试纸和显微镜检查是必需的，显微镜检查必须采用新鲜尿液标本，表 47-3 列出了不同原因急性肾衰竭典型尿液分析所见。此外，对患者的初始评估还应包括肾脏超声检查以明确有无尿路梗阻。

表 47-3 不同原因急性肾衰竭的实验室检查结果

病因	FE_{Na}	血尿素氮/肌酐*	尿液分析
肾前性	<1%	>20	正常或透明管型
肾性		<10～15	
肾小管坏死	≥1%		棕褐色颗粒状上皮管型
间质性肾炎	≥1%		白细胞尿，血尿，轻度蛋白尿，颗粒和上皮管型，嗜酸性细胞
肾小球肾炎	（早期）<1%		血尿，明显的蛋白尿，红细胞管型，颗粒管型
血管性疾病	（早期）<1%		正常或血尿，轻度蛋白尿
肾后性	≥1%	>20	正常或血尿，颗粒管型，脓尿

* 血尿素氮和血肌酐的单位均为 mg/dl。

（1）肾前性氮质血症：是急性肾衰竭最常见病因，询问病史多可发现肾脏缺血史（见表 47-4）。常见症状包括呕吐、腹泻和食欲不振，常见体征有心动过速、低血压、黏膜干燥等。实验室检查可见血清肌酐和尿素氮（BUN）水平升高，FE_{Na}一般小于 1%，但是，如患者原有慢性肾衰竭或使用了利尿剂如呋塞米，可导致尿钠排泄增多，FE_{Na}可能大于 1%。在这种情况下，可使用尿素排泄分数（FE_{urea}），其计算公式为：

$$FE_{urea}（\%）=\frac{尿\ urea\times 血清\ Cr}{尿\ Cr\times 血清\ urea}\times 100$$

FE_{urea}小于 35%提示肾前性急性肾衰竭。此外，血尿素氮与肌酐比值大于 20∶1 也支持其诊断。

（2）肾性急性肾衰竭：患者常有缺血（表 47-4）或接触肾毒性物质的病史。肾毒性物质可以是直接导致肾小管细胞损伤的氨基糖苷类抗生素、静脉用造影剂和顺铂等药物，以及血管内溶血和横纹肌溶解释放的血红蛋白和肌红蛋白，也可以是导致急性间质性肾炎（AIN）的变态反应性毒素（表 47-5）。体格检查可见肺水肿等体液过多的征象。急性间质性肾炎患者可见皮疹。胆固醇栓塞见于严重动脉粥样硬化患者，常发生于侵袭性血管手术或介入性操作后，可能出现手指或足趾发绀等表现。实验室检查包括尿液分析有助于明确病因，急性肾小管坏死和急性间质性肾炎患者 FE_{Na}常大于 1，而肾小球肾炎和血管性疾病 FE_{Na}一般小于 1。急性间质性肾炎时可有外周血嗜酸性粒细胞增多和尿中出现嗜酸性粒细胞，不过后者敏感性及特异性差，也见于微血管栓塞性疾病。原发或继发性肾小球肾炎可有低补体血症及免疫学指标（如 ANCA、抗 GBM 抗体、ANA、抗 dsDNA 抗体等）异常，必要时行肾活检确诊。

表 47-4 引起缺血性急性肾衰竭的常见因素及机制

机　制	致病因素
血容量不足和低血压	出血，胃肠道、肾脏和皮肤的体液丢失
有效血容量不足	充血性心力衰竭、肝硬化、肝肾综合征、腹膜炎、脓毒血症
肾脏大血管疾病	肾动脉血栓形成或栓塞、手术中动脉被夹闭、肾动脉狭窄、胆固醇栓子
肾脏小血管疾病	脓毒血症、血管炎、动脉栓塞、溶血性尿毒症综合征、恶性高血压、硬皮病、先兆子痫、镰状细胞贫血、高钙血症、移植肾排斥反应
肾内血流动力学改变	环孢素、他克莫司、ACEI、ARB、NSAIDs、造影剂

HUS：溶血性尿毒症综合征；ACEI：血管紧张素转化酶抑制剂；ARB：血管紧张素受体拮抗剂；NSAIDs：非甾体抗炎药

表 47-5 急性间质性肾炎相关的药物

机　制	致病因素
β-内酰胺类抗生素	青霉素、头孢菌素类、氨苄西林、甲氧西林、萘夫西林
其他抗生素	磺胺类药物、万古霉素、利福平、阿昔洛韦、茚地那韦
利尿剂	呋塞米、氢氯噻嗪、氨苯蝶啶
非甾体抗炎药	布洛芬、萘普生、吲哚美辛

（3）肾后性急性肾衰竭：最常见的原因是前列腺肥大、前列腺癌、子宫颈癌及腹膜后疾病。功能性梗阻可见于神经源性膀胱。输尿管管腔内梗阻见于双侧肾结石、肾乳头坏死、血块及膀胱癌，管腔外梗阻则与腹膜后纤维化、结肠癌和淋巴瘤等有关。此外，肾小管内结晶如尿酸、草酸钙、阿昔洛韦、甲氨蝶呤、磺胺类药物以及轻链，也可引起肾小管梗阻。

少尿或无尿患者常需要鉴别肾后性因素，但是部分肾后性急性肾衰竭患者没有少尿或无尿症状，除血清肌酐和尿素氮升高外，其他实验室检查也多无异常。膀胱导尿术对于诊断和治疗必不可少，肾脏超声检查也有助于诊断，需要注意的是，疾病初期肾脏超声检查可能为假阴性。

3. 急性肾衰竭肾活检指征

（1）急性肾衰竭合并严重蛋白尿或持续的肾小球性血尿。

（2）急性肾衰竭合并全身疾病的症状、体征或肾外疾病的证据。

（3）少尿期延长超过 3 周，或与慢性肾衰竭不能鉴别时（肾脏大小无明显萎缩）。

（4）伴有无容量扩张的严重高血压，并且血压得到控制者。

（5）非梗阻性肾病的无尿。

（6）疑有肾小球、肾间质或肾小血管病变时。

（7）鉴别移植肾急性功能丧失的病因，如超急性排斥反应、急性血管性排斥反应、急性肾小管坏死、移植前肾损伤、急性间质性肾炎、急性环孢素肾毒性等。

【治疗方案及原则】

急性肾衰竭的治疗原则是快速识别和纠正其可逆因素，防止肾脏进一步受损，维持水、电解质平衡。因此，无论什么原因引起的急性肾衰竭，做到早期预防、早期诊断、及时纠正肾前性因素都是非常重要的。

1. 病因治疗

（1）肾前性：早期通过积极纠正有效血容量不足可使肾功能迅速恢复。纠正有效血容量不足包括使用晶体溶液（根据病情可辅以胶体溶液）扩容、降低后负荷改善心输出量，以及调整体循环血管阻力。对于有慢性充血性心力衰竭病史的患者，在扩容时须格外谨慎。

（2）肾性：针对不同病因给予相应治疗，如抗感染、停用过敏药物、免疫抑制治疗等。

（3）肾后性：解除尿路梗阻，预防感染。继发于前列腺肥大者常可通过放置膀胱导尿管得到纠正，而由肿瘤引起的梗阻常需要相关科室协助治疗。

2. 对症支持治疗　治疗原则为：①少尿期：应“量出为入”控制液体入量。监测血清电解质、肌酐和尿素氮等，处理高钾血症，纠正酸中毒。②多尿期：出现大量利尿后要防止脱水及电解质紊乱。多尿期早期，肌酐仍可继续升高，必要时仍需要透析，仍要注意各系统并发症的防治。③恢复期：无需特殊治疗，避免使用肾毒性药物，每1～2个月复查肾功能。此外，急性肾衰竭常合并多种并发症，如高血压、心力衰竭、肺水肿、消化道出血、贫血、肺部感染等，针对并发症的治疗可以改善患者的生存率，应予以重视。对急性肾衰竭患者还应给予低钠、低钾饮食，直至肾功能改善。

3. 肾脏替代治疗（RRT）是严重急性肾衰竭的主要治疗措施。急诊透析指征包括：输注碳酸氢钠不能纠正的严重的代谢性酸中毒，药物治疗无效的高钾血症等严重电解质紊乱，利尿剂治疗无效的肺水肿，以及严重的尿毒症症状，如尿毒症脑病、癫痫发作和心包炎等。

（1）开始治疗时机：目前肾脏替代治疗最佳时机尚无统一标准。急性肾衰竭少尿12小时就可考虑给予肾脏替代治疗，早期或预防性肾脏替代治疗能更好地控制水、电解质和酸碱平衡，为原发病的治疗创造条件，促进肾功能恢复，改善预后。部分患者可能不需要肾脏替代治疗肾功能就能恢复，过度的肾脏替代治疗可能增加肾脏损害，增加风险。总之，关于急性肾衰竭开始肾脏替代治疗的时机尚无一致意见，临床医师可根据患者具体情况及时进行个体化治疗。

（2）治疗模式：目前采用的模式有多种，如间断血液透析（IHD）、腹膜透析、连续性肾脏替代治疗（CRRT）以及新兴的“混合”模式（长时低效透析）。

1）血液透析与腹膜透析：腹膜透析虽无抗凝出血的危险，但有腹膜炎的可能，且对水分和小分子溶质的清除率均较血液透析差，因此在严重高钾血症、肺水肿时应首选血液透析。

适合血液透析的情况：病情危重、高分解型；心功能尚稳定者；腹腔有炎症后的广泛粘连；肺功能不全，呼吸困难者；诊断未明的腹部脏器损伤者；腹部皮肤有感染，无法植管者。

适合腹膜透析的情况：非高分解型；心功能欠佳，有心律失常或血压偏低；建立血管通路困难；有活动性出血，全身肝素化有禁忌；老年患者或近期手术后；小儿患者。

2）间断模式与持续模式：持续治疗的优点在于缓慢持续的液体及溶质清除，使血流动力学更稳定，最终可获得更多的液体清除和更持久的溶质控制，并且可保证静脉高营养。但有关间断血液透析与连续性肾脏替代治疗在急性肾衰竭救治中的疗效比较迄今尚无充分的循证医学证据。对于血流动力学不稳定的患者使用连续性肾脏替代治疗较为安全，但要加强监护，注意抗凝药剂量。

3）“混合”模式：采用方便操作的间断血液透析技术，将治疗时间延长，更缓慢地清除容量和溶质。目前这种模式得到了越来越广泛的应用，但尚不明确该模式对预后的影响。

（3）剂量：如采用间断血液透析模式，可能需要增加治疗剂量。可增加每一次治疗的强度，也可增加治疗的频率。关于连续性肾脏替代治疗剂量与预后间的关系研究较少，且结果不尽相同，多数研究结果支持采用大剂量连续性肾脏替代治疗治疗急性肾衰竭，临床可根据具体情况确定剂量。

4. 预防　急性肾衰竭的高危患者包括糖尿病、高血压、冠心病、周围血管病以及已知的肾脏病患者尤其是肾病综合征等，应对其采取合理的监测措施，维持体液容量和血流动力学稳定，慎重选择治疗药物和诊断性操作，将接触肾毒性物质的机会降至最低，必要时采取预防干预措施。最近证实，*N*-乙酰半胱氨酸联合0.45%生理盐水以及静脉输注碳酸氢钠均有助于预防造影剂相关的急性肾衰竭。此外，在任何可能引起急性肾衰竭的诊治操作后都应主动监测肾功能，并教育患者常见的非处方药物（如非甾体抗炎药）也有肾毒性。

一般而言，继发于肾前性因素的急性肾衰竭，如能及早诊断和治疗，预后较好，肾功能可恢复到基线水平，病死率小于10%。肾后性急性肾衰竭也常有良好的预后，如尿路梗阻诊断及时，治疗得当，肾功能也可恢复至基线水平。与之相比，肾性急性肾衰竭患者的预后较差，病死率在30%～80%。发生在慢性肾脏病或全身性疾病基础上的急性肾衰竭转归较差，肾功能很难完全恢复到基线水平，严重者可能需要长期透析治疗，合并多器官功能衰竭的急性肾衰竭患者预后最差，病死率最高。

第四十八章　慢性肾衰竭
（附　慢性肾脏病）

【概述】

慢性肾衰竭（chronic renal failure，CRF）是指慢性肾脏病引起的肾小球滤过率（glomerular filtration rate，GFR）下降及与此相关的代谢紊乱和临床症状组成的综合征。

慢性肾衰竭可分为以下四个阶段：①肾功能代偿期；②肾功能失代偿期；③肾衰竭期（尿毒症前期）；④尿毒症期（表 48-1）。

表 48-1　我国慢性肾衰竭的分期方法（根据 1992 年黄山会议纪要）

慢性肾衰竭分期	肌酐清除率（Ccr）(ml/min)	血清肌酐（Scr）(μmol/L)	(mg/dl)	说　明
肾功能代偿期	50～80	133～177	1.5～2.0	大致相当于 CKD2 期
肾功能失代偿期	20～50	186～442	2.1～5.0	大致相当于 CKD3 期
肾衰竭期	10～20	451～707	5.1～7.9	大致相当于 CKD4 期
尿毒症期	＜10	≥707	≥8.0	大致相当于 CKD5 期

注：肌酐分子量为 113，血清肌酐的单位互换系数为 0.0113 或 88.5

如：$1.5mg/dl = 1.5 \times 88.5 = 132.75\mu mol/L \approx 133\mu mol/L$ 或 $1.5 \div 0.0113 = 132.74\mu mol/L \approx 133\mu mol/L$。

晚近美国肾脏病基金会 K/DOQI 专家组对慢性肾脏病（chronic kidney diseases，CKD）的分期方法提出了新的建议（见附录：慢性肾脏病）。显然，慢性肾脏病和慢性肾衰竭在含义上有相当大的重叠，前者范围更广，而后者则主要代表慢性肾脏病患者中的 GFR 下降的那一部分群体。

慢性肾衰竭的病因主要有原发性与继发性肾小球病变（如糖尿病肾病、高血压肾小动脉硬化、狼疮性肾炎等）、肾小管间质病变（慢性肾盂肾炎、慢性尿酸性肾病、梗阻性肾病、药物性肾病等）、肾血管病变、遗传性肾病（如多囊肾、遗传性肾炎）等。在发达国家，糖尿病肾病、高血压肾小动脉硬化已成为慢性肾衰竭的主要病因；在发展中国家，这两种疾病在慢性肾衰竭各种病因中仍位居原发性肾小球肾炎之后，但近年也有明显增高趋势。双侧肾动脉狭窄或闭塞所引起的“缺血性肾病”（ischemic nephropathy），在老年慢性肾衰竭的病因中占有较重要的地位。

【临床表现】

在慢性肾衰竭的不同阶段，其临床表现也各不相同。在慢性肾衰竭的代偿期和失代偿早期，患者可以无任何症状，或仅有乏力、腰酸、夜尿增多等轻度不适；少数患者可有食欲减退、代谢性酸中毒及轻度贫血。肾衰竭期以后，上述症状更趋明显。在尿毒症期，可出现急性心力衰竭、严重高钾血症、消化道出血、中枢神经系统障碍等严重并发症，甚至有生命危险。

1. 水、电解质酸碱平衡紊乱　慢性肾衰竭时，酸碱平衡失调和各种电解质代谢紊乱相当常见。在这类代谢紊乱中，以代谢性酸中毒和水钠平衡紊乱最为常见。

（1）代谢性酸中毒：在部分轻至中度慢性肾衰竭（GFR＞25ml/min，或血肌酐＜350μmol/L）患者中，部分患者由于肾小管分泌氢离子障碍或肾小管 HCO_3^- 的重吸收能力下降，因而可发生正常阴离子间隙的高氯血症性代谢性酸中毒，即肾小管性酸中毒。当 GFR 降低至＜25ml/min（血肌酐＞350μmol/L）时，体内代谢产物如磷酸、硫酸等酸性物质因肾的排泄障碍而潴留，可发生高氯血症性（或正氯血症性）高阴离子间隙性代谢性酸中毒，即“尿毒症性酸中毒”。轻度慢性酸中毒时，多数患者症状较少，但如动脉血 HCO_3^-＜15mmol/L，则可出现明显食欲不振、呕吐、虚弱无力、呼吸深长等。

（2）水钠代谢紊乱：主要表现为水钠潴留，或低血容量和低钠血症。肾功能不全时，肾脏对钠负荷过多或容量过多，适应能力逐渐下降。水钠潴留可表现为不同程度的皮下水肿或（和）体腔积液，这在临床上相当常见，此时易出现血压升高、左心功能不全和脑水肿。低血容量主要表现为低血压和脱水。低钠血症的原因，既可因缺钠引起（真性低钠血症），也可因水过多或其他因素所引起（假性低钠血症），而以后者更为多见。

（3）钾代谢紊乱：当 GFR 降至 20～25ml/min 或更低时，肾脏排钾能力逐渐下降，此时易于出现高钾血症，尤其是当钾摄入过多、酸中毒、感染、创伤、消化道出血等情况发生时，更易出现高钾血症。严重高钾血症（血清钾＞6.5mmol/L）有一定危险，需及时治疗抢救。有时由于钾摄入不足、胃肠道丢失过多、应用排钾利尿剂等因素，也可出现低钾血症。

（4）钙磷代谢紊乱：主要表现为磷过多和钙缺乏。钙缺乏主要与钙摄入不足、活性维生素 D 缺乏、高磷血症、代谢性酸中毒等多种因素有关，明显钙缺乏时可出现低钙血症。

血磷浓度由肠道对磷的吸收及肾的排泄来调节。当肾小球滤过率下降、尿内排出减少时，血磷浓度逐渐升高。在肾衰竭的早期，血钙、磷仍能维持在正常范围，且通常不引起临床症状，只在肾衰竭的中、晚期（GFR＜20ml/min）

时才会出现高磷血症、低钙血症。低钙血症、高磷血症、活性维生素D缺乏等可诱发甲状旁腺素（PTH）升高，即继发性甲状旁腺功能亢进（简称甲旁亢）和肾性骨营养不良。

（5）镁代谢紊乱：当GFR＜20ml/min时，由于肾排镁减少，常有轻度高镁血症。患者常无任何症状；如使用含镁的药物（抗酸药、泻药等），则更易于发生。低镁血症也偶可出现，与镁摄入不足或过多应用利尿剂有关。

2. 蛋白质、糖类、脂肪和维生素的代谢紊乱　慢性肾衰竭患者蛋白质代谢紊乱一般表现为蛋白质代谢产物蓄积（氮质血症），也可有血清白蛋白水平下降、血浆和组织必需氨基酸水平下降等。上述代谢紊乱主要与蛋白质分解增多或（和）合成减少、负氮平衡、肾脏排出障碍等因素有关。

糖代谢异常主要表现为糖耐量减低和低血糖两种情况，前者多见，后者少见。高脂血症相当常见，其中多数患者表现为轻到中度高甘油三酯血症，少数患者表现为轻度高胆固醇血症，或两者兼有。维生素代谢紊乱相当常见，如血清维生素A水平增高、维生素B_6及叶酸缺乏等。

3. 心血管系统表现　心血管病变是慢性肾脏病患者的主要并发症之一和最常见的死因。尤其是进入终末期肾病阶段，则病死率进一步增高（占尿毒症死因的45%～60%）。近期研究发现，尿毒症患者心血管不良事件及动脉粥样硬化性心血管病比普通人群约高15～20倍。

较常见的心血管病变主要有高血压和左心室肥厚、心力衰竭、尿毒症性心肌病、心包积液、心包炎、血管钙化和动脉粥样硬化等。近年发现，由于高磷血症、钙分布异常和“血管保护性蛋白”（如胎球蛋白A）缺乏而引起的血管钙化，在心血管病变中亦起着重要作用。

4. 呼吸系统症状　体液过多或酸中毒时均可出现气短、气促，严重酸中毒可致呼吸深长。体液过多、心功能不全可引起肺水肿或胸腔积液。由尿毒症毒素诱发的肺泡毛细血管渗透性增加、肺充血可引起“尿毒症肺水肿”，此时肺部X线检查可出现“蝴蝶翼”征，及时利尿或透析上述症状可迅速改善。

5. 胃肠道症状　主要表现有食欲不振、恶心、呕吐、口腔有尿味。消化道出血也较常见，其发生率比正常人明显增高，多是由于胃黏膜糜烂或消化性溃疡，尤以前者为最常见。

6. 血液系统表现　慢性肾衰竭患者血液系统异常主要表现为肾性贫血和出血倾向。大多数患者一般均有轻至中度贫血，其原因主要由于红细胞生成素缺乏，故称为肾性贫血；如同时伴有缺铁、营养不良、出血等因素，可加重贫血程度。晚期慢性肾衰竭患者有出血倾向，如皮下或黏膜出血点、瘀斑、胃肠道出血、脑出血等。

7. 神经肌肉系统症状　早期症状可有失眠、注意力不集中、记忆力减退等。尿毒症时可有反应淡漠、谵妄、惊厥、幻觉、昏迷、精神异常等。周围神经病变也很常见，感觉神经障碍更为显著，最常见的是肢端袜套样分布的感觉丧失，也可有肢体麻木、烧灼感或疼痛感、深反射迟钝或消失，并可有神经肌肉兴奋性增加，如肌肉震颤、痉挛、不宁腿综合征等。初次透析患者可能发生透析失衡综合征，出现恶心、呕吐、头痛、惊厥等，主要由于血液透析后细胞内外液渗透压失衡和脑水肿、颅内压增高所致。

8. 内分泌功能紊乱　主要表现有：①肾脏本身内分泌功能紊乱：如1,25$(OH)_2$维生素D_3、红细胞生成素不足和肾内肾素-血管紧张素Ⅱ过多；②下丘脑-垂体内分泌功能紊乱：如催乳素、促黑素（MSH）、卵泡刺激素（FSH）、黄体生成素（LH）、促肾上腺皮质激素（ACTH）等水平增高；③外周内分泌腺功能紊乱：大多数患者均有血PTH升高，部分患者（大约四分之一）有轻度甲状腺素水平降低，以及胰岛素受体障碍、性腺功能减退等。

9. 骨骼病变　肾性骨营养不良（即肾性骨病）相当常见，包括纤维囊性骨炎（高转运性骨病）、骨生成不良（adynamic bone disease）、骨软化症（低转运性骨病）及骨质疏松症。在透析前患者中骨骼X线发现异常者约35%，但出现骨痛、行走不便和自发性骨折相当少见（少于10%）。而骨活体组织检查（骨活检）约90%可发现异常，故早期诊断要靠骨活检。

纤维囊性骨炎主要由于PTH过高引起，易发生骨盐溶化、肋骨骨折。X线检查可见骨骼囊样缺损（如指骨、肋骨）及骨质疏松（如脊柱、骨盆、股骨等）的表现。

骨生成不良的发生，主要与血PTH浓度相对偏低、某些成骨因子不足有关，因而不足以维持骨的再生；透析患者如长期过量应用活性维生素D、钙剂等药或透析液钙含量偏高，则可能使血PTH浓度相对偏低。

【诊断要点】

1. 诊断要点

(1) 慢性肾脏病史超过3个月。所谓慢性肾脏病，是指各种原因引起的慢性肾脏结构和功能障碍，包括病理损伤、血液或尿液成分异常及影像学检查异常（参考表48-1）。

(2) 不明原因的或单纯的GFR下降（<60ml/min，老年人GFR<50ml/min）超过3个月。

(3) 在GFR下降过程中出现与肾衰竭相关的各种代谢紊乱和临床症状。

以上三条中，第一条是诊断的主要依据。根据第二条做诊断时宜慎重或从严掌握。如第三条同时具备，则诊断依据更为充分。

临床医师应仔细询问病史和查体，而且应当及时做必要的实验室检查，包括肾功能的检查，以及血电解质（K、Na、Cl、Ca、P等）、动脉血气分析、影像学等。要重视慢性肾衰竭的定期筛查（普通人群一般每年一次），努力做到早期诊断。

2. 鉴别诊断

（1）慢性肾衰竭与肾前性氮质血症的鉴别：在有效血容量补足24～72小时后肾前性氮质血症患者肾功能即可恢复，而慢性肾衰竭则肾功能难以恢复。

（2）慢性肾衰竭与急性肾衰竭的鉴别：往往根据患者的病史即可作出鉴别。在患者病史欠详时，可借助于影像学检查（如B超、CT等）或肾图检查结果进行分析，如双肾明显缩小，或肾图提示慢性病变，则支持慢性肾衰竭的诊断。

（3）慢性肾衰竭伴发急性肾衰竭：如果慢性肾衰竭较轻，而急性肾衰竭相对突出，且其病程发展符合急性肾衰竭演变过程，则可称为“慢性肾衰竭合并急性肾衰竭”（acute on chronic renal failure），其处理原则基本上与急性肾衰竭相同。如慢性肾衰竭本身已相对较重，或其病程加重过程未能反映急性肾衰竭演变特点，则称之为“慢性肾衰竭急性加重”（acute progression of CRF）。

【治疗方案与原则】

1. 延缓或逆转早中期慢性肾衰竭进展的对策　对已有的肾脏疾患或可能引起肾损害的疾患（如糖尿病、高血压等）进行及时有效的治疗，防止慢性肾衰竭的发生，称为一级预防（primary prevention）。对轻、中度慢性肾衰竭及时进行治疗，延缓、停止或逆转慢性肾衰竭的进展，防止尿毒症的发生，称为二级预防（secondary prevention）。二级预防基本对策是：

（1）坚持病因治疗：如对高血压、糖尿病肾病、肾小球肾炎等坚持长期合理治疗。

（2）避免或消除慢性肾衰竭急剧恶化的危险因素：如肾脏基础疾病的复发或急性加重、严重高血压未能控制、急性血容量不足、肾脏局部血供急剧减少、重症感染、组织创伤、尿路梗阻、其他器官功能衰竭（如严重心力衰竭、严重肝衰竭）、肾毒性药物的使用不当等。

（3）阻断或抑制肾单位损害渐进性发展的各种途径，保护健存肾单位。对患者血压、血糖、尿蛋白定量、GFR下降幅度等指标，都应当控制在“理想范围”（表48-2）。

1）严格控制高血压：24小时持续、有效地控制高血压，对保护靶器官具有重要作用，也是延缓、停止或逆转慢性肾衰竭进展的主要因素之一。透析前慢性肾衰竭（GFR≥10ml/min）患者的血压，一般应当控制在120～130/75～

80mmHg以下。血管紧张素转化酶抑制剂（ACEI）和血管紧张素受体拮抗剂（ARB）具有良好降压作用，还有其独特的减低高滤过、减轻蛋白尿的作用。

表48-2　CKD-CRF患者血压、血糖、HbA1c、蛋白尿、GFR变化的治疗目标

项　目	目　标
血压	
CKD第1～4期（GFR≥15ml/min）	
尿蛋白>1g/d或糖尿病肾病	<125/75mmHg
尿蛋白<1g/d	<130/80mmHg
CKD第5期（GFR<15ml/min）	<140/90mmHg
血糖（糖尿病患者）	空腹90～130mg/dl，睡前110～150mg/dl
HbA1c（糖尿病患者）	<7%
蛋白尿	<0.3g/d
GFR下降速度	<0.3ml/（min・mon）（<4ml/（min・year）

2）严格控制血糖：研究表明，严格控制血糖，使糖尿病患者空腹血糖控制在90～130mg/dl，糖化血红蛋白（HbA1c）<7%，可延缓患者慢性肾衰竭进展。

3）控制蛋白尿：将患者蛋白尿控制在<0.3g/d，或明显减轻微量白蛋白尿，均可改善其长期预后，包括延缓慢性肾衰竭病程进展和提高生存率。

4）饮食治疗：应用低蛋白、低磷饮食，单用或加用必需氨基酸或α-酮酸（EAA/KA），可能具有减轻肾小球硬化和肾间质纤维化的作用。多数研究结果支持饮食治疗对延缓慢性肾衰竭进展有效，但其效果在不同病因、不同阶段的慢性肾衰竭患者中有所差别。

5）其他：积极纠正贫血、减少尿毒症毒素蓄积、应用他汀类降脂药、戒烟等，很可能对肾功能有一定保护作用，正在进一步研究中。

2. 早中期慢性肾衰竭的治疗措施

（1）慢性肾衰竭的营养治疗：慢性肾衰竭患者蛋白摄入量一般为0.6～0.8g/(kg・d)，以满足其基本生理需要。磷摄入量一般应<600～800mg/d；对严重高磷血症患者，还应同时给予磷结合剂。患者饮食中动物蛋白与植物蛋白（包括大豆蛋白）应保持合理比例，一般两者各占一半左右；对蛋白摄入量限制较严格［0.4～0.6g/(kg・d)］的患者，动物蛋白可占50%～60%。

如有条件，患者在低蛋白饮食［0.4～0.6g/(kg・d)］的基础上，可同时补充适量［0.1～0.2g/(kg・d)］的必需氨基酸和（或）α-酮酸，此时患者饮食中动物蛋白与植物蛋白的比例可不加限制。

患者须摄入足量热卡，一般为30～35kcal/(kg・d)［125.6～146.5kJ/(kg・d)］，以使低蛋白饮食的氮得到充分的利用，减少蛋白分解和体内蛋白库的消耗。

（2）纠正酸中毒和水、电解质紊乱

1）纠正代谢性酸中毒：主要为口服碳酸氢钠（$NaHCO_3$），轻者1.5～3.0g/d即可；中、重度患者3～15g/d，必要时可静脉输入。可将纠正酸中毒所需之$NaHCO_3$总量分3～6次给予，在48～72小时或更长时间后基本纠正酸中毒。对有明显心力衰竭之患者，要防止$NaHCO_3$输入量过多，输入速度宜慢，以免心脏负荷加重；也可根据患者情况同时口服或注射呋塞米20～200mg/d，以增加尿量，防止钠潴留。

2）水钠代谢紊乱的防治：为防止出现水钠潴留，需适当限制钠摄入量，一般NaCl摄入量应不超过6～8g/d。有明显水肿、高血压者，钠摄入量一般2～3g/d（NaCl摄入量5～7g/d），个别严重病例可限制为1～2g/d（NaCl 2.5～5g/d）。也可根据需要应用袢利尿剂（呋塞米、布美他尼等，如呋塞米20～160mg/次，2～3g/d）。对慢性肾衰竭患者（Scr＞220μmol/L）不宜应用噻嗪类利尿剂及贮钾利尿剂，因这两类药物此时疗效甚差。对严重肺水肿急性左心衰竭者，常需及时给予血液透析或持续性血液滤过，以免延误治疗时机。

对慢性肾衰竭患者轻、中度低钠血症，一般不必积极处理，而应分析其不同原因，只对真性缺钠者谨慎地进行补充钠盐。对严重缺钠的低钠血症者，也应有步骤地逐渐纠正低钠状态。对"失钠性肾炎"患者，因其肾脏失钠较多，故需要积极补钠，但这种情况比较少见。

3）高钾血症的防治：当GFR＜25ml/min（或Scr＞3.5～4mg/dl）时，即应限制钾的摄入（一般为1500～2000mg/d）。当GFR＜10ml/min或血清钾水平＞5.5mmol/L时，则应严格限制钾摄入（一般低于1000mg/d）。在限制钾摄入的同时，还应及时纠正酸中毒，并适当应用袢利尿剂（呋塞米、布美他尼等），以增加尿钾排出。

对已有高钾血症的患者，应采取积极的降钾措施：①及时纠正酸中毒，除口服碳酸氢钠外，必要时（血钾＞6mmol/L）可静脉滴注碳酸氢钠10～25g，根据病情需要4～6小时后还可重复给予。②给予袢利尿剂：最好静脉或肌内注射呋塞米40～80mg（或布美他尼2～4mg），必要时将剂量增至100～200mg/次。③应用葡萄糖-胰岛素溶液输入（葡萄糖4～6g中加胰岛素1单位）。④口服聚苯乙烯磺酸钠，一般每次5～20g，每日3次，增加肠道钾排出，以聚苯乙烯磺酸钙（如Sorbisterit等）更为适用，因为离子交换过程中只释放离子钙，不致增加钠负荷。⑤对严重高钾血症（血钾＞6.5mmol/L），且伴有少尿、利尿效果欠佳者，应及时给予血液透析治疗。

（3）高血压的治疗：对高血压进行及时、合理的治疗，不仅是为了控制高血压的某些症状，而且是为了积极主动地保护靶器官（心、肾、脑等）。ACEI、ARB、钙通道拮抗剂（CCB）、袢利尿剂、β受体阻滞剂、血管扩张剂等均可应用，以ACEI、ARB、CCB的应用较为广泛。透析前慢性肾衰竭患者的血压应<130/80mmHg，维持透析患者血压一般不超过140/90mmHg。

（4）贫血的治疗：如排除缺铁等因素，Hb<100～110g/L或HCT<30%～33%，即可开始应用重组人红细胞生成素（rHuEPO）治疗。一般开始用量为每周50～100U/kg，分2～3次注射（或2000～3000U/次，每周2～3次），皮下或静脉注射，以皮下注射更好。对透析前慢性肾衰竭来说，目前趋向于小剂量疗法（2000～3000U，每周1～2次），疗效佳，不良反应小。直至Hb上升至120g/L（女）～130g/L（男）或HCT上升至33%～36%，视为达标。在维持达标的前提下，每个月调整用量一次，适当减少促红细胞生成素的用量。个别透析患者重组人红细胞生成素剂量可能有所增加（3000～4000U/次，每周3次），但不应盲目单纯加大剂量，而应当分析影响疗效的原因，有针对性地调整治疗方案。

在应用重组人红细胞生成素时，应同时重视补充铁剂。口服铁剂主要有琥珀酸亚铁、硫酸亚铁等。部分透析患者口服铁剂吸收较差，故常需要经静脉途径补充铁，以氢氧化铁蔗糖复合物（蔗糖铁）的安全性及有效性最好。

（5）低钙血症、高磷血症和肾性骨病的治疗：当GFR<30ml/min时，除限制磷摄入外，可口服磷结合剂，以碳酸钙、司维拉姆（一种树脂）较好。口服碳酸钙一般每次0.5～2g，每日3次，餐中服用。对明显高磷血症（血清磷水平>7mg/dl）或血清Ca、P乘积>65（mg^2/dl^2）者，则应暂停应用钙剂，以防加重转移性钙化，此时可短期服用氢氧化铝制剂（10～30ml/次，每日3次），待Ca、P乘积<65（mg^2/dl^2）时，再服用钙剂。

对明显低钙血症患者，可口服1,25（OH）$_2$维生素D_3（骨化三醇），0.25μg/d，连服2～4周；如血钙和症状无改善，可将用量增加至0.5μg/d；对血钙不低者，则宜隔日口服0.25μg。凡口服骨化三醇患者，治疗中均需要监测血Ca、P、PTH浓度，使透析患者血钙磷乘积尽量接近目标值的低限（Ca×P<55mg^2/dl^2或4.52$mmol^2/L^2$），血PTH保持在150～300pg/ml，以防止生成不良性骨病。

（6）防治感染：平时应注意防止感冒，预防各种病原体的感染。抗生素的选择和应用原则与一般感染相同，唯剂量要根据药代动力学特点进行调整。在疗效相近的情况下，应选用肾毒性最小的药物。

（7）高脂血症的治疗：透析前慢性肾衰竭患者与一般高脂血症患者治疗原则相同，应积极治疗。但对维持透析患者，高脂血症的标准宜放宽，如血胆固醇水平保持在 250～300mg/dl，血甘油三酯水平保持在 150～200mg/dl 为好。

（8）口服吸附疗法和导泻疗法：透析前慢性肾衰竭患者可口服氧化淀粉或药用炭制剂、大黄制剂或甘露醇（导泻疗法）等，以利用胃肠道途径增加尿毒症毒素的排出，对减轻患者氮质血症起到一定辅助作用。

（9）其他：①糖尿病肾衰竭患者随着 GFR 明显下降，必须相应减少胰岛素用量；②高尿酸血症通常不需药物治疗，但如有痛风，则口服别嘌醇 0.1g，每日 1～2 次；③皮肤瘙痒：口服抗组胺药物，控制高磷血症及强化透析，对部分患者有效。

3. 尿毒症的替代治疗　当慢性肾衰竭患者 GFR 6～10ml/min（血肌酐高于 707μmol/L）并有明显尿毒症临床表现，经治疗不能缓解时，则应进行维持透析治疗。对糖尿病肾病，可适当提前（GFR 10～15ml/min）安排维持透析。对有严重急性左心衰竭、严重高钾血症等紧急透析指征时，应按紧急透析处理。血液透析和腹膜透析的疗效相近，但各有其优缺点，在临床应用上可互为补充。但透析疗法仅可部分替代肾的排泄功能（对小分子溶质的清除仅相当于正常肾脏的 10%～15%），而不能代替其内分泌和代谢功能。

（1）血液透析：最好血液透析前 3～4 个月预先给患者做动静脉内瘘（位置一般在前臂），以形成血流通道。血液透析治疗一般每周做 3 次，每次 4～6 小时。在开始血液透析 4～8 周内，尿毒症症状逐渐好转；如能长期坚持合理的透析，不少患者能存活 10～20 年以上。但透析治疗间断地清除溶质的方式使血容量、溶质浓度的波动较大，与生理状态有相当差距，需进一步改进。

（2）腹膜透析：持续性不卧床腹膜透析（CAPD）疗法设备简单，易于操作，安全有效，可在患者家中自行操作。每日将透析液输入腹腔，并交换 4 次（一次 6 小时），每次约 2L。持续性不卧床腹膜透析是持续地进行透析，持续地清除尿毒症毒素，血容量不会出现明显波动。持续性不卧床腹膜透析在保存残存肾功能方面优于血液透析，费用也较血液透析低。持续性不卧床腹膜透析尤其适用于老年人、糖尿病患者、小儿患者或做动静脉内瘘有困难者。

4. 肾移植　患者通常应先做一段时间的透析，待病情稳定并符合有关条件后，再考虑进行肾移植术。成功的肾移植可使患者恢复正常的肾功能（包括内分泌和代谢功能）。移植肾可由尸体供肾或亲属供肾（由兄弟姐妹或父母供肾），以后者肾移植的效果更好。要在 ABO 血型配型和 HLA 配型合适的基础上选择供肾者。肾移植需长期使用免疫抑制剂，以防排斥反应，常用的药物为糖皮质激素、环孢素（或他克莫司）、硫唑嘌呤（或吗替麦考酚酯）等。近年肾移植的疗效已明显改善，尸体供肾移植肾的 1 年存活率达 85%以上。由于移植后长期使用免疫抑制剂，故并发感染者增加，恶性肿瘤的患病率也有增高。

附 慢性肾脏病

慢性肾脏病（chronic kidney diseases，CKD）是严重危害人类健康和生命的常见病。近年国内外有关资料表明，慢性肾脏病的发病率、患病率明显上升。加强和改善慢性肾脏病的防治，已经成为不可忽视的公共卫生问题和医疗问题。

1. 慢性肾脏病的定义和分期　1999 年美国肾脏病基金会（NKF）K/DOQI 专家组提出了新的慢性肾脏病定义及分期方法（表 48-3）。

表 48-3　美国 K/DOQI 专家组对慢性肾脏病分期方法的建议

分期	特征	GFR 水平 [ml/(min · 1.73m²)]	防治目标-措施
1	肾损害伴 GFR 正常或升高	≥90	慢性肾脏病诊治；缓解症状；延缓慢性肾脏病进展
2	肾损害伴 GFR 轻度降低	60～89	评估、延缓慢性肾脏病进展；降低心血管疾病患病危险
3	GFR 中度降低	30～59	减慢延缓慢性肾脏病进展；评估、治疗并发症
4	GFR 重度降低	15～29	综合治疗；透析前准备
5	ESRD(终末期肾病)	<15	如出现尿毒症，需及时替代治疗*

* 透析治疗的相对指征为 GFR 8～10ml/min，绝对指征为 GFR<6ml/min；但对晚期糖尿病肾病，则透析治疗可适当提前至 GFR 10～15ml/min

根据该定义，慢性肾脏病是指肾脏损害（kidney damage）或肾小球滤过率（glomerular filtration rate，GFR）低于 60ml/(min · 1.73m²) 持续至少 3 个月。肾脏损害是指肾脏病理学检查异常，或肾损害的实验指标（如血、尿或影像学）异常。这一新的分期方法，将 GFR≥90ml/min 且伴有肾病的患者视为慢性肾脏病 1 期，强调了对早期慢性肾脏病的监测，对加强慢性肾脏病的早期防治比较有益；同时也放宽了晚期慢性肾脏病的诊断标准，将 GFR<15ml/min 视为终末期肾病（end stage renal disease，ESRD），对晚期慢性肾脏病的诊治、透析前准备工作有所帮助，值得参考和借鉴。该分期方法同时强调指出，对于 GFR 为 60～90ml/(min · 1.73m²)　[90>GFR≥60ml/(min · 1.73m²)] 的患者，必须同时具有肾脏损害的其他表现，才能诊断为慢性肾脏病 2 期。慢性肾脏病不是称谓单一的肾脏疾病或综合征的术语，而是所有各种类型的慢性肾脏疾病的总称，它不能取代具体的肾脏病病名或诊断。

近年来，这一新的慢性肾脏病定义及分期方法已得到较普遍的认可。目前已有不少临床研究积极探讨了新的分期方法在临床实践中的应用前景和完善措施。同时，也有一些专家提出了进一步改进的重要意见和建议，受到了同行的重视。

2. 慢性肾脏病的筛查　提高慢性肾脏病防治率的前提是必须提高其认知率和诊断率。由于大多数慢性肾脏病患者早期没有症状或症状较轻，因此，早期筛查、定期检查，提高筛查的质量，对提高诊断率十分重要。

慢性肾脏病筛查的内容主要包括慢性肾脏病肾损害表现与诊断、慢性肾脏病病情程度（包括肾功能）、慢性肾脏病发病和进展的危险因素、慢性肾脏病的并发症（尤其是心血管病）等。筛查慢性肾脏病时，除了解病史、体征（包括血压）外，应当做必要的实验室检查。常用检测项目包括尿常规、肾功能（主要是肾小球滤过功能）、血糖、血尿酸、血脂等。此外，还有尿红细胞形态（相差显微镜检查）、尿微量白蛋白测定、24 小时尿蛋白定量、尿低分子蛋白、尿蛋白/尿肌酐比值、肾脏影像学检查（如 B 型超声）等，可由临床医生根据患者具体情况选择。

检测和评估肾小球滤过功能的主要方法有测定血清肌酐浓度（Scr）、肌酐清除率（Ccr）、放射性核素法测肾小球滤过率（GFR）等。对不同人群（如不同的性别、年龄、民族、营养状况等）来说，其 Scr、Ccr 值可能会有显著差别。对样本量较大的临床研究或流行病学研究，也可根据 Scr 值来计算 GFR［即估算肾小球滤过率（eGFR）］，近年一般应用简化 MDRD 公式（Levey 等 1998 年发表，$N=1070$）：

$$\text{CFR}\ [\text{ml}/(\text{min}\cdot 1.73\text{m}^2)] = 186\times(\text{Scr})^{-1.154}\times(\text{Age})^{-0.203}\times 0.742\ (\text{女性})\times 1.21\ (\text{非裔美国人})$$

或 Cockroff-Gault 公式（Cockcroft 等 1976 年发表，$N=236$）：

$$\text{肌酐清除率}=\frac{1.23\times(140-\text{年龄})\times\text{体重 (kg)}}{\text{血清肌酐浓度 }(\mu\text{mol/L})}\times 0.85\ (\text{女性})$$

但这两种方法均有一定的局限性，在部分人群中尚不完全适用，今后需进一步完善。最近 Levey 等推荐应用 CKD-EPI 公式测算 eGFR，也可参照应用。此外，根据最新研究，在诊断慢性肾脏病 3 期时宜谨慎（尤其是老年或女性个体），应当在 60＞GFR≥30ml/min 的基础上加上肾损害的其他表现（至少一项，如微量白蛋白尿）再作出诊断。

蛋白尿的程度可在一定程度上反映慢性肾脏病的性质和轻重。尿白蛋白定量，即尿白蛋白排出率（UAE），是判断早期肾损害的敏感指标之一；对于高血压、糖尿病、反复长期尿路感染、药物中毒等患者，应定期检测尿白蛋白排出率，以便尽早发现肾损害。对于有明显临床蛋白尿的患者，目前仍需检测

24 小时尿蛋白定量（表 48-4）。

表 48-4　正常蛋白尿和病理性蛋白尿的判断标准

项　目	正常值	微量白蛋白尿	临床蛋白尿或白蛋白尿
尿蛋白半定量	＜30mg/dl		＞30mg/dl
尿蛋白/尿肌酐比率	＜200mg/g		＞200mg/g
24 小时尿蛋白定量	＜300mg/d		＞300mg/d
24 小时尿白蛋白定量	＜30mg/d	30～300mg/d	＞300mg/d
尿白蛋白排泄率（UAE）	＜20μg/min	20～200μg/min	＞200μg/min

对于既往健康者，一般需每年筛查一次慢性肾脏病。如果已有高血压、糖尿病等，建议每年定期检查尿常规、肾功能等项目至少两次或两次以上；如果已经有某些症状，则应当及时去医院进行较全面的检查。

第四十九章　肾移植的内科问题

【概述】

肾移植已成为治疗尿毒症患者的治疗方法之一，相对于已经较为成熟的肾移植手术而言，肾移植内科问题的处理在肾移植领域占有更重要的地位。首先，在肾移植术前应对供、受者进行客观的评估，严格掌握适应证，积极术前准备才能做到防患于未然；其次，患者接受肾移植后，在围术期如何合理选择和应用免疫抑制剂，积极预防排斥反应的发生，对于已经发生的排斥反应又如何强化治疗逆转排斥反应，均需要内科用药的技巧；第三，患者顺利度过围术期后，如何对远期内科并发症进行积极的预防与处理，同样是取得良好的人/肾长期存活率的关键。

【肾移植术前供、受者的选择与评估】

肾移植目前主要的困难是器官来源短缺和长期生存率仍有待进一步提高，因此在肾移植术前应该对供、受者进行严格的评估和积极术前准备，以取得最佳移植效果。

1. 肾移植术前供体情况评估　包括尸体供肾和活体供肾，多数发展中国家以尸体供肾为主，近年来活体供肾逐年增加，尤其是在某些发达国家已广泛开展。

（1）活体供肾的评估：活体肾移植是切取自愿捐献器官供体的一侧肾脏，并将其移植入特定受者的一个过程。以亲属活体供肾最多见，其中移植效果以同卵双生为最佳。活体肾移植与尸体肾移植相比有较多的优越性：①供肾质量有保证；②肾缺血时间明显缩短；③移植时机可以选择，尤其是受者的状况调整到最佳水平成为可能；④人类白细胞抗原（HLA）相容性一般较高；⑤总体人/肾长期存活率高；⑥增进亲情。一般要求供体年龄在20～50岁之间为最佳，既往无慢性疾病史，无吸毒或药物成瘾史。精神状态不稳定、艾滋病病毒抗体阳性者不应作为供体，乙型和丙型肝炎病毒阳性者最好也不列入供体。2004年阿姆斯特丹论坛制定的捐献者安全评估项目及标准有：①高血压：动态血压提示血压高于140/90mmHg者一般不被接受为捐献者；②肥胖症：不赞成BMI＞35kg/m^2的人捐献肾脏；③血脂异常：单纯的血脂异常也许不能成为排除捐献者的指标，但在捐献者的评估中，血脂异常要同其他危险因素一起考虑；④肾功能：捐献者术前评价 GFR 一般应大于 80ml/min；⑤蛋白尿：任何情况下，24 小时尿蛋白＞300mg 应排除；⑥血尿：有镜下血尿者不被考虑；⑦糖尿病：有糖尿病和糖耐量异常者不考虑；⑧无症状的单个尿路结石，排除代谢异常或感染所致，可考虑；⑨将来是否怀孕不作为捐献的禁忌，因为摘除一侧肾脏不影响怀孕；⑩排除恶性肿瘤。

（2）尸体供肾者的评估：尸体供肾是以供体已经脑死亡作为先决条件，包括有心跳的脑死亡供体和无心跳的脑死亡供体，以脑外伤供体最为适宜，一经批准获取肾脏，对供体应详细了解病史、体检和必需的实验室化验，包括血型、肝肾功能、病毒学指标等，供体年龄最好在 20～50 岁之间，但并非绝对。有心跳的脑死亡供体在供肾切除前血压最好维持在 90mmHg 以上，避免使用收缩血管和肾脏损害的药物，可使用呋塞米针剂 1mg/kg 或甘露醇利尿。对于无心跳的脑死亡供体，为保证供肾质量，应注意供体休克时间不能过长，供肾热缺血时间最好不超过 10 分钟，快速摘取肾脏后马上冷灌注，冷缺血时间最好不超过 24 小时。同时术中常规肾活检有助于判断供肾情况。

2. 肾移植受体的选择和评估

（1）肾移植的适应证：①各种原因导致的不可逆终末期肾病；②年龄在 65 岁以下及全身状况良好者，但年龄并非绝对；③心肺功能良好能耐受手术者；④活动性消化道溃疡术前已治愈；⑤新发或复发恶性肿瘤经手术等治疗后稳定 2 年以上无复发；⑥肝炎活动已控制，肝功能正常者；⑦结核患者术前经正规抗结核治疗明确无活动者；⑧无精神障碍或药物成瘾者。

（2）肾移植的绝对禁忌证：①未治疗的恶性肿瘤患者；②结核活动者；③艾滋病或肝炎活动者；④药物成瘾者（包括止痛药物或毒品）；⑤进行性代谢性疾病（如草酸盐沉积病）；⑥近期心肌梗死；⑦存在持久性凝血功能障碍者，如血友病；⑧估计预期寿命小于 2 年；⑨其他脏器功能存在严重障碍，包括心肺功能、肝功能严重障碍者。

（3）肾移植的相对禁忌证：①患者年龄大于 70 岁；②周围血管病；③精神性疾病、精神发育迟缓或心理状态不稳定者；④癌前期病变；⑤基础疾病为脂蛋白肾小球病、镰状细胞贫血、华氏巨球蛋白血症等肾移植术后易复发的患者；⑥过度肥胖或严重营养不良；⑦严重淀粉样变；⑧合并复发或难控制的复杂性尿路感染。

【免疫抑制剂的应用】

在器官移植发展的历史过程中，曾经使用放疗、胸导管引流及脾脏切除等方法，由于不良反应严重、效果不理想，现已摒弃。而随着免疫抑制剂不断开发和应用，移植肾长期存活率有了显著提高，现将临床常用的免疫抑制剂介绍如下：

1. 免疫抑制剂的种类、作用特点和常用的组合

（1）免疫抑制剂的种类：常用免疫抑制剂的种类包括：①烷化剂：如环磷酰胺；②抗代谢药：包括硫唑嘌呤、吗替麦考酚酯、咪唑立宾等；③激素：包括泼尼松、泼尼松龙、地塞米松等；④生物制剂：常用的有抗淋巴细胞球蛋白（ALG）、抗胸腺细胞球蛋白（ATG）、单克隆抗体（OKT3，IL-2R单抗等）；⑤真菌产物：环孢素、他克莫司、雷帕霉素等；⑥中药制剂：雷公藤多苷、百令胶囊等。

（2）免疫抑制剂作用特点和常用的组合：常用的免疫抑制剂具有以下特点：①大多数药物免疫抑制作用缺乏选择性和特异性，常同时影响机体正常免疫应答，导致机体免疫功能降低；②抑制初次免疫应答比再次免疫应答的效果好；③部分免疫抑制剂需要浓度监测，药物疗效、不良反应与血药浓度有一定相关性。

临床使用的免疫抑制剂常常需要联合使用，以提高治疗效果，同时可以减少不良反应。目前肾移植术后较为常用的组合为：环孢素或他克莫司＋硫唑嘌呤，或吗替麦考酚酯＋激素。

2. 常用免疫抑制剂

（1）皮质类固醇：激素是临床上最早也是最常用的免疫抑制剂，其通过减弱增生的T细胞对特异性抗原及同种异体抗原的作用，而达到抑制炎症反应及移植物免疫反应的结果。可口服，也可注射，可的松和泼尼松在肝内分别转化为氢化可的松和泼尼松龙后生效，严重肝功能不全者只宜用氢化可的松和泼尼松龙。主要在肝内代谢，由肾脏排泄，经胆汁及粪便的排泄量极微。手术日及术后3天静脉滴注琥珀酰氢化可的松1000～1500mg或甲泼尼龙500～1000mg作为冲击治疗。术后第4日起改为口服，自60～80mg/d始，每日10mg逐日递减。减至10～20mg/d维持，3～6个月逐渐减至维持量7.5～15mg/d。在急性排斥反应时可使用大剂量甲泼尼龙500～1000mg静脉滴注冲击治疗。皮质类固醇的不良反应有药物性库欣综合征、感染、高血压、糖尿病、白内障及无菌性骨坏死等。

（2）硫唑嘌呤：属咪唑类6-巯基嘌呤衍生物。通过竞争性地反馈抑制嘌呤合成酶，阻止次黄嘌呤核苷酸转变为AMP、GMP，从而抑制嘌呤核苷酸的合成，并且干扰RNA的合成及代谢。硫唑嘌呤的口服剂量为：术后3日内3mg/kg，后递减，维持剂量为每日1～2mg/kg。不良反应有骨髓抑制，可引起白细胞、血小板减少；此外可导致肝功能损害，大剂量时有胃肠道和口腔的溃疡、脱发等。

（3）环磷酰胺：是一种烷化剂，属于细胞周期非特异性药物，对迅速增生的T、B淋巴细胞均有较强的抑制作用，特别是对B淋巴细胞抑制作用更强。临床有时用环磷酰胺短时替代硫唑嘌呤，用量为200mg静脉注射，每日一次，口服0.75～1mg/kg，每日一次。不良反应包括胃肠道反应、口腔炎症、骨髓抑制、出血性膀胱炎。

（4）环孢素：是目前肾移植患者临床应用主要的强效免疫抑制剂，口服后由小肠吸收，服药后2～4小时（平均2.8小时）血浓度达到峰值。在肝内由肝细胞内质网及细胞色素P450微粒体酶系统代谢，代谢产物有20种，大部分经胆道排泄，仅6%由尿中排泄，生物半衰期为14～27小时。环孢素对T淋巴细胞亚群具有高度特异性抑制作用，作用于细胞周期G1早期阶段；另外，环孢素对于B淋巴细胞也有一定的影响。

环孢素起始剂量为6～8mg/(kg·d)，分两次口服，以后根据血药浓度进行调整，术后1个月内谷值维持在250～350ng/ml，3个月内为200～300ng/ml；以后逐渐降低，维持浓度在50～150ng/ml。

环孢素最显著的不良反应为肝、肾毒性，其他不良反应有高血压、糖尿病、高胆固醇血症、高尿酸血症、高钙血症、多毛、痤疮、齿龈增生、面部变形等。此外肌痛、血小板减少、视听障碍、贫血、盗汗、便秘、胃炎、溃疡、出血、血尿、精神障碍等较为少见。

（5）他克莫司（FK506）：系从放线菌*Streptomyces tsukubaensis*酵解产物中提取的一种23环大环内酯抗生素，具有很强的免疫抑制作用，其强度约为环孢素的50～100倍。口服吸收快，主要吸收部位在小肠，吸收过程类似环孢素。血药峰浓度出现在口服后0.5～3小时，半衰期3.5～40.5小时，平均8.7小时，主要经肝脏P4503A细胞色素系统代谢，经胆汁和尿排泄。主要通过抑制细胞内钙和钙调蛋白依赖性的丝氨酸/苏氨酸磷酸酶神经钙蛋白（calcineurin）的活化，阻断IL-2基因转录，抑制细胞活化。口服起始剂量为0.1～0.3mg/(kg·d)，以后根据血药浓度加以调整。谷值浓度1个月内为8～12ng/ml，6个月内6～8ng/ml，以后维持在4～6ng/ml以上。

他克莫司常见不良反应有糖尿病、神经系统不良反应（包括震颤、失眠、肢体异常等）、肾毒性、胃肠道反应。

（6）吗替麦考酚酯（MMF）：口服吸收后，迅速、完全地被转化为具有生物活性的霉酚酸（MPA），血浆中不能检测到吗替麦考酚酯，平均口服生物利用度近94%。霉酚酸在肝脏中被代谢成葡萄糖苷霉酚酸（MPAG），通过肾脏排泄，霉酚酸半衰期近18小时。霉酚酸是单磷酸次黄嘌呤脱氢酶（IMPDH）可逆、非竞争性抑制剂，抑制鸟嘌呤核苷酸的经典合成途径，淋巴细胞增生被阻断在细胞周期S期，从而发挥对淋巴细胞的免疫抑制效应。吗替麦考酚酯常作为硫唑嘌呤的替代用药与环孢素或他克莫司、皮质类固醇联合应用，剂量为0.5～1.0g/次，每天口服2次。吗替麦考酚酯主要不良反应是胃肠道反应、造血系统毒性（白细胞减少、血小板减少）。

（7）抗淋巴细胞球蛋白（ALG）或抗胸腺细胞球蛋白（ATG）：进入体内后在肝脏调理素和补体（C1～C4）参与下，对T淋巴细胞具有直接细胞毒作用，使淋巴细胞溶解被单核吞噬细胞系统或循环的单核细胞吞噬或清除。一般用于肾移植术后围术期诱导治疗以及皮质类固醇耐受的难治性排斥反应。使用剂量为5mg/(kg·d)，静脉滴注，每日一次，使用7～10天，不良反应包括注射后出现高热、寒战、肌痛、荨麻疹，应预先注射地塞米松或甲泼尼龙针剂，以防止高热和过敏反应的发生。

（8）单克隆抗体：临床较常用的有OKT3，是抗人淋巴细胞及其表面抗原决定簇（T淋巴细胞受体和CD3分子复合物）的单克隆抗体，可与T淋巴细胞的CD3表面标志物结合，并对其调理。注射OKT3后，CD3阳性细胞从血液中消失，并使其丧失对抗原的识别能力。使用剂量为5mg静脉滴注，7～10天为一疗程。一般应用于对皮质类固醇耐受的难治性排斥反应，也可在肾移植术后围术期诱导治疗，推迟环孢素或他克莫司的使用，避免移植肾在缺血损害的基础上发生环孢素或他克莫司的肾毒性作用。使用首次剂量后有时出现高热、寒战、头痛和血压波动，使用前应预先注射地塞米松或甲泼尼龙针剂，以防止高热和过敏反应的发生。

【排斥反应的诊断和治疗】

随着新型免疫抑制剂不断在临床应用，肾移植术后排斥发生率在逐年下降，但是排斥反应仍然是肾移植术后主要的并发症之一，也是目前导致移植肾丧失功能的主要原因。根据排斥反应发生机制、病理、时间和过程的不同，通常可分为超急性、加速性、急性和慢性排斥反应。

1. 超急性排斥反应（hyperacute rejection，HAR）的诊断与治疗　超急性排斥反应发生的主要原因是肾移植术前受体体内存在针对供体的抗体。其病理表现为肾内大量中性粒细胞弥漫浸润，肾小球毛细血管和微小动脉血栓形成，随后发生广泛肾皮质坏死，最终供肾动脉、静脉内均有血栓形成。

超急性排斥反应一般发生在移植肾血管开放后即刻或48小时内，严重者供肾血供恢复后数分钟移植肾逐渐变软，呈暗红色至紫色且逐渐加深，肾表面可见细小血栓形成，尿液呈明显血尿且分泌减少直到停止。根据术后突发血尿、少尿或无尿，移植肾彩超显示皮质血流无灌注伴有明显肿胀，肾活检可以显示典型改变者可明确诊断。

对于超急性排斥反应目前尚无有效的治疗，一旦确诊应行移植肾切除术，术前可通过监测受体群体反应性抗体水平和供、受体淋巴毒试验进行预防。

2. 加速性排斥反应（accelerated rejection，ACR）的诊断与治疗 通常发生在移植术后24小时至7天内，发病机制仍未完全清楚，可能与受体体内预存针对供体的抗体有关。病理上以肾小球和间质小动脉的血管病变为主，表现为淋巴细胞浸润血管内膜，血栓形成，重者可发生血管壁纤维素样坏死，间质出血有肾皮质坏死，免疫组化可发现肾小管周围毛细血管C4d沉积。临床表现：发热有时为高热，高血压，血尿或尿少，移植肾肿胀、质硬、压痛明显，肾功能快速恶化并丧失。

加速性排斥反应总体治疗效果较差，目前临床上常用的治疗方法有：①尽早使用抗淋巴细胞球蛋白（ALG）3～5mg/(kg·d）或抗CD3单克隆抗体等，疗程一般7～14天；②大剂量丙种球蛋白，4mg/(kg·d)，一般使用7～10天；③血浆置换去除抗体；④治疗无效且患者情况允许可尽早切除移植肾，恢复透析状态，以避免其他并发症发生。

3. 急性排斥反应（acute rejection，AR）的诊断与治疗 急性排斥反应是临床最常见的排斥反应，一般发生在肾移植术后1～3个月内，一般而言发生越早程度越重。大部分急性排斥反应是由于急性细胞性排异，但有时体液因素也有参与。临床主要表现为尿量减少，体重增加，轻至中度发热，血压上升，可伴有移植肾肿胀，血肌酐上升，移植肾彩超肾血管阻力系数升高等，病理穿刺提示间质和肾小管单核细胞浸润（小管炎），亦可见单核细胞在血管内膜浸润（血管内膜炎），伴有间质水肿等。

对于急性排斥反应的治疗关键在于尽早诊断，此时肾活检尤为必要，一旦诊断应及时治疗。治疗方法：①甲泼尼龙冲击治疗，75%～80%的患者有效，剂量为6～8mg/(kg·d)，连续3天；②单克隆或多克隆抗体：适用于激素冲击效果差的患者，包括抗淋巴细胞球蛋白（ALG）3～5mg/(kg·d）或抗CD3单抗等，疗程7～14天；③对于有体液因素参与的排斥反应，可同时进行血浆置换去除抗体，也可联合大剂量丙种球蛋白中和抗体，剂量为4mg/(kg·d)，一般7～10天；④注意预防强化治疗的并发症，包括多/单克隆抗体可能产生的过敏反应以及强化治疗后易发生感染并发症等。

4. 慢性排斥反应（chronic rejection，CR）的诊断与治疗 慢性排斥反应一般发生在移植术后3～6个月，是影响移植肾长期存活的主要因素。病因包括免疫因素和非免疫因素，如供、受体HLA匹配不佳、免疫抑制剂不足、供肾缺血再灌注损伤、急性排斥程度和次数、病毒感染、高血压、高脂血症等。临床表现为蛋白尿、高血压、移植肾功能逐渐减退以及贫血等；主要通过移植肾病理穿刺活检诊断，病理表现为间质广泛纤维化，肾小管萎缩，肾小球基膜增厚、硬化并逐渐透明样变，最终肾小球硬化，同时伴有小动脉内膜增厚、狭窄直至闭塞。

目前对于慢性排斥反应无特别有效的治疗方法，处理原则为保存残存肾功能，减慢肾功能损害的进展速度，同时对症处理高血压、高脂血症，使用ACEI或ARB制剂等。此外，可以根据移植肾的病理情况，如果考虑慢性排斥为主，可适当增加免疫抑制剂，而对于C4d阳性诊断抗体介导的排斥患者，可考虑血浆置换和使用丙种球蛋白。

【肾移植后的内科并发症及处理】

1. 感染　肾移植受体术后终身服用免疫抑制剂，容易发生感染。常见的病原体和条件病原体包括细菌、真菌、病毒、原虫、寄生虫等。临床表现可以不典型，有时与严重程度不相符，易造成延误诊断导致治疗不及时。

(1) 呼吸道感染：肺部感染是肾移植受体术后最常见的内科并发症之一，病原体除一般常见的细菌外，流感病毒也较为常见，但临床应特别注意巨细胞病毒（CMV）、卡氏肺孢子虫、结核菌等特异性感染。CMV感染以术后2～4个月为发病高峰，临床表现多样，轻者无症状，重者可致死。常见的临床表现有发热，热型不规则，可以高热，伴有多汗、消瘦。累及肺部有咳嗽，多为干咳，呼吸困难，较早出现低氧血症，X线或CT表现为间质性肺炎。治疗应减少甚至停用免疫抑制剂，加强支持治疗。需尽早使用抗病毒治疗，同时可以静脉滴注大剂量丙种球蛋白，治疗以挽救生命为主要目的。已有研究表明，在肾移植术后常规进行抗病毒预防治疗能显著降低CMV肺炎的发生。卡氏肺孢子虫肺炎发病隐匿，进展快，易导致重症肺炎，治疗应早期使用磺胺类药物。在术后早期预防性使用磺胺类药物，能使术后发生卡氏肺孢子虫肺炎机会大大减少。肺结核病总体发病率不高，但易发生播散性结核和肺外结核，注意利福平类药物可导致环孢素等钙调神经素免疫抑制剂血药浓度显著下降，需要根据浓度进行药物调整。肺部真菌机会性感染发生也较多，应使用敏感的抗真菌药物，注意抗真菌药物可使环孢素等钙调神经素免疫抑制剂血药浓度显著上升。

(2) 尿路感染：肾移植术后，由于患者免疫功能受抑制，同时移植肾输尿管膀胱抗逆流效果差，易发生尿路感染，以革兰阴性杆菌最为常见，可先行经验性用药，后根据细菌药敏结果选用抗生素。

(3) 其他感染：包括中枢神经系统感染、消化道感染等。中枢神经系统感染时症状、体征不一定典型，可有发热、头痛等表现，如无禁忌应行腰穿检查，CT检查也有帮助。消化道感染以口腔或食管念珠菌感染常见。此外，使用广谱抗生素可导致假膜性肠炎，治疗可用万古霉素等。病毒性肝炎、带状疱疹、单纯疱疹等病毒感染也较为常见。此外，EB病毒与淋巴细胞增生性疾病或肝炎相关，人型多瘤病毒与多瘤病毒性肾炎输尿管狭窄、梗阻或脑白质病变有关，人乳头瘤病毒与皮肤疣、角化病甚至皮肤癌有关，治疗除适当调整免疫抑制剂外，可采取针对病毒的特异性药物治疗。

2. 肾移植后高血压（post-transplantation hypertension，PTHT）是肾移植术后很常见的内科并发症，其治疗包括针对病因的治疗、降压药物的使用以及移植肾功能的维护。有针对性的病因治疗可以治愈肾移植后高血压，例如对移植肾动脉狭窄者，采用经皮腔内血管成形术（PTA）或外科手术，对原位肾导致的肾移植后高血压经药物治疗血压仍不能控制时可采取双侧原位肾切除术。应用降压药治疗的基本原则，治疗后血压应控制在<135/85mmHg，目前临床常用药物有：①钙通道阻滞剂（CCB）：是最常用的降压药，大多数移植中心作为首选降压药。注意部分CCB可使环孢素或他克莫司血药浓度增加30%～50%。②利尿剂：可作为容量因素导致高血压的一线治疗药物，也常作为联合降压方案的一线药。③血管紧张素转化酶抑制剂（ACEI）和血管紧张素受体拮抗剂（ARB）：对肾小球高滤过和肾单位不足引起的高血压能有效降低血压，改善肾血流动力学，能够延缓慢性移植肾肾病的进展。应用ACEI或ARB制剂前应排除移植肾动脉狭窄，并从小剂量开始。

3. 代谢性疾病

（1）移植后糖尿病（post-transplantation diabetes mellitus，PTDM）：移植后糖尿病和糖耐量降低（IGT）的定义和诊断可以根据美国糖尿病学会（ADA）制定的标准。其治疗包括免疫抑制剂方案的调整，适当减少糖皮质激素用量甚至停用。应用他克莫司治疗的移植后糖尿病患者，可考虑将他克莫司换成环孢素或西罗莫司，但注意任何糖皮质激素的减量或免疫抑制剂的切换都可能增加排斥反应的风险。治疗包括非药物治疗、胰岛素和口服降糖药控制血糖等。单一药物控制不佳时可以考虑联合用药。

（2）其他代谢性疾病：甲状旁腺功能亢进症表现为高钙血症，常发生于移植后的第一周，也可延迟至移植后6个月或更长时间出现，短暂高钙血症通常在肾移植后一年内缓解，大多数情况下高钙血症和低磷血症无并发症，自行缓解率高，持续高钙血症或血钙无法降至3.1mmol/L以下，可考虑甲状旁腺大部切除。高尿酸血症和痛风是移植后的常见并发症，可以使用碱化尿液和促进尿酸排泄的药物，别嘌醇和硫唑嘌呤应尽量避免同时应用，若必须合用，应减少剂量，并密切监测血白细胞数量。高脂血症：治疗上首先去除病因，改变生活方式，仍不能改善的需要应用药物治疗。

4. 肾病复发及新发肾病

(1) 原发性肾脏疾病复发：肾移植术后约10%～20%的患者存在原有肾病复发现象。由于各种肾脏病的明确诊断依赖于病理活检，而许多患者缺乏完备的肾活检资料，因此，要准确评估各种肾脏病的复发率及新发病率是非常困难的，这也造成了不同单位研究结果之间的巨大差异。

局灶节段性肾小球硬化（FSGS）患者肾移植后复发率为15%～50%。第一次移植后因局灶节段性肾小球硬化复发而丧失功能的患者第二次移植后复发率可达80%。局灶节段性肾小球硬化复发的典型临床表现为术后1个月左右出现蛋白尿（常为肾病范围的蛋白尿），少数患者（特别是儿童）可于肾移植数天后即发生。

膜性肾病的复发率为3%～10%。发生较早（平均为肾移植后10个月左右），进展也较快，而且病理表现上与原有肾病表现相似。复发膜性肾病的典型临床表现为肾病范围的蛋白尿，移植肾丧失功能率为30%左右。

IgA肾病术后复发率为30%～60%。以往认为IgA肾病复发后进展较缓慢，预后较好，但近来研究表明，复发的IgA肾病也可表现为进展迅速的系膜增生性肾小球肾炎，甚至表现为新月体性肾炎，引起移植肾丧失功能。

膜增生性肾小球肾炎Ⅰ型（MPGN-Ⅰ）在移植后复发率为15%～30%，其中有三分之一引起移植肾丧失功能。复发膜增生性肾小球肾炎Ⅰ型常见临床表现为重度蛋白尿和镜下血尿。部分复发患者可伴有冷球蛋白血症、低补体血症和类风湿因子阳性等肾外表现，但肾外表现在复发患者中发生率不如原发患者。光镜下膜增生性肾小球肾炎Ⅰ型表现与移植后肾病相似（基膜双轨、系膜插入等），而电镜下膜增生性肾小球肾炎Ⅰ型有基膜电子致密物沉积，移植后肾病则没有。膜增生性肾小球肾炎Ⅱ型（MPGN-Ⅱ）在移植后复发率高达80%，其中60%左右表现为蛋白尿及移植肾功能逐渐恶化，而另40%左右无明显临床症状，仅在重复肾活检时发现。

总体而言，对于原发肾病复发的治疗缺乏有效的治疗方案，可采用包括调整免疫抑制剂方案、抗凝治疗、使用ACEI或ARB等，部分病理类型如局灶节段性肾小球硬化可采用血浆置换治疗。

(2) 继发性肾脏病复发：包括糖尿病肾病（DN）患者移植后复发。ANCA相关性小血管炎患者术后四年内复发率为25%，其中大部分都为肾外组织发现复发病灶，真正累及肾脏的复发病例少见。系统性红斑狼疮（SLE）在移植后较少复发（复发率为2%～10%），加大免疫抑制剂用量可控制复发。

过敏性紫癜肾炎患者肾移植后5年内复发率为35%，引起移植肾丧失功能率为11%。溶血性尿毒症综合征（HUS）术后的复发率各家争议较大，大部分研究认为其复发率为10%～40%，但也有研究表明其复发率极低(<5%)。AL和AA型

淀粉样变的患者肾移植术后1年内肾组织内的复发率为8%～26%左右，其临床表现为蛋白尿及肾病综合征，移植肾功能缓慢丧失。

（3）新发肾病：移植肾新发肾病的产生与移植肾缺血、排斥损伤、免疫抑制剂的不良反应、病毒感染等多种因素有关。肾移植术后的新发肾病需与原有肾病复发及慢性移植肾病相区别。与原有肾病复发相比，新发肾病往往发生较晚，进展较慢。新发肾病在许多情况下难以与慢性移植肾病区别开，局灶节段性肾小球硬化、膜性肾病等移植后新发肾病有时就是慢性移植肾病的表现形式。肾移植后常见的新发肾病有局灶节段性肾小球硬化、膜性肾病、膜增生性肾小球肾炎Ⅰ型、溶血性尿毒症综合征等。肾移植术后新发新月体性肾炎少见，多发生于Alport综合征患者。曾有报道认为抗淋巴细胞球蛋白中存在的抗受者GBM抗体可能引发移植肾新月体性肾炎。根据不同病理类型，可以采用改变免疫抑制剂方案。此外，环磷酰胺、血浆置换、激素及双嘧达莫等药物和技术手段联合治疗移植后新发肾炎有一定疗效。

5. 移植后肿瘤　移植后并发肿瘤的类别不仅与患者的年龄、性别、术前所患疾病的种类以及病程有关，而且与术后免疫抑制剂的类型、时间、某些病原体（特别是EB病毒）、乙肝病毒（HBV）感染等密切相关。移植后恶性肿瘤的发生率与普通人群相比明显升高。

（1）常见类别

1）移植术后淋巴组织增生性紊乱疾病（PTLD）：临床表现复杂多样，可以发生在淋巴结，也可以是淋巴结外，有两种临床类型，一种在移植后早期（<90天）发生，通常表现为EB病毒感染的广泛性损害；另一种表现为长期的免疫抑制剂应用，可以在移植后存在数年，通常局限在单个器官。

移植术后淋巴组织增生性紊乱疾病的治疗包括部分或全部撤除免疫抑制剂，但大多数以移植肾丧失功能为代价。其他治疗包括干扰素、外科切除、放化疗，以及有EB病毒感染证据的进行抗病毒治疗。

2）其他肿瘤：泌尿系肿瘤包括肾盂癌、膀胱癌，国外文献报道约占移植术后恶性肿瘤的20%～60%，与国内报道相似。在临床随访中，除移植肾、膀胱外，自体肾也可出现移行细胞癌，临床表现以血尿多见。对于泌尿系肿瘤，在诊断明确后应尽早切除肿瘤，并辅以化疗，同时减少免疫抑制剂剂量。

皮肤、口唇部肿瘤主要为鳞状细胞癌（SCC）、基底细胞癌（BCC）、黑色素瘤与混合癌。少年肾移植受者中黑色素瘤的发生率显著高于成年组。在发生转移的肿瘤患者中，成年组中绝大多数来自鳞状细胞癌。而在少年组患者中，各种肿瘤发生转移的机会均较高。

移植术后肉瘤发生时间较早，其中Kaposi肉瘤在成年和少年移植受体中的发生率均不低。其发病较早，在成年患者中有59%的病例主要累及皮肤和（或）口咽部的黏膜，部分累及内脏。移植后Kaposi肉瘤通过减少甚至停用免疫抑制剂或切换西罗莫司方案，部分早期患者预后较好，但常造成移植肾丧失功能。

原发性肝癌在成年和少年患者中的发生率也较高。以肝细胞癌为主，约38%病例血清学检查可发现HBV感染的证据。

白血病在少年组患者中多见，发病早，约占移植后肿瘤的3%。主要有急性粒细胞白血病、急性淋巴细胞白血病、T细胞白血病和慢性粒细胞白血病。

头颈部肿瘤可以生于舌部和口底，可累及腮腺、齿龈和腭部，较少见。

脑部肿瘤发病较早。有恶性胶质瘤、胶质瘤和神经外胚层肿瘤。其他肿瘤如卵巢癌、睾丸癌、乳腺癌、食管癌、子宫内膜癌、结肠癌及肺癌等，较少见。

（2）预后：约有37%的移植患者死于肿瘤，病死率较高的肿瘤有肝癌、脑部肿瘤、头颈部肿瘤及白血病等。累及内脏的Kaposi肉瘤病死率也非常高。

6. 血液系统并发症

（1）移植后红细胞增多症（post transplantation erythrocytosis，PTE）：发生率为10%～15%。多发生在术后1～2年内，男性多于女性，绝大多数发生于移植肾功能良好的患者，肾功能减退后移植后红细胞增多症可自发消失。临床症状包括面赤、头痛、乏力、嗜睡、高血压等。临床上因移植后红细胞增多症引起严重血栓性疾病的情况较少见。ACEI类药物治疗移植后红细胞增多症有效。此外，由于吸烟、应用利尿剂等也是诱发移植后红细胞增多症的因素，应劝其戒烟，并尽量减少利尿剂应用。

（2）肾移植后白细胞与血小板减少症：多由于服用硫唑嘌呤、吗替麦考酚酯等免疫抑制剂引起骨髓抑制所致。治疗包括减少甚至停用上述药物，并给予维生素B_4、叶酸等药物治疗。少数患者可出现急性再障样表现。

7. 消化系统并发症

（1）肝功能损害：引起肾移植后肝功能损害的常见原因有：①各种肝炎病毒（乙丙肝病毒、巨细胞病毒、疱疹病毒等）在免疫抑制状态下活化；②免疫抑制剂、抗真菌药物、降血脂药物等对肝脏的毒性作用；③其他因素，如劳累、饮酒等。临床表现轻者往往不明显，可有乏力；严重者可出现皮肤、巩膜黄染，腹水，水肿，皮肤瘙痒等表现。定期肝功能和肝炎血清学指标监测对肾移植后患者非常重要。如有血清学证据提示患者肝功能损害，应积极寻找原因，并减少或停用肝损药物，HBV DNA阳性伴肝损者应及时采取抗病毒治疗，以防肝功能迅速恶化。

(2) 其他消化系统并发症：包括消化道溃疡及出血。以围术期最多，奥美拉唑等药物治疗效果良好，必要时可使用生长抑素。急性胰腺炎发生率约为2.3%，而病死率在60%以上。移植后胰腺炎治疗原则同一般胰腺炎，但需特别注意保持水电解质平衡。腹泻大多与移植后应用的药物有关，如吗替麦考酚酯、他克莫司等，可考虑减少药物剂量，必要时停用或换药治疗。

8. 骨骼系统　常见并发症包括骨软化、骨质疏松和骨坏死。其中骨质疏松较为常见，而股骨头坏死为肾移植术后较为严重的并发症之一，与肾移植术后长期服用激素有关，因此对于高危患者有必要减少激素的用量甚或停用，同时补充钙剂和维生素 D 治疗。当髋臼软骨明显破坏和股骨头萎陷时，需行全髋关节成形术。

9. 肾移植术后皮肤疾病　可分为增生性和感染性两类，其中增生性疾病又可分为良性和恶性两类。恶性增生性皮肤病已在移植后肿瘤一节中叙述，良性增生性疾病包括痤疮、多毛症等。感染性皮肤疾病在这些患者中也相当常见，可表现为疖、痈、脓疱、局部脓肿、丹毒、蜂窝织炎等。和细菌感染一样，皮肤真菌感染较常人更为常见和严重，可由各种类型的真菌引起。病毒感染性皮肤病常见的有单纯疱疹、带状疱疹、疣等。皮肤疾病的治疗可按照皮肤病常规处理，若皮肤病病因与抗排斥药物相关，必要时可减少或停用该药物。

第五十章　血液净化方式的选择及疗效评价

【概述】

血液净化疗法已成为急、慢性肾衰竭患者维持生命的重要方法，血液透析和腹膜透析技术上的进步，大大延长了患者寿命，但这些治疗技术仍有一定的并发症和病死率。接受透析治疗的患者生活质量与长期存活率还不理想。选择合适的血液净化方式及正确评估血液净化的疗效是提高远期存活率及生活质量的关键。

【血液净化指征】

血液净化指征是指慢性肾衰竭患者应何时接受维持性透析治疗，而方式选择是指透析类型、透析频率、每次透析时间和每周透析总时间。制定血液净化指征和选择方式的目的是最大限度提高患者远期存活率、生活质量及社会回归率。

1. 早期透析　是指开始透析时患者几乎没有尿毒症症状。美国肾脏病基金会（NKF）推荐早期透析，即每周尿素清除指数（Kt/V）等于 2.0（相当于 GFR＝10.5ml/min）和蛋白质摄入量＜0.8g/(kg・d) 时开始透析治疗。早期透析可明显改善患者的生活质量，防止营养不良，控制血压和容量负荷，防止左心房肥厚以及慢性炎症状态。但是当 GFR＞10ml/min 时开始透析可能不利于残余肾功能的保留，还会增加患者的精神压力与经济负担。

2. 晚期透析　是指当 GFR＜5ml/min 或出现尿毒症症状时才开始透析。透析治疗开始较晚是一个全球性的问题，美国 23％～35％的患者开始透析时 GFR＜5ml/min。欧洲 18％慢性肾衰竭患者开始透析治疗时 GFR＞10ml/min，34％患者 GFR＜5ml/min。中国开始透析治疗较晚的主要原因是经济问题。

3. 规律透析　慢性肾衰竭患者开始进行规律透析的指征是 GFR≤10ml/min 或血肌酐＞707.2μmol/L，或生活质量下降，如疲劳、失眠、软弱无力、皮肤瘙痒和进行性营养不良（包括厌食、体重减轻或血清白蛋白降低）。若已出现尿毒症脑病、浆膜炎、神经病变（如感觉与运动异常）、难治性高血压、心力衰竭、反复发生高钾血症或严重代谢性酸中毒，则应立即开始透析治疗。

【血液净化方式选择】

1. 血液透析

（1）递增透析：是指当患者每周 Kt/V＜2.0 时即开始透析，但透析剂量随残余肾功能的减少而逐渐增加，总 Kt/V 保持在 2.0 以上，以尽可能地提高患者的生活质量。递增透析是以适时透析为基础的进一步完善。若开始透析时患者的肾功能已严重受损，则需要足量透析，无递增透析可言。

（2）足量透析：是指不考虑患者的残余肾功能，只要达到透析标准即可开始透析治疗。

（3）每日透析：有两种方式，一种是日间短时每天透析，另一种为夜间长时每天透析。前者多在透析中心进行，后者多在患者家里进行。

1）日间短时每天透析：每周透析 6～7 次，每次 2 小时。每次透析 Kt/V 为 0.4～0.6，每周总 Kt/V 为 2.4～3.6。每日透析可较好地纠正贫血，改善患者的生活质量、营养状况和抗氧化能力，减少晚期糖基化终产物的产生。因容量负荷小，血压容易控制。但磷与 β_2 微球蛋白（β_2-MG）的清除较差。

2）夜间长时每天透析：该方法联合了增加透析频率与透析时间的优点，为了提高生活质量并保证工作不受影响，透析通常在睡眠时进行。每周透析 6～7 次，每次 7～8 小时，血流量每分钟 150～200ml，透析液流量每分钟 200～300ml，最好采用高通量聚砜膜透析器，透析机的各种功能与中心监护站联网，可及时监测各项指标。每周 SP 单室模型（spKt/V）为 10～15。其特点为：①血磷可恢复正常，有时甚至需在透析液中加磷，PTH 水平可降低；②β_2-MG 的清除率为常规透析法的 4 倍；③可不控制饮食，体重可增加；④需补充铁剂；⑤氨基酸丢失较多，但血清氨基酸水平正常；⑥血清同型半胱氨酸水平降低；⑦血压控制满意，生活质量明显改善；⑧与透析有关的症状减少或消失；⑨由于此方法需有完整的监测联络系统，以及医保政策支持，在我国开展尚需时日。

2. 腹膜透析　选择血液透析还是腹膜透析无绝对标准，经治医师对患者病情的分析、对某种技术的熟练程度、有无相关设备以及患者的经济状况均是决定对患者选择何种透析方式的影响因素。但下列患者应首选腹膜透析：①严重心脏病或冠状动脉病变不能耐受血液透析者；②无法建立血管通路者；③有严重出血倾向，尤其是伴有眼底出血者。若患者有腹部大手术病史、广泛肠粘连、晚期妊娠、腹腔内巨大肿瘤及多囊肾，应选择血液透析治疗。

3. 血液透析与腹膜透析的比较　血液透析和腹膜透析均为治疗终末期肾病的有效方法，可迅速改善患者的尿毒症症状，使病情相对稳定，并可达到较长期存活的目的。就全球范围而言，血液透析和腹膜透析的发展不平衡，英国、墨西哥、新西兰等国50%以上的终末期肾病患者依靠腹膜透析；而在美国、日本则分别为17%和5%。这种因地域不同所出现的差异主要取决于医师观念上的不同和医保政策的差异。

腹膜透析对残余肾功能的保护优于血液透析。当患者仍有残余肾功能时应首选腹膜透析，再适情选择继续腹膜透析或改为血液透析，这样既能达到早期透析的目的，又能保证透析的充分性。

【影响透析患者预后的因素】

透析者的预后与年龄、原发病、营养状况及透析是否充分有关，开始透析时年龄越大，病死率越高。糖尿病肾衰竭者的病死率最高，而原发性肾小球肾炎患者的病死率相对较低。

血液透析的HEMO研究和腹膜透析的ADEMEX研究提示，可用Kt/V衡量透析充分性，但远远不能满足临床要求。透析充分性的标准除小分子溶质清除外，还应包括：①患者无尿毒症症状和液体过度负荷，营养状态良好；②血生化指标包括HCO_3^-、磷、钙与白蛋白正常，透析前血钾<6.0mmol/L；③血红蛋白水平达标。

【血液透析疗效评价指标】

1. 时间平均的尿素浓度（TAC_{urea}） 可通过尿素氮-时间曲线下面积计算，它反映尿素生成清除间的平衡。根据Laird公式计算。

$$TAC_{urea}=\frac{T_a(C_1+C_2)+I_a(C_3+C_2)}{2(T_a+I_a)}$$

T_a：血液透析时间；I_a：血液透析间隔时间；C_1：透析前血尿素浓度（mmol/L）；C_2：透析后血尿素浓度（mmol/L）；C_3：下次透析前血尿素浓度（mmol/L）

TAC_{urea}评价透析效果，不依赖于患者的体重、透析方案、残余肾功能、房室模型的变化及其他一些影响透析疗效的可变因素，故适合于所有患者，但是TAC_{urea}必须与蛋白分解代谢率（PCR）结合考虑。透析前血尿素水平低往往是蛋白摄入不足的表现，病死率反而上升。因此，在计算TAC_{urea}时标准化蛋白分解代谢率（nPCR）应≥0.8g/(kg·d)。TAC_{urea}<17.9mmol/L（50mg/dl）是透析充分的指标。

2. 尿素下降率（URR） 反映单次透析时尿素的清除分数。

$$URR(\%)=100(1-Ct/Co)$$

Co：透析开始时的血尿素浓度；Ct：透析结束时的血尿素浓度。

URR的缺点是未考虑超滤、残余肾功能和蛋白分解代谢率对透析剂量测定的影响。超滤清除尿素，但不影响血浆尿素浓度。例如，当超滤量为体重的10%时，Kt/V为1.35；无超滤时Kt/V为1.1，而URR均为65%。应当将URR与Kt/V结合判断。

透析充分性的判断标准是URR>65%。但URR与患者病死率之间呈反J型曲线关系，即URR大于70%时病死率反而增高。

3. 尿素动力模型（Kt/V）　尿素动力模型基于质量守恒定律，即任何物质在体内的蓄积是输入与排出之差，或生成与清除（透析与残余肾功能）之差。在这个模型中，尿素的分布被假定为单室模型，即尿素在体内蓄积时各间隔之间的浓度相等，且清除时各间隔的清除量相当，即spKt/V。K是透析器的尿素清除率，它是单位透析面积的清除率（KOA）和血流速与透析液流速的函数。T是透析时间；V是尿素分布容积；Kt是尿素清除分数，是V的函数；Kt/V是无单位的比值，反映每次透析的尿素清除分数，亦称尿素清除指数，故Kt/V可以看做是透析治疗量的一个指标。

K/DOQI推荐血液透析最低剂量Kt/V为1.2，但并非最佳的透析剂量，糖尿病终末期肾病患者的最低Kt/V为1.4。

Kt/V主要是通过测定透析前后的血尿素值计算。它与URR的关系是Kt/V=－In（1－URR）或－In（R）。R=透析后尿素/透析前尿素。

然而此公式中未考虑透析过程中尿素的生成率以及残余肾功能与超滤对血尿素的影响。在稳定状态下，尿素生成率等于蛋白分解率。

当患者有残余肾功能时，尿素的总清除率为透析清除率与残余肾清除率（Kru）之和。总清除率指数的计算如下：

每周透析3次者总清除指数=Kt/V+5.5Kru/V

每周透析2次者总清除指数=Kt/V+9.5Kru/V

$$\text{Kru (ml/min)}=\frac{V\ (ml)}{\phi\ (min)}\times\frac{Cu}{(Ct+CO_2)/2}$$

V：透析间期的总尿量；ϕ：透析间期总时间；Cu：透析间期尿平均尿素浓度；Ct：第一次透析后血尿素浓度；CO_2：第二次透析前血尿素浓度

4. 平衡状态的尿素清除指数（eKt/V）　事实上，尿素在体内的分布并非呈单室模型，它分布在血浆、红细胞、间质与细胞内水分中。尿素在各室之间的弥散速度是容量质量转运系数和各室间浓度差的乘积。此外，各器官血管床的血流分布也是溶质转运的重要因素。尿素自血浆向透析液的弥散比体内组织器官向血浆的弥散快，因此尿素在体内分布实质上是双室模型。再加上血管通路再循环与心肺再循环的影响，在血液透析结束后血浆尿素浓度出现反跳现象，因此应用透析结束时的尿素浓度过高估计透析的尿素清除率。

反跳现象发生在透析结束后30～60分钟，此时血液尿素浓度与组织器官浓度达到平衡，以此时尿素浓度计算的Kt/V即为eKt/V，反跳程度与透析器的效能及患者形体大小有关，它是K/V的函数。心输出量降低和透析过程中发生低血压也是影响反跳程度的重要因素。eKt/V比SPKt/V低0.2左右。临床上在透析结束后30～60分钟取血有一定困难，为此Daugirdas根据spKt/V提出了计算eKt/V的公式：

动脉eKt/V＝动脉spKt/V－0.6（动脉spKt/V÷t）＋0.03

静脉eKt/V＝静脉spKt/V－0.4（静脉spKt/V÷t）＋0.02

上述公式中的动脉指动静脉血管通路，静脉指静脉插管。

5. 蛋白质分解率（PCR） 直接影响透析充分与否的评估。蛋白质分解代谢产生的尿素是决定血尿素浓度的一个重要因素。在营养状态稳定氮平衡时，蛋白质的净分解代谢率等于蛋白质的摄入量。透析后下次透析前之间尿素氮的变化主要由PCR决定。标准化蛋白分解代谢率（nPCR）的计算公式如下：

nPCR＝5420×G/V＋0.17

nPCR＝5420×β（C_3－C_2）/ti＋0.17

G：尿素生成率（mg/min）；V：尿素分布容积（ml）；β＝2.8，为转换因子；C_2：透析后血尿素浓度（mmol/L）；C_3：下次透析前血尿素浓度（mmol/L）；ti：透析间隔时间。

nPCR可作为稳定状态透析患者的蛋白质摄入参数。一般血液透析患者蛋白质摄入量大于1.18g/(kg·d)，如nPCR＜0.8g/(kg·d)提示营养不良，透析不充分。

6. 溶质清除指数（SRI） 是计算实际透析过程中溶质清除量，其计算不受透析方式和透析效率等多种因素的影响，能准确地反映透析中溶质的排除量，可直接指导透析方案的制订。SRI适用于对标准透析与其他透析方式之间进行比较。SRI＞70％表示透析充分。本方法比较准确，但方法复杂，实用性差。

7. β_2微球蛋白（β_2-MG）下降率 β_2-MG分子量11 800，它的下降率反映透析器中大分子物质的清除率，高通量透析膜β_2-MG下降率达30％～60％，而低通量透析膜几乎不能清除β_2-MG。

$$\beta_2\text{-MG 下降}=\frac{\text{Pre}\beta_2\text{-MG}-\text{Post}\beta_2\text{-MG}}{\text{Pre}\beta_2\text{-MG}}$$

Preβ_2-MG＝透析前血β_2-MG浓度

Postβ_2-MG＝透析后血β_2-MG浓度

8. 透析充分性指标的综合评定　Kt/V、PCR、TAC_{urea}是相互关联的三个指标。TAC_{urea}是评价透析疗效的参数，反映的是透析清除作用与机体产生两者综合后的效果，与透析充分与否有良好的相关性；反映尿素清除率的指标是Kt/V，反映尿素增加量的指标是PCR，它包括两个主要参数：尿素的清除量和增加量。Kt/V是患者的实际透析量，对透析方案的制定及患者透析效果和营养的评价具有重要的价值。不管用什么标准来评判透析充分性，必须与临床密切结合，应该定期评估患者干体重、血液学参数、血压及心血管并发症、营养状况以及钙磷代谢情况等，透析剂量应根据原发病因及病情变化随时调整。

9. 水分清除　清除水分的标准是干体重或目标体重。其定义是患者可以耐受的最低体重，且在透析中无症状，透析结束时无低血压，更精确地说组织间隙无过多水分。但由于组织间隙的压力-容量曲线的特殊性，即组织间隙容量大于正常的30%（相当于4～5L水分）时才出现水肿，因此临床上难以判断组织间隙的容量。目前干体重的判断都是经验性的。透析时的脱水量依据患者的水肿状态、心脏大小、肺淤血的症状和体征，以及透析间期的体重增量来综合确定。近年国内外学者报道多种测定干体重的方法，各有利弊，其准确性及实用价值有待临床验证。

（1）测定干体重的方法

1）放射学诊断：对比透析前、后心/胸比例和肺门血管宽度，若透析后恢复正常，提示已达干体重。

2）超声检查：有学者报道下腔静脉直径（VCD）与右心房压（mRAP）有良好的相关性，mRAP是判断容量状态的最佳参数，而VCD与总体血容量相关性良好。mRAP＞0.9kPa，VCD≥11.5mm/m^2提示高容量状态，脱水不足；mRAP＜0.4kPa，VCD＜8mm/m^2提示低容量状态、脱水过多。

3）生物阻抗法（传导率测定法）：是比较透析患者和正常对照组细胞内和细胞外容量状态的差异，并可观察透析过程中该参数的变化。生物阻抗测定方法是将电极置入小腿周围或下肢（或上肢）末端，测定其电流频率的高低来判断容量状态。数值以正常值的百分率来表示。低容量状态是：透析后细胞外容量低于正常人均数2个标准差（$-2s$）；高容量状态是：细胞外容量高于正常人平均数2个标准差（$+2s$）。

4）放射性核素法：应用放射性核素硫（$^{35}SO_4$）测定细胞外液容量，用重水法（THO）测量总体水量，用γ示踪技术计算细胞外液与总体水容量，对比透析前、后体液变化，评估患者容量状态。这种方法最准确，但价格最昂贵。

（2）干体重的评估：大多数患者有体液潴留，干体重不能直接测定，只能是一个估计数值。一次透析不容易全部清除过多的水分，往往需要经过几次透析才能缓慢减少体重，清除水分。每次超滤量应不超过体重的4%～5%，透析期间体重增加应不超过1kg/d。透析医师应尽早确定干体重，使护士在治疗过程中有章可循。也应将干体重告诉患者，使患者能主动地自我控制体重。维持性血液透析患者应维持于干体重状态，避免水潴留带来的危险和治疗时超滤过多引起的不良反应。

（3）修正干体重：患者接近干体重后，也还要细心地观察。每次透析时增加超滤0.5～1.0kg，若无不适反应，则将最后的体重可作为干体重。若进一步超滤，出现低血压或血容量不足的最早征象（由卧位变坐位或立位时，出现脉搏加快、血压下降），并排除了低血压的其他原因，则表示液体清除过多，已低于干体重。另一方面，尿毒症患者经透析后精神、食欲改善，食量增加，干体重也逐渐增加；反之，若透析不充分或有并发症，摄入的热能低于消耗的热能，干体重就会降低。因此，应每月及时修正干体重，避免脱水过度或不足。

第五十一章 肾性贫血

【概述】

肾性贫血是因各种慢性肾脏病进展所引起的贫血。肾性贫血是慢性肾脏病的重要临床表现，是慢性肾脏病患者合并心血管并发症的独立危险因素。肾性贫血的原因主要包括：①促红细胞生成素产生减少或患者对促红细胞生成素反应性降低；②尿毒症毒素影响骨髓造血微环境；③合并营养不良引起的铁、叶酸、维生素 B_{12} 等缺乏；④合并潜在出血性因素引起的失血；⑤红细胞寿命缩短以及溶血等因素。有效治疗肾性贫血是慢性肾脏病一体化治疗的重要组成部分，肾性贫血治疗主要为促红细胞生成素的应用以及铁剂、叶酸和维生素 B_{12} 的补充。

【临床表现】

1. 疲乏、困倦无力是贫血最早症状。

2. 食欲减退、腹胀、恶心较为常见。

3. 中至重度贫血可出现头痛、头晕、目眩、耳鸣、注意力不集中、嗜睡，活动后心悸、气短，部分人可出现心力衰竭。

4. 体格检查　贫血面容，睑结膜及甲床苍白，心尖区收缩期吹风样杂音。

5. 实验室检查　成人女性血红蛋白（Hb）$<120g/L$，成人男性 Hb$<130g/L$。但应考虑患者年龄、种族、居住地的海拔高度和生理需求对 Hb 的影响。

【诊断要点】

1. 慢性肾脏病患者，如未发现有其他贫血原因，且血清肌酐$>2mg/dl$，则可诊断肾性贫血。

2. 如果慢性肾脏病患者贫血程度与肾功能损害程度不平行，早期肾功能损害就合并中重度贫血，且存在血小板减少、高钙血症，肾脏无明显萎缩，则临床上高度疑诊多发性骨髓瘤等血液疾病，应做相应检查。

3. 慢性肾脏病患者，不论其分期和病因，都应该定期检查 Hb。女性 Hb$<110g/L$，男性 Hb$<120g/L$ 时应进行贫血相关检查。包括：血红蛋白/血细胞比容（Hb/Hct），红细胞指标（红细胞计数、平均红细胞体积、平均红细胞血红蛋白量、平均红细胞血红蛋白浓度等），网织红细胞计数（有条件提倡

检测网织红细胞血红蛋白量），铁参数（血清铁、总铁结合力、转铁蛋白饱和度、血清铁蛋白），大便隐血试验。

4. 肾性贫血的患者应实施铁状态评估

（1）铁状态检测的频率：重组人红细胞生成素（rHuEPO）诱导治疗阶段以及维持治疗阶段贫血加重时应每月一次；稳定治疗期间或未用重组人红细胞生成素治疗的血液透析患者，至少每3个月一次。

（2）铁状态评估指标

1）铁储备评估：血清铁蛋白。

2）用于红细胞生成的铁充足性评估：推荐采用血清转铁蛋白饱和度（TSAT）和有条件者采用网织红细胞Hb量（CHr）。而低色素红细胞百分数（PHRC）可因长时间的样本运送和储存增高，并不适于常规采用；平均红细胞体积（MCV）和平均红细胞血红蛋白浓度（MCH）仅在长时间缺铁的情况下才会低于正常。

3）铁状态评估应对铁储备、用于红细胞生成的铁充足性、血红蛋白和重组人红细胞生成素治疗剂量综合考虑。

【治疗方案及原则】

1. 肾性贫血的治疗靶目标值

（1）靶目标值：Hb水平110～120g/L，建议Hb不超过130g/L。目标值应在开始治疗后4个月内达到。对血液透析患者，应在透析前采取标本检测Hb浓度。

（2）靶目标值应依据患者年龄、种族、性别、生理需求以及是否合并其他疾病情况进行个体化调整：

1）伴有缺血性心脏病、充血性心力衰竭等心血管疾病的患者不推荐Hb>120g/L。

2）糖尿病的患者，特别是并发外周血管病变的患者，需在监测下谨慎增加Hb水平至120g/L。

3）合并慢性缺氧性肺疾病患者推荐维持较高的Hb水平。

2. 重组人红细胞生成素的临床应用

（1）使用时机：无论透析还是非透析的慢性肾脏病患者，若间隔2周或者以上连续两次Hb检测值均低于110g/L，并除外铁缺乏等其他贫血病因，应开始实施重组人红细胞生成素治疗。

（2）使用途径：重组人红细胞生成素治疗肾性贫血，静脉给药和皮下给药同样有效。但皮下注射的药效动力学表现优于静脉注射，并可以延长有效药物浓度在体内的维持时间，节省治疗费用。皮下注射较静脉注射疼痛感增加。

1）对非血液透析的患者，推荐首先选择皮下给药。

2）对血液透析的患者，静脉给药可减少疼痛，增加患者依从性；而皮下给药可减少给药次数和剂量，节省费用。

3）对腹膜透析患者，由于生物利用度的因素，不推荐腹腔给药。

4）对于重组人红细胞生成素诱导治疗期的患者，建议皮下给药以减少不良反应的发生。

（3）使用剂量

1）初始剂量：透析前慢性肾脏病患者一般皮下给药，剂量50～100U/(kg·w)，每周1～2次。透析患者皮下给药100～120U/(kg·w)，每周2～3次；静脉给药剂量：120～150U/(kg·w)，每周3次。

初始剂量选择要考虑患者的贫血程度和导致贫血的原因，对于Hb＜70g/L的患者，应适当增加初始剂量。

对于非透析患者或残存肾功能较好的透析患者，可适当减少初始剂量。

对于血压偏高、伴有严重心血管事件、糖尿病的患者，应尽可能从小剂量开始使用重组人红细胞生成素。

2）剂量调整：重组人红细胞生成素治疗期间应定期检测Hb水平，诱导治疗阶段应每2～4周检测一次Hb水平，维持治疗阶段应每1～2个月检测一次Hb水平。

应根据患者Hb增长速率调整重组人红细胞生成素剂量：初始治疗Hb增长速度应控制在每月10～20g/L，4个月达到Hb靶目标值。如每月Hb增长速度＜10g/L，除外其他贫血原因，应增加重组人红细胞生成素使用剂量25%；如每月Hb增长速度＞20g/L，应减少重组人红细胞生成素使用剂量25%～50%，但不得停用。

维持治疗阶段，重组人红细胞生成素的使用剂量约为诱导治疗期的2/3。若维持治疗期Hb浓度每月改变＞10g/L，应酌情增加或减少重组人红细胞生成素剂量25%。

（4）给药频率（非长效型重组人红细胞生成素）

1）在贫血诱导治疗阶段，无论皮下给药还是静脉给药，均应依据患者贫血程度、合并高血压等并发症以及应用EPO的规格，每周1～3次给药。

2）进入维持治疗期后，原皮下给药的患者，给药频率可由每周2～3次调整为每周1～2次；而原为静脉给药的患者，给药频率可由每周3次调整为每周1～2次。

3）大剂量重组人红细胞生成素每周1次给药，可减少患者注射的不适感，增加依从性。

（5）不良反应

1）所有慢性肾脏病患者都应严格实施血压监测，应用重组人红细胞生成素治疗的部分患者需要调整抗高血压治疗方案。重组人红细胞生成素开始治疗到达靶目标值过程中，患者血压应维持在适当水平。

2）小部分接受重组人红细胞生成素治疗的血液透析患者，可能发生血管通路阻塞。因此，重组人红细胞生成素治疗期间，血液透析患者需要检测血管通路状况。发生机制可能与重组人红细胞生成素治疗改善血小板功能有关，但没有 Hb 浓度与血栓形成风险之间相关性的证据。

3）应用重组人红细胞生成素治疗时，部分患者偶有头痛、感冒样症状、癫痫、肝功能异常及高钾血症等发生，偶有过敏、休克、高血压脑病、脑出血及心肌梗死、脑梗死、肺栓塞等。

（6）重组人红细胞生成素治疗的低反应性（EPO 抵抗）

1）定义：皮下注射重组人红细胞生成素达到 300U/(kg・w)（20 000U/w）或静脉注射重组人红细胞生成素达到 500U/(kg・w)（30 000U/w）治疗 4 个月后，Hb 仍不能达到或维持靶目标值，称为促红细胞生成素抵抗。

2）促红细胞生成素抵抗最常见的原因是铁缺乏，其他原因包括炎症性疾病、慢性失血、甲状旁腺功能亢进、纤维性骨炎、铝中毒、血红蛋白病、维生素缺乏、多发性骨髓瘤、恶性肿瘤、营养不良、溶血、透析不充分、ACEI/ARB 和免疫抑制剂等药物的使用、脾功能亢进、促红细胞生成素抗体介导的纯红细胞再生障碍性贫血（PRCA）等。

3）重组人红细胞生成素抗体介导的纯红细胞再生障碍性贫血（PRCA）

PRCA 的诊断：重组人红细胞生成素治疗超过 4 周并出现了下述情况，则应该怀疑 PRCA，但确诊必须存在重组人红细胞生成素抗体检查阳性，并有骨髓象检查结果支持。

Hb 以 5～10g/(L・w) 的速度快速下降，或需要输红细胞维持 Hb 水平。

血小板和白细胞计数正常，且网织红细胞绝对计数小于 10 000/μl。

PRCA 的处理：因为抗体存在交叉作用且继续接触可能导致过敏反应，所以谨慎起见，在疑诊或确诊的患者中停用任何重组人红细胞生成素制剂。患者可能需要输血支持，免疫抑制治疗可能有效，肾脏移植是有效治疗方法。

PRCA 的预防：促红细胞生成素需要低温保存。与皮下注射比较，静脉注射可能减少发生率。

3. 补充铁剂　接受重组人红细胞生成素治疗的患者，无论是非透析还是何种透析状态均应补充铁剂达到并维持铁状态的目标值。血液透析患者比非血液透析患者需要更大的铁补充量，静脉补铁是最佳的补铁途径。蔗糖铁（fer-

ric saccharate）是最安全的静脉补铁制剂，其次是葡萄糖酸铁（ferric gluconate）、右旋糖酐铁（ferric dextran）。补充静脉铁剂需要做过敏试验，尤其是右旋糖酐铁。

（1）铁剂治疗的靶目标值：重组人红细胞生成素治疗期间，应该补充足够的铁剂以维持铁状态的以下参数：

1）血液透析患者：血清铁蛋白＞200ng/ml，且 TSAT＞20％或 CHr＞29pg/红细胞。

2）非透析患者或腹膜透析患者：血清铁蛋白＞100ng/ml，且 TSAT＞20％。

（2）给药途径

1）血液透析患者优先选择静脉使用铁剂。

2）非透析患者或腹膜透析患者，可以静脉或口服使用铁剂。

（3）静脉补充铁剂的剂量

1）若患者 TSAT＜20％和（或）血清铁蛋白＜100ng/ml，需静脉补铁 100～125mg/w，连续 8～10 周。

2）若患者 TSAT≥20％，血清铁蛋白水平≥100ng/ml，则每周一次静脉补铁25～125mg。

3）若血清铁蛋白＞500ng/ml，补充静脉铁剂前应评估促红细胞生成素的反应性、Hb 和 TSAT 水平以及患者临床状况。此时不推荐常规使用静脉铁剂。

4. 其他辅助治疗

（1）肾性贫血的患者应注意是否存在叶酸、维生素 B_{12} 的缺乏；血液透析可以清除叶酸和维生素 B_{12}，因此维持性血液透析的患者应适量补充叶酸和维生素 B_{12}。

（2）对于血液透析患者，应用左卡尼汀可能有益，但不推荐作为常规治疗，应按照临床实际酌情处理。

（3）应该尽可能避免输血（尤其是希望肾移植的患者，但供体特异性输血除外），单纯 Hb 水平不作为输血的标准。但在以下情况可以考虑输注红细胞治疗（推荐输注去白细胞的红细胞）：

1）出现心血管、神经系统症状的严重贫血。

2）合并促红细胞生成素抵抗的贫血。

第五十二章　矿物质和骨代谢异常

【概述】

各种病因引起的慢性肾脏损害进行性恶化将导致肾衰竭。钙磷代谢紊乱及骨病不仅是慢性肾衰竭特别是透析患者的常见并发症，也是导致多系统损害的重要原因，并引起生活质量下降。2005 年“肾脏疾病：改善全球预后”（Kidney Disease：Improving Global Outcomes，KDIGO）专家委员会召开了矿物质代谢及其骨病的国际研讨会，对 2004 年 K/DOQI 工作组关于慢性肾脏病骨代谢及其疾病的指南进行了部分更新和修正，明确提出慢性肾脏病（CKD）时的矿物质和骨代谢异常（chronic kidney disease-mineral and bone disorder，CKD-MB）不仅仅表现为骨病，且常常累及全身多个系统。大量的证据表明：高磷血症、钙磷乘积增高和甲状旁腺功能亢进可以导致血管钙化和发生心血管事件的危险性增加，与透析患者多种并发症及病死率增加相关。

【临床表现】

1. 矿物质代谢紊乱

（1）钙：慢性肾衰竭患者由于钙摄入不足，特别是肾脏 1-α-羟化酶的产生减少导致 1，25-二羟胆钙化醇［1，25-$(OH)_2D_3$，骨化三醇］的缺乏，影响了钙的吸收；同时由于普遍存在的高磷血症、骨骼对甲状旁腺素脱钙作用的抵抗等因素，因而造成大多数慢性肾衰竭患者发生低钙血症。肾小球滤过率（GFR）低于 60ml/(min·1.73m^2）的患者血中总钙和游离钙水平常常降低。随着肾功能损害的进展，血钙水平也将进一步降低。在慢性肾脏病的晚期，结合钙的比例增加，因此即使总钙水平正常，游离钙的水平也是下降的。另一方面，酸中毒会增加血清游离钙的水平。需要注意的是，总钙水平需要根据血白蛋白水平进行校正以更好地反映游离钙水平。即，校正的总钙（mg/dl）＝总钙（mg/dl）＋0.8×［4-血清白蛋白（g/dl）］。

需要注意的是，终末期肾脏病患者开始透析治疗后，血清总钙水平通常恢复正常。近年来含钙的磷结合剂（如碳酸钙）成为主要的降磷药物后，加重了转移性钙化的发生，尤其易发生于钙剂与活性维生素 D 合用并同时使用高钙浓度的透析液时。研究显示，高钙血症见于 38％的透析患者。来自透析预后与实践模式研究（DOPPS）的数据证实，经白蛋白校正的血钙与总死亡率和心血管疾病死亡率有很强的正相关性。

（2）磷：当肾小球滤过率（GFR）低于 60ml/（min・1.73m^2）时就可以出现尿磷排泄减少，血磷升高。残余肾功能的下降是导致高磷血症的最基本因素。而高水平的磷又促使骨吸收增加，磷进一步从骨骼释放到细胞外液。此外，高磷血症还与磷的摄入、应用活性维生素 D（增加肠道对磷的吸收，降低磷与其结合剂的亲和力）等有关。尽管透析治疗能够清除部分磷，但目前的透析模式清除磷是有限的，因此高磷血症广泛存在于维持性透析患者。有研究显示，在维持性血液透析患者中 80％以上存在高磷血症。Block 等报告，在 6407 名血液透析患者中，超过 50％的患者血磷高于 6mg/dl。研究表明，高磷血症是透析患者血管钙化特别是冠状动脉钙化的独立危险因素，与总死亡率和心血管死亡率相关。

2. 继发性甲状旁腺功能亢进　在慢性肾脏病进展中发生的低钙血症和（或）1,25-二羟维生素 D_3［1,25（OH）$_2D_3$）］的缺乏是导致继发性甲状旁腺功能亢进的基本原因。随着肾功能的持续下降，甲状旁腺维生素 D 受体和钙敏感受体（CaR）的数量下降，加重了它们对维生素 D 和钙的抵抗。此外，高磷血症可促进甲状旁腺组织的增生，并且通过稳定甲状旁腺素（PTH）mRNA 和促进其信号传导增加 PTH 的合成，与继发性甲状旁腺功能亢进的发生及进展有关。继发性甲状旁腺功能亢进不仅可导致骨骼的严重损害，还可以引起贫血、神经系统损害及心血管疾病等。临床资料显示，PTH 高的患者总死亡率或心血管疾病死亡率明显升高，PTH 水平与血管钙化程度呈正相关。

3. 肾性骨营养不良　慢性肾衰竭时出现的骨矿化及代谢的异常称之为肾性骨营养不良（renal osteodystrophy，ROD）。这些代谢异常可分为骨骼高转运和高 PTH 水平（组织学上表现为纤维性骨炎，即继发性甲状旁腺功能亢进性骨病，也可表现为混合性骨病）及低骨转运和低或正常 PTH 水平（组织学上表现为骨软化或骨再生不良）。临床症状一般无特异性，不同的组织学类型也不尽相同。常见的症状可有骨痛、关节不适、瘙痒，当有转移性钙化（如钙沉积在关节周围）时，可出现关节的炎症、疼痛及僵硬。

4. 血管钙化　应用电子束 CT（EBCT）检测透析人群冠状动脉钙化积分，约 54％～100％（平均 83％）的患者有不同程度的冠状动脉钙化，患病率明显高于同年龄普通人群甚至临床怀疑心绞痛的患者。血管钙化根据发生部位主要有两种形式，即内膜钙化和中层钙化。内膜钙化是动脉粥样硬化的表现之一，钙化位于粥样斑块内，发生在斑块形成的晚期，可使管腔狭窄，血流减少，甚至堵塞血管，导致组织缺血坏死。中层钙化，又称为 Monckeberg 钙化，钙化发生在动脉中膜，最初累及内弹力膜。此型钙化在糖尿病，特别是终末期肾病患者较为常见。早期一些尸检的报道对这种病变多描述在肢体远端的中小动脉，如股动脉、胫动脉、子宫动脉等。此型钙化一般不影响动脉管腔，但可导致血管僵硬、顺应性下降，同样影响患者的预后。此外，尿毒症患者皮肤真皮层也可发生钙化，临床表现为痛性坏死性皮疹，组织学可见皮肤动脉、小动脉中层钙化，同时可见闭塞性的内膜增生，命名为钙性尿毒症性小动脉病（calcific uremic arteriolopathy，CUA）。

【诊断要点】

在2005年KDIGO召开的矿物质代谢及其骨病的国际研讨会上明确提出，慢性肾脏病（CKD）时的矿物质和骨代谢异常（CKD-MB）是全身性（系统性）疾病，常具有下列一个或一个以上表现：①钙、磷、甲状旁腺素或维生素D代谢异常；②骨转化、矿化、骨容量、骨骼线性生长或骨强度的异常；③血管或其他软组织钙化。

需要指出的是，血钙、磷、PTH及维生素D的水平等生化指标都可以通过不同的检测方法获得相应的数据。骨骼线性生长速度是针对儿童慢性肾脏病患者，通过X线检查进行测定。腹部X线是检测成人血管钙化的简单、廉价的方法，如果见到主动脉钙化为阳性，则需要进一步做半定量评价。尽管定量CT扫描用于评价血管钙化可能比X线更精确和（或）更敏感，但是由于价格昂贵和不够普及不宜作为筛查手段。目前临床上无可行的常规技术来评价骨质量和骨强度。

肾性骨营养不良类型的明确与鉴别，则需要行骨活检对骨转运、矿化及其容量等进行检测。双四环素标记骨活检是确定骨转化状态异常的最有价值的诊断方法，它的主要缺点是有创伤性，不易操作，目前尚不普及。在临床常规诊疗中，它不是必需的检查，一般情况下仅用于有明显骨病症状以期对症治疗，或评价治疗效果或临床评价困难，难以治疗时。用于肾性骨营养不良分类的标准是基于四环素标记的骨活检得到的静态和动力学参数的内容，包括骨转运、骨矿化和骨容量。

1. 甲状旁腺功能亢进性骨病（hyperparathyroid bone disease） 表现为骨形成率及骨矿化率高，主要组织学特征是骨小梁周围出现大量的纤维化，伴成骨细胞和破骨细胞活性增加。破骨细胞数量和吸收表面均明显增加，破骨细胞穿入骨小梁形成大量吸收腔隙。

2. 低转运性骨病（low turnover bone disease） 特点为骨形成率降低。组织形态学有两种表现：骨软化或骨再生不良。

（1）骨软化（osteomalacia）：骨矿化率降低，组织学特征是非矿化的骨基质大量沉积，板层状的类骨质容积增加，不伴骨内膜纤维化。

(2) 骨再生不良 (aplastic bone disease)：骨形成率降低的同时伴有相应的骨矿化率下降。组织学检查仅见很少的甚至没有类骨质层，骨容积常常下降。

3. 混合性骨病 (mixed osteodystrophy) 特征是甲状旁腺功能亢进性骨病和骨矿化障碍并存，既可以有骨形成率及骨矿化率的增加，也可以降低。组织学既有大量纤维化组织的形成，又有因骨矿化障碍引起的类骨质面积的增加。骨容积/组织容积比值在不同病因的患者有很大差别，骨重塑部位和破骨细胞数量通常是增加的。对于骨形成及骨矿化率低的患者，应注意除外是否还存在铝中毒性骨病。

【治疗方案及原则】

1. 控制高磷血症 美国肾脏病基金会 (NKF) 制定的 K/DOQI 指南关于慢性肾脏病的骨代谢及其疾病的临床实践指南中建议，当 GFR 为 15～59ml/($min \cdot 1.73m^2$) 时 (慢性肾脏病 3、4 期)，应将血磷水平维持在正常范围内；GFR 小于 15ml/($min \cdot 1.73m^2$) 或行透析治疗的患者 (慢性肾脏病 5 期)，血磷水平最好不超过 5.5mg/dl，钙磷乘积应$<55mg^2/dl^2$。

(1) 限制磷的摄入：慢性肾脏病 3、4 期的患者，当血磷大于 4.6mg/dl 时，以及慢性肾脏病 5 期的患者血磷大于 5.5mg/dl 时，每日磷的摄入应控制在 800～1000mg。

(2) 应用磷结合剂：如果通过饮食中磷的限制不能将血磷控制在目标值，则应使用磷结合剂。常用的含钙的磷结合剂有碳酸钙 (含钙 40%) 及醋酸钙 (含钙 25%)。要确保合适的剂量及餐中服用，以更好地发挥结合磷的作用。

对高钙血症或合并严重血管钙化或其他软组织钙化的患者，最好不使用含钙的磷结合剂。司维拉姆 (sevelamer) 是一种不含钙、铝的新型磷结合剂，它不经肠道吸收，通过离子交换和氢化结合肠道的磷，它可以有效地降低透析患者的高血磷，效果与醋酸钙、碳酸钙相似，但对血钙影响不大，使钙磷乘积降低。近期研究表明，应用司维拉姆可以控制透析患者血管钙化的发生及进展。此外，司维拉姆对降低血脂有益。根据 K/DOQI 临床实践指南建议，对于血清磷水平$>7.0mg/dl$的患者，可以短期应用含铝的磷结合剂 (4 周)，然后换用其他制剂，对这样的患者应增加透析频率或延长透析时间。

(3) 充分透析：通过调整透析频率和时间增加对磷的清除。临床观察证实，采用隔日长时或每日透析可清除体内更多的磷，使血磷降至正常，甚至无需使用磷结合剂。而通过应用不同膜的透析器、提高透析血流量、采用血液滤过方式等都未能证明对改善高磷血症有明显好处。

2. 调整血钙在目标值范围 根据美国 NKF 制定的 K/DOQI 临床实践指

南的建议，慢性肾脏病3、4期的患者，应维持血钙水平在正常范围，5期的患者应尽可能将血钙水平维持在正常值范围的低限。

（1）低钙血症：当患者校正的血清总钙水平低于实验室中所应用的正常值低限［<8.4mg/dl（2.10mmol/L）］且伴有以下情况时应该接受提高血清钙水平的治疗：①有低钙血症的症状，如感觉异常、Chvostek和Trousseau征、支气管痉挛、喉痉挛、手足搐搦和（或）癫痫发作；②血浆中PTH的水平高于慢性肾脏病患者的分期目标范围。对低钙血症的治疗包括给予钙盐（如碳酸钙）和（或）口服活性维生素D。

（2）高钙血症：首先应该限制钙的摄入，透析患者每日含钙的磷结合剂中离子钙的剂量不要超过1500mg，总离子钙的摄入（包括药物及饮食）不要超过2000mg。如果仍有高钙血症，则不要使用含钙的磷结合剂，并减少活性维生素D的剂量。经上述措施仍有高钙血症者建议使用低钙透析液（0.75～1.0mmol/L）透析3～4周。

3. 控制继发性甲状旁腺功能亢进　要在控制血磷及调整血钙的基础上应用活性维生素D。活性维生素D可在mRNA水平抑制PTH分泌；通过增加甲状旁腺细胞内钙离子浓度抑制甲状旁腺细胞的增生；促进肠道钙吸收增加血清钙水平，间接抑制甲状旁腺分泌PTH。活性维生素D的应用方法包括静脉及口服两种。口服又分为每日小剂量及大剂量间歇疗法。每日口服适用于轻至中度继发性甲状旁腺功能亢进。开始的剂量为每日0.25～0.5μg，之后根据血钙、磷及PTH水平进行调整。大剂量间歇疗法有助于提高治疗的有效性，减少不良反应，适用于中、重度继发性甲状旁腺功能亢进。根据国内的研究数据，应用的剂量少于国外推荐的剂量，可能与国人体格相对较小有关。我国2005年关于活性维生素D在慢性肾脏病继发性甲状旁腺功能亢进中的合理应用的专家共识中推荐的剂量是：PTH 300～500pg/ml，每次1～2μg，每周2次；PTH 500～1000pg/ml，每次2～4μg，每周2次；PTH>1000pg/ml，每次4～6μg，每周2次。最好夜间睡眠前肠道钙负荷最低时服药，高钙血症发生率低而同样能达到抑制甲状旁腺分泌PTH的作用。静脉大剂量间歇疗法不经过胃肠道代谢，生物效应高，而高钙血症发生率低，特别适用于血液透析患者。应用活性维生素D常见的不良反应包括升高血钙以及加重高磷血症，因此治疗过程中应密切监测血钙、磷水平，并给予积极的纠正。

为了减少活性维生素D治疗中出现的不良反应，人们一直在寻求不升高血钙或升高血钙作用弱的维生素D类似物。目前的临床研究已证明：19-nor-1,25（OH)$_2$D$_2$、1-α（OH）D$_2$、1,25-（OH)$_2$-26,27F$_6$D$_3$及22-oxa-骨化三醇均能有效抑制PTH的分泌，而升高血钙的作用比1,25（OH)$_2$D$_3$小。此外，已有临床应用钙敏感受体促进剂（calcimimetics）治疗继发性甲状旁腺功能亢进的报告，可以降低循环中的PTH水平，降低钙磷乘积水平。由于其无升高血钙的作用，因此可与维生素D制剂合用。

对经药物治疗仍不能控制有严重进展症状的纤维性骨炎或甲状旁腺功能亢进（PTH>1000pg/ml）或用药过程中出现顽固性高钙血症和（或）高磷血症时，应该考虑行甲状旁腺次全切除术或甲状旁腺全切术加自体移植。循证医学的证据表明，上述外科手术的方法能有效控制甲状旁腺功能亢进。

在治疗继发性甲状旁腺功能亢进时，纠正酸中毒也是很重要的。研究表明，慢性代谢性酸中毒使骨中磷灰石、钠和钾盐含量减少。酸中毒还可导致骨细胞功能发生改变，例如与成骨相关的基质基因表达被抑制，同时伴有破骨活性的增强。此外，酸中毒还可减少肾脏近端小管1，25（OH）$_2$D$_3$的合成，进而影响饮食中钙的吸收。酸中毒还使血中离子钙、PTH和1，25（OH）$_2$D$_3$的稳态平衡关系发生改变，使骨溶解加剧。因此，积极控制酸中毒对于改善骨代谢异常有着重要意义。根据K/DOQI关于慢性肾脏病的骨代谢及其疾病的临床实践指南建议，血清CO_2CP应维持在≥22mmol/L。

4. 肾性骨营养不良

（1）甲状旁腺功能亢进性骨病：治疗同继发性甲状旁腺功能亢进。

（2）骨软化：治疗需视病因而定。铝中毒者应给予去铁胺治疗；维生素D缺乏者可给予维生素D_2，对维生素D_2无反应或GFR<15ml/(min·1.73m^2)或透析的患者应给予活性维生素D；磷不足的患者可适当补充磷制剂。

（3）骨再生不良：铝中毒者应给予去铁胺治疗。此外，应避免高钙血症、转移性钙化。高钙血症者应减少钙的摄入和降低透析液中钙的水平。有研究表明，钙敏感受体拮抗剂（calcilytics）有助于提高PTH水平，改善骨的代谢。

（4）混合性骨病：应根据骨活检结果并结合生化指标的情况决定患者的治疗方案。对于表现为高转运性骨病的治疗同继发性甲状旁腺功能亢进。表现为低转运性骨病者，如果存在铝中毒，应积极予以去铝治疗。

第五十三章　慢性肾衰竭心血管并发症

【概述】

心血管疾病（cardiovascular disease，CVD）是慢性肾衰竭（chronic renal failure，CRF）患者最常见的并发症，是导致慢性肾衰竭患者死亡的首要原因。慢性肾脏病（chronic kidney disease，CKD）患者的心血管疾病发病早，发生率高（比普通人群高20倍），死亡率高（约占慢性肾脏病死因的40%～50%）。

近年研究证实，慢性肾脏病患者心血管疾病的高发生率与患者体内存在多种危险因素有关。这些危险因素可分为两类：一类为“传统因素”，包括老年、高血压、糖尿病、脂质代谢紊乱、吸烟等与一般人群相同的心血管疾病危险因素；另一类为与尿毒症相关的“非传统因素”，包括蛋白尿、贫血、钙磷代谢紊乱、氧化应激、微炎症、营养不良、高同型半胱氨酸血症等。我国慢性肾衰竭患者贫血普遍而严重，高血压控制率低、进入透析相对较晚且透析充分性较低也促进了心血管疾病的发生。

【临床表现】

慢性肾脏病患者的心血管疾病主要表现为两大类：一是动脉血管疾病，包括动脉粥样硬化、动脉硬化和血管钙化；二是心肌疾病，包括左心室肥厚、左心室扩张和心肌病变。心血管疾病主要有缺血性心脏病、慢性心力衰竭、脑血管病变和外周血管病变等临床表现。

1. 左心室肥厚（left ventricular hypertrophy，LVH）　引起慢性肾病患者左心室肥厚的原因包括高血压、动脉硬化、贫血及动静脉瘘所致的容量负荷过重，其中高血压是最主要的原因。左心室肥厚表现为心脏几何学的改变，包括离心性左心室肥厚、向心性左心室肥厚及左心室重构。向心性左心室肥厚者其室壁厚度增加大于左心室腔直径增长；相反，离心性左心室肥厚其室壁厚度与左心室腔直径成比例增加或室壁厚度的增加小于左心室腔增加。左心室肥厚所致的左室功能障碍在临床上常表现为心力衰竭、心律失常、低血压及心肌缺血等症状。

2. 动脉粥样硬化　高血压和脂质代谢紊乱是慢性肾脏病患者动脉粥样硬化的主要原因，微炎症（microinflammation）和氧化应激等因素加速了动脉粥样硬化病变的发生发展。动脉粥样硬化主要发生于动脉的内膜层，若病灶范围不断扩大，可使动脉腔闭塞造成相应组织和器官缺血或发生坏死，临床表现为心肌梗死、心源性猝死、肢体坏死等。与普通人群相比，慢性肾脏病患者的动脉粥样硬化更容易伴有钙化，透析患者血管中间层增厚和钙化更严重，使冠状动脉斑块发展更快，往往是透析患者缺血性心脏病的重要原因。

3. 血管钙化　慢性肾脏病患者血管钙化出现早而且广泛是其显著特点。主要发生于两个部位：

(1) 内膜钙化：主要见于大动脉、冠状动脉、肌肉内动脉的粥样硬化斑块内，钙化沉积散在分布，脂质条纹期后即可发生，慢性肾脏病患者儿童期、青春期也可出现内膜钙化。

(2) 中膜钙化：其发生不依赖于内膜钙化和粥样硬化，主要见于糖尿病和慢性肾病患者的大动脉及周围小动脉，钙化沉积呈连续线样，弥散于整个富含弹性胶原的中膜，又称为 Monckeberg 硬化。内膜钙化、中膜钙化常同时存在于慢性肾脏病患者，是导致慢性肾脏病患者心血管疾病发生和死亡的重要原因。心血管钙化可导致血管壁僵硬，使脉压增大，并可引起左心室肥厚、缺血性心脏病、心肌梗死、充血性心力衰竭、心脏瓣膜功能不全等后果。冠状动脉钙化使冠状动脉粥样硬化斑块更易破裂，血管成形术后再狭窄率增加。外周血管钙化可导致组织血液灌注不足、间歇性跛行、截肢等。

4. 缺血性心脏病　常常是由冠状动脉疾病引起的，可隐匿或表现为心绞痛或心肌梗死。但与普通人群相比，透析患者的缺血性心脏病不一定都有冠状血管主支狭窄，这可能与慢性肾脏病患者原有的心肌疾病、小血管疾病（如高血压、糖尿病、钙磷沉积等致冠状动脉病变）、毛细血管密度减少以及心肌细胞能量代谢异常相关，而左室肥厚引起冠状动脉储备减少更易发生缺血症状。

5. 充血性心力衰竭　常表现为劳力性呼吸困难（胸闷、气短等）、端坐呼吸、面色发白、发绀、烦躁，伴频繁咳嗽、咳粉红色泡沫状痰等。透析患者发生充血性心力衰竭的潜在诱因包括高血压、容量负荷过多、贫血、心肌缺血、动静脉内瘘分流量过大、心肌钙化、心包炎和尿毒症心肌病变等。临床上通常根据发病机制将慢性心力衰竭分为收缩性心力衰竭（SHF）与舒张性心力衰竭（DHF）。收缩性心力衰竭表现为左室增大，左心室收缩末容积增大及左室射血分数（LVEF）$<45\%$，有或无呼吸困难、乏力和液体潴留症状。舒张性心力衰竭有肯定的左室功能不全的临床表现（如气促、呼吸困难等），但心脏不大或稍大，室壁增厚或正常，左室射血分数（LVEF）$>50\%$，左室松弛、充盈异常，胸部 X 线有肺淤血表现，超声心动图可提供舒张功能异常的客观依据。临床上舒张性心力衰竭常容易被漏诊。

6. 心律失常　慢性肾脏病患者可出现各种心律失常，包括室上性过早搏动、心房扑动、心房纤颤、频发性室性早搏、不同程度房室传导阻滞，甚至心室颤动等，其中恶性心律失常可导致猝死。许多因素可引起慢性肾脏病患者发生心律失常，如左心室肥厚、缺血性心脏病、心肌钙化等，透析过程中电解质的变化、严重酸中毒、低氧血症等也可影响心脏传导系统。

7. 心包炎和心内膜炎　慢性肾衰竭患者发生的心包炎通常分为尿毒症性心包炎和透析相关性心包炎，多表现为急性心包炎，而缩窄性心包炎不常见。早期主要症状为胸痛伴心包摩擦音（常在尿毒症毒素水平很高时出现），后期出现低血压、心界扩大、心包积液、心脏压塞等症状。血液透析患者容易发生感染性心内膜炎，致病菌主要来源于血管通路处皮肤或透析使用的材料。透析患者心内膜炎的症状和体征缺乏特异性。由于透析患者存在贫血、心瓣膜钙化、容量负荷过重等因素，心脏杂音在这些患者中较常见，大多数透析患者感染时体温不升或升高不明显，血培养阳性率低。

【诊断要点】

慢性肾衰竭心血管并发症的诊断主要依据病史、症状、体征及实验室检查结果。需要注意的是，慢性肾脏病患者心血管疾病不仅出现早，而且病情隐匿，早期易被忽略，一旦出现症状则难以逆转，对患者危害较大。因此，所有慢性肾脏病患者都应被列为心血管疾病的高危人群，定期接受心血管疾病危险因素（传统或非传统的心血管危险因子）的评估。开始透析的患者更应进行全面的心血管疾病检查：

1. 血清学检查　超敏C反应蛋白（hsCRP）和肌钙蛋白T（TnT）水平不仅可以预测终末期肾病患者心血管事件的发生，而且与冠状动脉多支病变相关。血浆同型半胱氨酸、晚期糖基化终产物和晚期氧化蛋白产物可能与机体的氧化应激水平相关，可预测心血管病变的预后。B型钠尿肽（B-type natriuretic peptide，BNP）水平是反映心脏负荷过重导致心脏功能不全的敏感指标，也可用来鉴别心源性哮喘和支气管哮喘。当慢性肾脏病患者GFR＜60ml/(min·1.73m^2）时，应进行血钙、血磷和血清甲状旁腺素（PTH）的检查，以评估钙磷代谢和肾性骨病情况。

2. X线检查　可反映心影大小，有无肺淤血、肺动脉压力增高及有无血管钙化等。

3. 心电图　有助于证实左室肥厚、缺血改变、心律失常和传导异常。心电图运动负荷试验可增加心脏负荷以激发心肌缺血，可能对检测冠状动脉病变有用。

4. 超声心动图及多普勒血流检查　能评价心脏大小，检测收缩、舒张功能及血流动力学改变，是诊断左室功能障碍最有效的方法。超声诊断左室收缩功能障碍的基本标准为左室增大、左心室收缩末容积增大及 LVEF<45%，左室舒张功能障碍的基本标准为舒张早期与晚期（心房收缩期）峰充盈速度比值（E/A）<1、D 峰减速度时间（DT）>200 毫秒及 LVEF>50%。左心室放射性核素锝标记红细胞检测法能发现局部运动功能减退，它比单独使用超声心动图更能准确反映射血分数。

5. 颈动脉彩色多普勒超声　可检测颈动脉内中膜厚度（intima-media thickness，IMT）、颈动脉硬化斑块、颈动脉内径及狭窄程度、颈动脉的血流动力学。慢性肾脏病早期即可有颈动脉内中膜及顺应性改变，血液透析患者颈动脉内径增宽，内中膜增厚，横断面积增大，动脉膨胀度及顺应性降低。彩色多普勒超声检查可评价颈动脉硬化的程度及进展，及早预测心血管疾病发生。

6. 计算机断层显像（CT）　其中电子束 CT（electron beam CT，EBCT）能无创性地显示血管钙化并能精确地评价血管与瓣膜钙化的程度，对冠状动脉钙化进行钙化积分，并可评估慢性肾脏病患者心血管钙化的存在和危险程度。多排探测器螺旋 X 线计算机断层显像（MDCT）可进行冠状动脉三维重建。

7. 血管造影　此为诊断动脉血管病变的金标准，可确定冠状动脉、颈动脉及外周动脉阻塞范围，但血管造影对动脉壁厚度及小动脉病变只能提供有限的信息，并且造影剂有加重肾病的危险。患者造影前应静脉输液水化，并将造影剂用量减至最小剂量，以防止或减轻造影剂对肾脏的损害。

8. 血管内超声（IVUS）　冠状动脉造影技术只能显示血管腔的变化，不能反映血管壁的变化。而 IVUS 则不仅提供血管腔的形态，且能显示血管壁的形态和结构，可以较冠状动脉造影更精确地显示病变的形态、性质和大小，从而指导介入治疗、评价疗效，但价格昂贵，尚难常规开展。

【治疗方案及原则】

慢性肾衰竭患者心血管疾病的防治应强调早期防治和采取综合干预措施，以减少心血管疾病的发病率和病死率，改善慢性肾衰竭患者的生存质量及长期预后。

1. 一般治疗　积极治疗原发病，避免或消除使肾功能、心功能急剧恶化的危险因素。改进生活方式，戒烟酒，减肥，坚持适量体力活动，改善睡眠，膳食中适当限制钠盐和脂肪摄入量，根据肾功能分期调整蛋白质、热量以及水盐摄入量，调节心理状态。

2. 危险因素控制

（1）高血压：高血压的处理是心血管疾病危险因素处理的重要组成部分。控制血压靶目标值为≤130/80mmHg，若尿蛋白≥1.0g/d 则血压应控制为≤125/75mmHg，透析患者透前血压控制以≤140/90mmHg 为宜。

一般认为，不同降压药在肾脏及心血管保护作用上仍存在差异，宜首选肾脏保护作用方面循证医学证据最充分的药物。肾性高血压患者由于常需两个以上降压药配伍使用才能使血压达标，因此合理配伍降压药物也非常重要。降压药选用原则如下：①选用 ACEI 或（和）ARB。ACEI、ARB 除了降压作用外，还可以减轻左心室肥厚，降低蛋白尿，抑制肾脏纤维化，降低交感神经兴奋性，改善内皮细胞功能，减少氧需求的压力，对心、肾、血管早期结构重塑都可产生有利作用。对 3～4 期慢性肾脏病患者应用 ACEI/ARB 时应慎重，注意防治高钾血症或 GFR 的急剧下降。②如果应用单药血压不能达标，可以联合使用两种或两种以上降压药物，最常见的配伍组合为 RAS 阻断剂＋利尿剂和（或）钙通道阻滞剂（CCB），后者包括双氢吡啶类及非双氢吡啶类 CCB。CCB 可以减轻左心室肥厚，改善舒张功能，并具有延缓动脉硬化发生和改善糖耐量的作用，对慢性肾衰竭患者还可能减轻血管钙化。③如果血压仍不能达标，可根据心率选择下一配伍药物。心率较快宜加用 β 受体阻断剂或 α 及 β 受体阻断剂，心率偏慢则应将非双氢吡啶类 CCB 改为双氢吡啶类 CCB。④如果血压下降仍不满意，最后再加其他降压药，包括 α 受体阻断剂、中枢性降压药及外周血管扩张药等。值得注意的是，在降压药调整过程中，要始终关注患者精神、睡眠、钠盐摄入等的控制，以促进降压达标。难治性高血压患者还要警惕是否合并存在肾动脉狭窄及内分泌疾病的可能。

（2）糖尿病：所有糖尿病透析患者都应依照美国糖尿病协会指南处理。控制血糖达标，一般来说糖化血红蛋白应该小于 7.0%，在不引起明显低血糖的条件下尽可能接近正常（≤6%），以减少心血管疾病的发生。同时也要防止低血糖的发生，胰岛素和口服降糖药剂量要适当调整，饮食蛋白量适当增加。

（3）蛋白尿：近年研究表明，蛋白尿（也包括微量白蛋白尿）不仅是反映肾脏病预后的重要因素，也是预测心血管事件发病率的可靠指标。因此积极降低蛋白尿在慢性肾脏病治疗中具有非常重要的地位。不同病因和病理类型引起的蛋白尿治疗方法不同，主要措施包括合理使用免疫抑制剂、积极使用 ACEI 或 ARB（或两者联合使用）、有效控制血压等。

（4）贫血：贫血可促进心血管疾病（特别是左心室肥大）产生并使冠心病加重，纠正贫血能逆转左心室肥厚并改善其他血流动力学指标。纠正贫血能减少左心室质量指数（LVMI）或逆转左心室肥厚，改善 LVEF 及 NYHA 心功能分级、左室容量等指标。建议所有合并贫血的慢性肾脏病患者均应按照《K/DOQI 临床实践指南》来进行治疗。重组人红细胞生成素（rHuEPO）是目前纠正肾性贫血唯一有效的药物，由于常伴造血原料的不足，临床还应补充铁剂、维生素 B_{12} 和叶酸。

（5）脂质代谢紊乱：①改变生活方式：锻炼，戒烟，忌酒，调整饮食以减少饱和脂肪酸摄入，总热量中饱和脂肪酸少于7%，多聚不饱和脂肪酸达总热量10%，单体不饱和脂肪酸达20%，总脂占25%～35%，碳水化合物占总热量50%～60%。②药物治疗：根据K/DOQI血脂异常治疗指南，若经生活方式调整后血甘油三酯控制不佳，应予贝特类或烟酸类药物治疗，高LDL血症者应加用他汀类药物。③其他：不少药物可加重高脂血症，如β受体阻断剂、环孢素、类固醇激素、雌激素等，应引起重视。调脂药物肝损害一般在用药后3个月内出现，用药期间应定期监测肝功能，同时监测血肌酸激酶，警惕肌病。

（6）钙磷代谢紊乱：纠正钙磷代谢紊乱可减少心血管钙化。根据美国肾脏基金会《K/DOQI临床实践指南》，慢性肾脏病患者GFR＜60ml/min时，需监测血钙、磷、PTH。血钙尽可能维持在正常范围的低限（2.1～2.4mmol/L），血磷1.1～1.8mmol/L，钙磷乘积＜$55mg^2/dl^2$，PTH 150～300pg/ml。措施包括限制饮食中磷的摄入、应用含钙或不含钙的磷结合剂、补充活性维生素D或充分透析。使用活性维生素D（如骨化三醇、阿法骨化醇等）的指征为：慢性肾脏病3～4期患者血PTH超出靶目标且限磷治疗无效，慢性肾脏病5期、血液透析或腹膜透析患者PTH＞300pg/ml、血总钙＜2.4mmol/L及血磷＜1.5mmol/L时。如患者血钙和（或）磷水平高于靶目标，可用维生素D类似物，如帕立骨化醇（paricalcitol）或度骨化醇（doxercalciferol）。甲状旁腺切除术的手术指征为：严重甲状旁腺功能亢进患者；持续性血PTH＞800pg/ml，伴高钙和（或）高磷血症，且对药物包括活性维生素D冲击治疗抵抗者；甲状旁腺超声、ECT、MRI检查证明甲状旁腺增大者。

（7）氧化应激：是宿主防御机制的重要组成部分，近年认为它在慢性肾脏病动脉粥样硬化的发病机制中可能起关键性作用。炎症、内皮功能障碍可增加患心血管疾病风险，它们与增强的氧化应激并存。目前抗氧化治疗的确切疗效仍缺乏充分证据。研究表明，口服大剂量维生素E（400mg/d）可能改善氧化应激状态，使缺血性心血管事件的发生率降低。

3.对已发生的心血管疾病进行治疗

（1）冠心病：目前对于慢性肾病患者及终末期肾病患者冠心病的治疗包括：①小剂量阿司匹林与β受体阻断剂联合治疗，在监测凝血功能的情况下，阿司匹林可用作透析患者动脉粥样硬化疾病的一级预防。②降脂：降胆固醇治疗的效果不明确，一方面降胆固醇治疗可以减少心血管事件的发生率，但另一方面，降胆固醇治疗却增加了出血性脑卒中的相对危险度。透析患者的LDL应低于100mg/dl，如合并冠心病，则应低于70mg/dl。③严格控制血糖、血压。④纠正贫血，使血细胞比容维持在30%以上。⑤对于存在冠状动脉狭窄和（或）几乎完全闭塞的冠心病患者，可考虑经皮冠状动脉介入治疗（PCI）、冠状动脉旁路移植术（CABG）等血管重建术。患3根血管和（或）左冠状动脉主干病变的患者，CABG治疗应当是首选。

（2）心力衰竭：收缩性心力衰竭患者主要依据心功能的分级以及肾功能情况采取相应的治疗，纠正水钠潴留等因素。NYHA心功能1级：控制危险因素，ACEI；NYHA心功能2级：ACEI，利尿剂，β受体阻断剂，用或不用地高辛；NYHA心功能3级以上者如经常规降压、限水钠、利尿等措施治疗无效，应尽早选择透析疗法。对于舒张性心力衰竭患者，治疗方法包括：①纠正心肌缺血、控制高血压等。②改善舒张功能，可选用ACEI、ARB、β受体阻断剂、钙拮抗剂。③逆转左室肥厚，首选ACEI与ARB。④缓解肺淤血症状，可应用硝酸酯类药物或利尿剂，但剂量不宜过大，以防前负荷过度下降致心室充盈不足。⑤纠正心律失常，特别是对于心房纤颤患者，转复并维持窦性心律，保持房室传导十分重要，而对难以转复和维持窦性心律者，要控制心室率。⑥单纯性舒张性心力衰竭禁用正性肌力药物。

（3）血管钙化：①控制传统的危险因素：如血压、血糖、血脂的控制作为基础的治疗。②非含钙、含铝的磷结合剂，如司维拉姆，能有效降低血磷浓度，控制继发性甲状旁腺功能亢进，而不增加血钙。③新的维生素D类似物：如度骨化醇或帕立骨化醇，可能避免活性维生素D治疗常见的并发症，如高钙和高磷血症。④钙通道阻滞剂治疗：动物实验表明可减少动脉钙沉积，但不同的血管钙化区对钙通道阻滞剂的治疗反应不同，临床效果亦不甚满意。⑤维生素K：临床研究表明，维生素K在减轻血管钙化的同时还能改善部分患者的骨质疏松症，维生素K治疗的耐受性好，并未引起高凝状态。⑥3-羟3-甲基戊二酸单酰辅酶A（HMG-CoA）还原酶抑制剂：能抑制破骨细胞的形成和骨的再吸收，并促进新骨的生成，可能对血管钙化与骨质疏松并存的患者有特殊的益处。

（4）心律失常：应注意对引起心律失常的基础心脏病的治疗，防治血钾、镁、钙等电解质失衡以及酸碱平衡紊乱，同时予以抗心律失常药物（包括β受体阻断剂）和心脏起搏治疗（包括体内除颤器）。静脉注射胺碘酮对血液透析患者并发的多种快速性心律失常疗效显著，安全性好。

（5）外周血管疾病：基本方法同普通人群，如停止吸烟、调脂治疗、控制血糖、控制血压、应用ACEI或ARB类药物、抗血小板制剂等。对于有跛行但没有严重局部缺血的住院患者，可考虑应用血管舒张药，部分患者可进行血管重建，非承重部位广泛的组织坏疽和围术期感染首选截肢。

（6）尿毒症心包炎：应积极透析，每天1次，透析约一周后可望改善。如出现心脏压塞征象，应紧急做心包穿刺或心包切开引流。

最后需要强调的是，充分透析治疗是防治终末期肾衰竭患者合并心血管疾病的关键措施。选用对中、大分子清除效果较好以及生物相容性好的透析膜，避免透析间期体重增加过多，及时纠正高血压和贫血等对减轻心力衰竭有非常重要的意义。

第五十四章　水电解质紊乱

【概述】

水是构成机体的重要组成成分，在婴儿约占体重的77%～80%，15岁以后体液含量与成人基本相同，男性约占体重的60%，女性占50%。人体体液包括细胞外液和细胞内液，前者占体重的20%～25%，包括血浆（占体重的4%～5%）和组织间液（占体重的15%～20%），后者占体重的35%～40%。细胞外液的主要阳离子有Na^+和Mg^{2+}，主要阴离子有Cl^-和HCO_3^-。细胞内液的主要离子有K^+、Mg^{2+}、HPO_4^{2-}、SO_4^{2-}和蛋白质。

正常机体每日水和各种电解质的出入相对恒定。成人每日约需水30～40ml/kg，其中内生水约300ml，食物供水700～1000ml，饮水量因人而异。每日排出的尿液约650～1600ml，不显性失水约800ml，粪便含水50～100ml。在各种电解质中，Na^+和K^+是机体最主要的阳离子，其中Na^+占血浆阳离子的92%，占血浆晶体渗透压的50%，是维持血浆晶体渗透压的主要离子。K^+是细胞内最主要的阳离子，对维持细胞的正常代谢和酸碱平衡有重要作用。人体内水和电解质平衡受多种因素调节，只有当各种因素破坏了其调节机制或超越了其调节限度，才会导致水和电解质紊乱。

一、水代谢紊乱

水代谢紊乱是临床上较为常见的现象，分失水和水过多两种。体液丢失过多造成容量不足时称为失水，水分总量过多导致细胞外液增加时称为水过多。水过多时，由于大量水分进入细胞内导致细胞功能障碍，因而又称为水中毒。临床上，水代谢紊乱常合并钠及其他电解质紊乱。

失水在临床上根据严重程度的不同分为：轻度失水，失水量占体重的2%～3%；中度失水，失水量占体重的4%～6%；重度失水，失水量占体重的7%以上。根据水、钠丢失比例的不同又分为：低渗性失水，患者钠丢失多于水丢失，血浆晶体渗透压＜280mmol/L；等渗性失水，患者水和电解质以正常比例丢失，血浆渗透压在正常范围；高渗性失水，水丢失多于钠丢失，血浆晶体渗透压＞320mmol/L。

水过多常由抗利尿激素分泌增多或失调、肾排水障碍、肾上腺皮质功能减退等因素引起，可见于急性肾衰竭、肝硬化和肾病综合征等疾病。

（一）失水

【临床表现】

1. 高渗性失水

（1）轻度失水：出现口渴、多饮、尿量减少、尿比重增高，但在中枢性或肾性尿崩症时，尿量可不减少。

（2）中度失水：由于血容量不足刺激醛固酮分泌增加，导致钠潴留，血浆渗透压进一步升高，患者出现严重口渴、咽下困难、声音嘶哑、汗少、皮肤弹性下降、黏膜干燥、乏力、头晕、烦躁等，当有效循环血量不足加重时，出现心率加快。

（3）重度失水：由于细胞内水分丢失严重，神经细胞裂解，出现明显神经系统症状，如躁狂、谵妄、定向力失常、幻觉和晕厥等。也可出现脱水热，在失水量超过15%时可发生高渗性昏迷、低血容量性休克、尿闭及急性肾衰竭。

2. 等渗性失水　患者渗透压水平基本正常，但因有效循环血量不足可出现少尿、口渴、疲乏、无力，严重者血压下降。

3. 低渗性失水　由于血浆渗透压降低导致水向细胞内转移，可出现不同程度的细胞水肿，患者早期即可出现有效循环血量减少。轻者有尿少、疲乏、头晕，口渴不明显，重者可出现恶心、呕吐、肌肉痉挛、手足麻木、静脉下陷、血压和体温降低，甚至休克和昏迷。

【诊断要点】

诊断主要依据病史和临床表现，患者一般有摄入不足、呕吐、腹泻、多尿、高热和大量出汗等病史，如临床合并口渴、尿少、皮肤黏膜干燥、血压下降等，则临床基本可以诊断。进一步完善尿比重、血红蛋白、平均血细胞比容、血钠及渗透压检查，可帮助确诊并了解是何种类型的失水。

【治疗方案及原则】

积极治疗原发病，监测每日出入水量及电解质变化，避免不适当的饮食和干预措施。根据失水的具体类型、程度和机体状态，决定补液的种类、途径和速度。一般轻度失水尽量口服或鼻饲补充，中度和重度失水时可选择静脉补液。补液时宜先快后慢，并参考患者年龄、病情和心、肺、肾的功能进行。

1. 补液量计算　可根据体重每下降1kg失水约1000ml进行计算，也可参考公式：

（1）丢失量＝正常体液总量－现有体液总量。正常体液总量＝原体重×0.6。现有体液总量＝［142mmol/L/实测血清钠(mmol/L)］×正常体液总量。

（2）丢失量(kg)＝(实测血清钠－142)×现体重×0.6÷142

（3）丢失量(ml)＝现体重(kg)×K×(实测血清钠－142)。K 系数男为 4，女为 3。

2. 补液种类

（1）高渗性失水：以补水为主，可给予 5％葡萄糖、5％葡萄糖氯化钠或 0.9％氯化钠液，并适当补钾及碱性溶液。

（2）等渗性失水：以 0.9％氯化钠液为主，也可给予 0.9％氯化钠1000ml＋5％葡萄糖 500ml＋5％碳酸氢钠 100ml，后者更接近生理需要。

（3）低渗性失水：以补高渗液为主，可将上述“等渗性失水”配方中 5％葡萄糖 500ml 换成 10％葡萄糖 250ml，也可参考以下公式计算补钠量：

1）补钠量＝(125mmol/L－实测血清钠)×0.6×体重(kg)。

2）补钠量＝(142mmol/L－实测血清钠)×0.2×体重(kg)。

3. 补液速度　严重失水时可于开始治疗的最初 4～8 小时内补充液体总量的 1/3～1/2，其余失水量可在 24～28 小时内补充。补液速度还应参照患者的年龄，心、肾功能和具体病情，必要可同时监测中心静脉压。

（二）水过多

【临床表现】

急性起病时，可出现头痛、精神失常、定向力障碍、共济失调、癫痫样发作、嗜睡、躁动和昏迷。引起颅内压增高时，可出现头痛、呕吐、血压升高；慢性起病时，可仅有体重增加，也可伴疲倦、水肿、淡漠、食欲减退，病情持续加重时，可出现头痛、嗜睡、精神错乱、谵妄及昏迷。

【诊断要点】

依据相应病因和临床表现，实验室检查显示有血浆渗透压、血钠、血浆蛋白、血红蛋白、血细胞比容、平均红细胞血红蛋白浓度等降低，一般即可诊断，但需同时判断水过多的程度、起病的缓急、病因以及患者心、肺、肾功能及其他情况。

【治疗方案及原则】

1. 积极治疗原发病　改善心、肾和肝脏功能，有明显抗利尿激素分泌过多者给予地美环素或碳酸锂治疗。

2. 控制水的摄入　记录 24 小时出入水量，使入水量少于尿量。必要时予以利尿，以呋塞米等袢利尿剂为首选。

3. 保护重要器官功能　保护心、脑功能，容量负荷过重者给予呋塞米改善心脏功能，合并脑水肿者，配合高渗糖和甘露醇等降低颅内压，病情危急时可考虑血液超滤治疗。

4. 纠正酸中毒和其他电解质紊乱。

二、钠代谢紊乱

钠主要在小肠吸收，正常情况下，每日摄入量的98%～99%经肾脏排出。腹泻、呕吐可致钠摄入减少，过度利尿时肾排钠增加。肾脏排钠的调节主要在集合管和近端小管。其中集合管钠的转运、吸收主要受醛固酮和心房肽调节，近端小管钠的重吸收主要受血管紧张素Ⅱ调节。当任何原因导致水摄入过多、抗利尿激素持续过量分泌，或肾脏不能充分稀释和排泄尿液时，导致血清钠＜135mmol/L，即为低钠血症。相反，当饮水明显减少、抗利尿激素释放或作用障碍，或大量低渗性体液从机体丢失时，导致血清钠＞145mmol/L，即为高钠血症。血钠浓度受体液容量的影响，其浓度的降低或升高并不表示体内总钠量一定减少或增多。

（一）低钠血症

【临床表现】

低钠血症的临床表现包括两个方面，一是由基础疾病所引起的症状、体征，二是由低钠血症所引起的症状和体征。低钠血症依其类型的不同其临床表现也各异。

1. 低容量性低钠血症　即低渗性失水。在血钠浓度每小时下降大于1mmol/L至血钠低于120mmol/L时，易出现严重症状，可因脑疝而死亡。

2. 高容量性低钠血症　即水过多。急性起病时可出现明显神经精神症状，慢性进展时常被原发病症状所掩盖。由于细胞外液容量增加，易出现皮下组织肿胀和心力衰竭表现。

3. 其他类型低钠血症　转移性低钠血症比较少见，因多合并低钾血症，可出现相应的临床表现。特发性低钠血症多见于恶性肿瘤、晚期肝硬化、营养不良、年老体衰等慢性疾病晚期，低钠血症的表现也常被掩盖。

【诊断要点】

可依据病史、临床表现及实验室检查结果进行诊断，首先确定患者是否真正有低钠血症，可测定血浆渗透压，如渗透压正常，则可能为严重高脂血症或少见的异常高蛋白血症所致的假性低钠血症，渗透压增高则为高渗性低钠血症。其次还要判断患者血容量的变化，可参照患者病史、血压、尿量、血尿素氮、肌酐、尿钠和尿钾等浓度做出判断。

【治疗方案及原则】

低钠血症的治疗原则为病因治疗及依据低钠血症发生的速度及细胞外液容量情况进行治疗。

急性低钠血症（病程＜48小时）时应立即治疗，治疗开始时应每小时提高血钠1～2mmol/L直至症状改善。一般血钠提升6～8mmol/L后应放慢补钠速度。不能排出稀释尿者可予高张生理盐水（3%NaCl），可同时予呋塞米排出更多的水以更快地纠正低钠血症。慢性低钠血症（病程>48小时或不明确）时纠正速度应慢，以免发生渗透性脱髓鞘综合征。血钠升高的速度应<1mmol/（L·h），第一天血钠提升一般不超过12mmol/L，之后每天血钠提升不超过6mmol/L。

低容量性低钠血症可给予等张盐水以扩张细胞外液，抑制精氨酸血管加压素（arginine vasopressin，AVP）释放，使水排出增多，加之钠的补充可使血钠上升。病情较急时可给予高张生理盐水治疗。高容量性低钠血症应予袢利尿剂以排出低张尿，并注意口服液体的限制（<1000ml/d），不应再给予盐水。

肾上腺皮质功能不全者应补充激素。抗利尿激素异常分泌综合征（syndrome of inappropriate ADH secretion，SIADH）的患者应限制水分摄入，病情严重时可予呋塞米（40mg/d）并联合高盐摄入（200mmol/d），有条件时可应用AVP拮抗剂地美环素治疗。

以上治疗过程中均应监测血、尿电解质以免纠正过度。治疗过程中如水排出过多或致渗透性脱髓鞘综合征，可予合成的AVP的拟似剂醋酸去氨加压素（1-去氨基-8-右旋精氨酸加压素）治疗。

（二）高钠血症

【临床表现】

高钠血症时由于细胞内水分逸出至细胞外，致细胞内呈高张状态，出现脑细胞脱水，脑血管损伤。患者可出现抽搐、昏迷、过度通气、高热和腱反射亢进等。血钠急性升高大于170mmol/L时可导致死亡。高钠血症单纯由水丢失或低张液丢失引起时，即为高渗性失水，在临床上也最常见。当体液丢失小于体重的6%时，有效循环血量的减少可不明显。大于6%时，细胞外液明显减少，可出现低血压、血液浓缩、血管栓塞，甚至急性肾功能不全。

【诊断要点】

依据病史、临床表现及实验室检查结果进行诊断，并同时判断患者是否有细胞外液的容量变化，细胞外液容量减少者一般由脱水引起，容量增加者说明钠负荷过高。

【治疗方案及原则】

积极治疗原发病，消除引起钠代谢紊乱的病因和诱因。严密控制水和钠的摄入，监测血电解质及渗透压等指标变化，可参照高渗性失水，给予5%葡萄糖或鼓励饮水并配合排钠性利尿药进行治疗。

三、钾代谢紊乱

正常人体钾含量约 50mmol/kg，主要分布于细胞内，为细胞内最主要的阳离子。细胞外液的钾占总钾量的 2%，其中血清钾占 0.3%。钾主要经小肠吸收，经肾脏排泄。肾脏对钾的排泄受多种因素的调节，如血钾浓度、容量负荷、醛固酮分泌水平、远端小管及集合管的尿流速度和酸碱紊乱。钾离子通过细胞膜 Na^+-K^+-ATP 酶主动转运入细胞，并通过细胞膜的钾通道被动转运出细胞。当细胞内外钾的分布发生改变，或钾的摄入或排泄出现异常时，钾的平衡即被打破。其中，当血清钾＜3.5mmol/L 时，称为低钾血症，大于 5.5mmol/L 时，称为高钾血症。

钾代谢平衡对维持细胞的正常代谢、保持细胞内渗透压和酸碱平衡、维持细胞膜的正常应激性和心肌的正常功能，都具有非常重要的作用。因此，钾代谢紊乱时机体可出现多系统损害的表现。

（一）低钾血症

【临床表现】

1. 轻度低钾血症　血钾浓度在 3.0～3.5mmol/L，患者常无症状，也可感轻度疲倦和乏力。

2. 中度低钾血症　血钾浓度在 2.5～3.0mmol/L，患者常有腹胀、恶心、便秘、肌无力、肌张力降低、麻木和腱反射减弱，也可出现反应迟钝和定向障碍。由于该期肾脏浓缩功能下降，患者可出现多尿、烦渴、尿比重下降。心电图可出现 T 波低平、ST 段下降，出现 U 波、多源性室性早搏和室性心动过速。

3. 重度低钾血症　血钾浓度＜2.5mmol/L，患者可出现麻痹性肠梗阻、低氯性碱中毒，呼吸肌麻痹时可出现呼吸困难。肾小管细胞变性、坏死时可导致低钾性肾病，出现水肿、蛋白尿和管型尿。心电图可出现心室扑动或颤动。

【诊断要点】

有导致血钾过量丢失、血钾从细胞外转运入细胞内或肾脏排钾增多等基础疾病和病史，结合患者的临床表现、心电图改变及血钾浓度，即可做出判断。

【治疗方案及原则】

积极治疗原发病，严格控制饮食和补液中钾的摄入量，纠正血钾及其他电解质和酸碱紊乱，保护重要器官功能，防治并发症。

对缺钾性低钾血症，应及时补钾。其中轻、中度低钾血症者，宜多进食含钾丰富的食物。如不能纠正低钾血症，宜口服钾制剂，以氯化钾溶液或其缓释剂为首选，在伴有低氯性碱中毒者尤其适用。每日可口服补钾 40～120mmol

(100mmol 相当于氯化钾 8.0g)，但对由肾小管性酸中毒所致低钾血症者，不宜给予氯化钾，可补充 10%枸橼酸钾溶液。重度低钾血症或不能口服补钾者需静脉补钾，一般以 10%氯化钾 20～30ml 加入葡萄糖溶液 1000ml（钾浓度为 25～37.5mmol/L)，缓慢滴注，速度为每小时 20～40mmol。每日补钾量一般在 40～80mmol，最多不超过 140mmol。

补钾时应注意以下事项：①患者的肾功能状态，每日尿量>700ml 时才比较安全；②钾进入细胞较慢，一般需补钾 4～6 天才能纠正细胞内缺钾；③难治性低钾血症时应注意是否并存碱中毒及低镁血症，需同时予以纠正；④低血钾并存低血钙时补钾后可出现手足搐搦，应同时补充钙剂。

（二）高钾血症

【临床表现】

1. 心血管系统　因高钾对心肌的抑制作用，可出现心率减慢、心音减弱和心律失常，如室性早搏、房室传导阻滞、室颤甚至心搏骤停。心电图出现 T 波高尖，P 波扁平或消失，P-R 间期延长，QRS 波增宽，S 波深大。

2. 神经肌肉症状　血钾浓度升高，尤其是病情急性进展时可致神经肌肉兴奋性减弱，出现肢体麻木、四肢乏力、动作迟缓、腱反射消失甚至弛缓性瘫痪。

【诊断要点】

根据有大量摄钾、血钾从细胞内转运至细胞外或肾脏排钾减少等基础疾病和病史，结合临床和心电图表现及血清钾升高可诊断高钾血症。高钾血症的诊断要特别重视原发疾病的诊断，并注意排除由标本溶血所导致的假性高钾血症，明白血钾水平与体内总钾含量并不完全平行。

【治疗方案及原则】

1. 减轻高钾对心肌的毒性

（1）钙剂：可对抗高钾对心肌的毒性。常用 10%葡萄糖酸钙 10～20ml 加入等量高渗葡萄糖液，缓慢静脉推注，时间不小于 5 分钟。氯化钙含钙量为葡萄糖酸钙的 4 倍，合并严重低钙血症时可考虑使用。钙剂注射后 1～3 分钟起效，疗效可持续 30～60 分钟。注射 5 分钟后如心律失常无改善或虽有效但很快又再发，可再次注射。

（2）乳酸钠或碳酸氢钠：可促进钾离子进入细胞内，拮抗钾对心脏的抑制，增加尿钾排出，并兼有扩容和稀释作用。

（3）葡萄糖和胰岛素：联合应用葡萄糖和胰岛素（4g 葡萄糖：1U 胰岛素）可促进钾向细胞内转移。

（4）高渗盐水和 β_2 受体激动剂：前者作用与乳酸钠相似，后者可促进钾向细胞内转移。

2. 促进钾的排泄　可予利尿、补钠以促进肾脏排钾。也可口服阳离子交换树脂，促进钾从肠道排出。当以上两种方法效果不佳且高钾非常严重（>6.5mmol/L），或伴有严重肾功能损害时，可进行血液透析治疗。

3. 减少钾的来源　除了控制饮食和补液中钾的摄入外，还应注意清除体内积血及坏死组织，避免使用库存血，积极控制感染，减少细胞分解。

四、钙代谢紊乱

钙主要分布于骨骼和牙齿（约 99%），仅小部分分布于软组织和细胞外液。血钙的正常浓度为 2.2～2.6mmol/L，包括游离钙、蛋白结合钙和可弥散的钙复合物三种形式，其中游离钙约占血浆总钙的 50%。钙主要在小肠吸收，经肾脏排泄，每天约有 150～200mg 从尿中排出。体内钙的含量受钙的摄入量、机体对钙的需求状态、甲状旁腺素（parathyroid hormone，PTH）、活性维生素 D_3 和降钙素等多种因素的调节。血清钙>2.6mmol/L 时为高钙血症，主要见于肿瘤、甲状旁腺功能亢进、甲状腺功能亢进和药物影响。血清钙<2.2mmol/L为低钙血症，主要见于甲状旁腺功能减退、维生素 D 缺乏、营养不良和急性胰腺炎等疾病。

（一）高钙血症

【临床表现】

高钙血症的临床表现与病因、高钙血症发生的程度及速度有较大关系。

1. 神经肌肉系统　因神经肌肉兴奋性减退，可出现疲乏不适、易倦、嗜睡、肌张力降低、腱反射减弱、肌痛和关节痛症状。

2. 消化系统　有厌食、烦渴、恶心、呕吐、腹胀、腹痛、便秘，可发生难治性溃疡和急性胰腺炎。

3. 泌尿系统　可出现多尿、肾钙质沉积、尿路结石、间质性肾炎、急性或慢性肾功能不全。

4. 心血管系统　可出现高血压、心动过缓、心电图 Q-T 间期缩短，严重者 T 波增宽。

5. 实验室检查　常合并高氯血症、低磷血症，血氯/血磷升高，尿磷升高，尿钙升高，尿 cAMP 升高。PTH 可正常、升高或下降。

【诊断要点】

钙的紊乱依据血钙水平即可做出诊断，临床上常需根据血清白蛋白水平计算校正的钙浓度：校正的钙浓度（mg/dl）＝总钙浓度（mg/dl）－0.8×[4.0－血清白蛋白浓度（g/dl）]

要重视病因诊断，根据病史、家族史、用药史和体格检查常可确定病因，必要时可参考辅助检查，检测血 PTH、血磷等协助诊断。

【治疗方案及原则】

积极治疗原发病，由甲状旁腺腺瘤引起者可手术切除腺瘤，维生素 D 应用过量时停用维生素 D。有恶心、呕吐、多尿时应予补液，以免细胞外液容量减少。当血钙明显升高＞3mmol/L 时，可采用以下降钙措施：

1. 促进尿钙排出　加强利尿并输注等渗盐水，每天补充生理盐水 4～8L，静脉注射呋塞米 40～80mg，每 2～4 小时一次。如尿量保持 5～10L/d，尿钙排泄可达 1～2g，血钙浓度可降低 0.5～1mmol。治疗过程中应监测血流动力学变化，防止细胞外液过多和心力衰竭发生。

2. 促进骨的钙化　可口服中性磷酸盐溶液 20～60ml，每日 3 次，静脉滴注时易致异位性钙化。

3. 抑制骨质吸收　降钙素可减慢骨质吸收的速度而降低血钙，普卡霉素可抑制骨的合成，阻碍骨的吸收。

4. 糖皮质激素　可减少肠道钙吸收，抑制骨质重吸收。由肉芽肿性疾病或维生素 D 中毒所致者，给予泼尼松 10mg/d，数日即可有效。由恶性肿瘤所致的高钙血症，可给予泼尼松 40～100mg/d，5～10 天后见效。糖皮质激素对 PTH 介导的高钙血症无效。

5. 其他　二膦酸盐可抑制破骨细胞对骨的吸收，对肿瘤性高钙血症有效。在肾功能不全或心功能不全患者，如其他治疗措施无效，可考虑透析治疗。

（二）低钙血症

【临床表现】

临床表现与其发生的速度、程度和持续时间有关。轻度低钙血症时，可仅有口唇及四肢末端麻木、刺痛，也可出现 Chvostek 征和 Trouseau 征阳性。病情严重时可出现肌肉痉挛、手足搐搦。全身骨骼肌及平滑肌痉挛可出现喉部喘鸣、腹痛甚至癫痫样发作，也可出现焦虑、易激惹、抑郁、幻觉等精神症状。长期低血钙时可致白内障和皮肤改变，心电图可见 Q-T 间期延长。

继发于甲状旁腺功能减退、镁缺乏或急性胰腺炎时，血 PTH 可正常或下降，甚至不能测及。继发于假性甲状旁腺功能减退症、维生素 D 缺乏和慢性肾功能不全时，血 PTH 可升高。血磷升高见于甲状旁腺功能减退症和慢性肾功能不全，血磷降低见于维生素 D 缺乏。

【诊断要点】

根据病史、家族史、用药史和体格检查，参考血钙、校正钙及必要的辅助检查即可确定诊断，同时尽可能明确病因以协助治疗。

【治疗方案及原则】

出现抽搐者，应予10%葡萄糖酸钙10～20ml静脉注射，速度不宜超过每分钟2ml。氯化钙因易漏出血管外而较少采用。如以上治疗效果不佳，应注意有无低镁血症并进行相应处理。对长期低钙血症的患者可给予钙剂及维生素D联合治疗，治疗过程中应监测血钙及肾功能。

五、磷代谢紊乱

磷是体内重要的电解质，在体内以无机盐和有机盐两种形式存在，大部分位于骨骼中，小部分存在于软组织和细胞间液。临床上所测的血磷是以无机磷酸盐形式存在的磷，其中约15%与血浆蛋白结合，因而血浆蛋白水平对血磷的浓度影响不大。成人血清磷的正常值为1～1.5mmol/L（3～4.5mg/dl），血清磷<1mmol/L时，为低磷血症，大于1.6mmol/L时，为高磷血症。食物中的磷主要来自谷类、乳制品和动物蛋白，其排出主要经过肾脏，影响肾磷排泄的因素主要有PTH、$1,25(OH)_2D_3$、降钙素、糖皮质激素、生长激素和利尿剂。磷是细胞合成ATP的来源，有着极为重要的生理功能。

（一）低磷血症

【临床表现】

低磷血症的症状主要与细胞内ATP减少和红细胞内2，3-二磷酸甘油含量下降有关。轻、中度低磷血症时临床上常无明显症状和体征。当血清磷<0.3mmol/L时，可出现多器官功能紊乱的表现，如烦躁、疲乏、焦虑、脑神经麻痹、肌肉无力、骨痛、骨软化症和佝偻病。由于心肌收缩力下降可致心输出量减少甚至心力衰竭。

【诊断要点】

由于很多患者缺乏明显的症状、体征，或为原发病及伴随的其他电解质紊乱所掩盖，磷代谢紊乱主要根据病史和实验室检查做出诊断。诊断过程中尤其应重视原发病和并发症的诊断，并判断为何种类型。

【治疗方案及原则】

首先应明确病因并予以积极纠正，轻至中度低磷血症者，常不需补充磷，严重低磷者应予以补充。可口服牛奶或磷制剂，病情严重或不能口服者可静脉补充，磷制剂不能肌内注射。目前常用的磷制剂有磷酸钠、磷酸钾、中性磷酸钠和中性磷酸钾，一般每日1～2g，分3～4次口服。静脉注射时可用磷酸钠溶液，一般每次2～7.5mg/kg，必要时每6～8小时一次。治疗中应监测血磷、血钙以免发生高磷血症、低钙血症及软组织钙化。肾功能不全者应调整剂量。

（二）高磷血症

【临床表现】

高磷血症时症状常不明显，因常伴发低血钙可表现相应症状和体征。

【诊断要点】

因本身常无明显的症状、体征，其诊断主要依据血磷测定。

【治疗方案及原则】

1. 病因治疗　由甲状旁腺功能亢进引起者可应用$1,25(OH)_2D_3$治疗，维生素D过量所致者，应停用维生素D，并予糖皮质激素治疗。

2. 减少磷的摄入　避免食用含磷丰富的食物，如牛奶、鸡蛋、动物内脏、沙丁鱼、干果等，可使每日磷摄入量减少至600mg左右。

3. 应用磷结合剂　减少磷在肠道的吸收。目前常用药物有氢氧化铝凝胶、碳酸钙和醋酸钙。前者宜短期应用，久用可致铝中毒。后两者用量较大，久用时应监测血钙和钙磷乘积，预防高血钙及转移性钙化。不含铝和钙的磷结合剂，如碳酸镁、碳酸镧和司维拉姆，目前在国内的应用尚少。

4. 透析治疗　尿毒症患者的高磷血症可通过加强透析增加磷的清除，但由于磷的分布主要在细胞和组织内，因而单次透析所能清除的磷非常有限，需要延长每次透析的时间和频次，国外报道每日夜间透析6～8小时对磷的清除效果非常好。

六、镁代谢紊乱

镁是细胞内液的第二主要阳离子，50%～60%的镁存在于骨骼中，40%～60%的镁存在于软组织中，细胞外液中的镁离子仅占体内总量的1%左右。正常血清镁离子浓度为0.75～1.25mmol/L（1.8～3.0mg/dl），血清镁$<$0.75mmol/L时为低镁血症，大于1.25mmol/L时为高镁血症，约20%～30%的镁离子与蛋白结合。镁参与机体多方面的功能，也是构成许多组织结构的重要成分，许多与代谢有关的酶由镁激活。饮食中的镁主要来源于谷类、绿色蔬菜、硬壳果类、水果、牛奶和肉类等。

（一）低镁血症

【临床表现】

镁缺乏可致神经肌肉和心肌的兴奋性增强，患者可出现肌肉震颤、自发性腕足痉挛、手足徐动症、共济失调、眩晕、肌无力、肌萎缩、Chvostek征和Trouseau征阳性，严重者可出现癫痫大发作。在心血管系统可表现为心律失常，常为房性或室性早搏，严重时可发生室性心动过速。心电图有非特异性T波改变，P-R间期和Q-T间期延长，可出现U波。低镁血症常伴有低钾血症。此外，低镁可致骨和小肠对PTH和维生素D的反应性降低，易合并低钙血症。

【诊断要点】

血清镁并不完全反映体内镁的含量，肾功能不全时尽管细胞内缺少镁，但血清镁仍可能升高，因而低镁血症的诊断应参考病史、临床表现和实验室检查进行判断。测定红细胞和肌肉组织中镁的含量可协助诊断，但操作困难且并不准确。

【治疗方案及原则】

积极寻找病因，进行病因治疗。轻度低镁血症者可暂不补镁，如出现相关症状可口服镁制剂，常用者如氧化镁、氢氧化镁和硫酸镁。对胃肠道吸收有障碍者，可给予硫酸镁肌内注射，每次 8mmol，每日 3 次。也可用 25%硫酸镁 5～10ml 加入 5%葡萄糖液中缓慢静脉滴注。因摄入镁剂的 50%可经尿排出，故镁的补充量应为体内缺失量的两倍。持续静脉补镁可每天 24mmol，至血清镁恢复正常后可再补充 1～2 天。

（二）高镁血症

【临床表现】

一般情况下，如血清镁不超过 2mmol/L，临床症状常不明显。血清镁升至 3mmol/L 时，患者可出现镁中毒症状。高镁血症由于抑制了神经肌肉系统对兴奋的传递，患者可出现嗜睡、肌力减弱、腱反射减弱、肌肉弛缓性麻痹、呼吸麻痹甚至昏迷。心血管系统受抑制时可出现心动过缓、传导阻滞，严重时可导致心跳停止。心电图可见非特异性 P-R 间期延长、T 波高尖、QRS 波增宽。血管平滑肌和血管运动中枢受抑制时可出现血管扩张和血压下降，内脏平滑肌受抑制时可出现便秘和尿潴留。

【诊断要点】

与低镁血症相似，高镁血症的诊断需参考病史、临床表现和实验室检查进行综合判断，有条件时可测定红细胞和肌肉组织中镁的含量以协助诊断。

【治疗方案及原则】

在积极病因治疗的基础上可兼顾以下几个方面：①停用含镁药物；②纠正失水；③静脉注射 10%葡萄糖酸钙 10～20ml，以拮抗心肌毒性；④肾功能良好者可静脉滴注生理盐水或注射呋塞米以促进镁的排泄；⑤严重高镁血症尤其是合并肾功能不全者，可给予透析治疗。

第五十五章　酸碱平衡失调

【概述】

机体酸性和碱性物质的来源包括食物和代谢生成，以后者为主。糖、脂肪完全氧化时生成 CO_2，称为挥发酸，经肺排出体外。其余酸性代谢产物均为非挥发酸，经肾脏排泄。主要来自蛋白质和氨基酸分解产生的硫酸、磷酸和尿酸，糖和脂肪的不完全氧化生成酮酸和乳酸，后两者可被氧化生成 CO_2，每天非挥发酸产生量约为 1mmol H^+/kg。代谢产生少量碱。机体通过体液缓冲系统、肺和肾脏排泄来调节体液酸碱平衡，其中肺起作用最快，仅需 10～30 分钟；缓冲系统起作用需 2～4 小时；肾起作用在数小时以后，但调节作用最强。缓冲系统的作用是暂时的，不伴有酸的排出，其功能的维持有赖于肺和肾的调节作用。

正常动脉血 pH 为 7.35～7.45，$PaCO_2$ 为 35～45mmHg，HCO_3^- 为 22～26mmol/L。pH＜7.35 为酸中毒，pH＞7.45 为碱中毒。HCO_3^- 代表代谢性因素，由 HCO_3^- 变化作为起始因素引起的酸碱失衡属代谢性。血 HCO_3^- 下降引起 pH 下降称代谢性酸中毒；反之，称代谢性碱中毒。H_2CO_3 或 $PaCO_2$ 代表呼吸性因素，由 $PaCO_2$ 变化作为起始因素引起的酸碱失衡属呼吸性。$PaCO_2$ 升高引起 pH 下降称呼吸性酸中毒；反之，称呼吸性碱中毒。

正常时，血浆中带阴电荷物质浓度之和与带阳电荷物质浓度之和相等。阴离子间隙（anion gap，AG）是指血清中主要阳离子 Na^+ 与主要阴离子 Cl^-、HCO_3^- 浓度之和的差值，表示未测定的带阴电荷物质的浓度之和，主要是无机酸（如磷酸、硫酸）、有机酸（如乙酰乙酸、乳酸）、丙酮和白蛋白等，其中白蛋白占 1/2。$AG=Na^+-(Cl^-+HCO_3^-)$，正常值为 10～12mmol/L。

一、代谢性酸中毒

代谢性酸中毒（metabolic acidosis）是指原发性 HCO_3^- 减少而导致动脉血 pH＜7.35，$PaCO_2$ 代偿性下降，可简单地分为阴离子间隙正常和阴离子间隙升高两大类。

1. 阴离子间隙正常的代谢性酸中毒　见于任何原因引起的酸性物质摄入过多，HCO_3^- 重吸收或再生成减少，导致 HCO_3^- 净丢失增多。

（1）肾性病因：①HCO_3^- 重吸收减少：Ⅱ型肾小管性酸中毒和 Fanconi 综

合征；血容量过多，使肾小管重吸收 Na^+ 和分泌 H^+ 减少，称为稀释性酸中毒，程度常较轻；应用碳酸酐酶抑制剂；原发性甲状旁腺功能亢进时甲状旁腺素可抑制近端小管重吸收 HCO_3^-。②HCO_3^- 再生成减少：Ⅰ型肾小管性酸中毒；醛固酮减少症及肾小管对醛固酮不敏感；Ⅳ型肾小管性酸中毒，应用保钾利尿剂、血管紧张素转化酶抑制剂等，伴高钾血症。

（2）胃肠道丢失 HCO_3^- 增多：严重腹泻、肠瘘、肠道减压、胆瘘或胆汁引流、胰瘘或胰液引流、输尿管乙状结肠吻合术使肠液丢失，均可引起大量 HCO_3^- 丢失。

（3）酸性物质摄入过多：如摄入过多的氯化铵、盐酸精氨酸等。静脉营养液中精氨酸、赖氨酸、组氨酸等降解产生 H^+。口服氯化钙时，肠道中 Ca^{2+} 与 HCO_3^- 结合而阻止 HCO_3^- 的重吸收，从而引起酸中毒。

在单纯代谢性酸中毒时，在细胞外液 HCO_3^- 下降的同时，相应量的 Cl^- 转移至细胞外液，以维持电荷平衡。故阴离子间隙正常的代谢性酸中毒伴有高氯血症，又称为高氯性代谢性酸中毒。

2. 阴离子间隙升高的代谢性酸中毒

（1）肾排泄无机酸减少：急、慢性肾衰竭时磷酸、硫酸等排泄减少，一般表现为高氯性代谢性酸中毒，主要系 HCO_3^- 重吸收和 NH_4^+ 排泄减少所致严重肾衰竭时由于可滴定酸排泄显著减少，引起阴离子间隙升高，但阴离子间隙一般不超过 22～24mmol/L，否则应考虑其他加杂因素。

（2）内源性有机酸生成过多：见于葡萄糖和脂肪的不完全氧化，使乳酸、酮酸等生成增多。①乳酸性酸中毒：A 型系细胞缺氧所致，如休克、败血症、严重缺氧、重度贫血、CO 中毒等；B 型不伴细胞缺氧，药物和毒物引起细胞利用氧障碍，如苯乙双胍治疗、氰化物中毒，白血病和糖尿病，极度虚弱患者，严重肝病和肿瘤患者，6-磷酸葡萄糖酶缺乏，以上均为 L-乳酸积聚所致。D-乳酸性酸中毒见于短肠综合征和肠梗阻等，D-乳酸系细菌分解糖产生。②酮症酸中毒：见于糖尿病、严重饥饿、酒精性酮症酸中毒。

（3）外源性有机酸摄入过多：如水杨酸、乙醇、甲醇、乙烯乙二醇等。水杨酸本身即为一种较强的酸，同时尚可兴奋呼吸中枢，引起呼吸性碱中毒，故水杨酸引起的酸碱失衡为混合性。

【临床表现】

代谢性酸中毒的临床表现包括原发病表现、呼吸的代偿性反应和代谢性酸中毒本身对机体主要是呼吸、心血管和神经系统的影响。呼吸系统表现最重要的是呼吸加深加快，称为 Kussmaul 呼吸，见于急性代谢性酸中毒。但在极其严重的代谢性酸中毒或合并缺钾时，由于呼吸肌收缩力下降，呼吸减弱。对神经系统的影响主要为抑制作用，严重时出现头痛、嗜睡甚至昏迷。pH 下降时心肌对儿茶酚胺的反应性降低，但由于同时肾上腺素分泌增多，仅在 pH＜7.2 时才出现心肌抑制；动脉扩张而静脉收缩，表现为心搏出量和血压下降。由于静脉收缩，中心静脉尤其是肺静脉顺应性下降，容量负荷增加容易引起肺水肿。可出现各种心律失常，尤其是室性心律失常，主要与高钾血症有关。血钙尤其是游离钙升高。

慢性患者常表现为头晕、乏力、不适、恶心、呕吐，偶有腹痛。

【诊断要点】

根据血 pH、HCO_3^-、$PaCO_2$ 和阴离子间隙，结合病史和原发病表现，代谢性酸中毒的诊断和鉴别诊断可分为四个步骤（图 55-1）。①肯定代谢性酸中毒的存在，即 pH 下降而 HCO_3^- 也相应下降。②呼吸代偿是否完全，如 $PaCO_2$ 未下降至预计值，表明同时存在呼吸性酸碱失衡。③检测阴离子间隙，确定为阴离子间隙正常抑或升高的代谢性酸中毒。④如阴离子间隙升高，作进一步鉴别。血清 Cl^- 和 K^+ 测定对诊断有重要帮助，尤其是不能测定阴离子间隙时，血 Cl^- 和 K^+ 升高常提示为阴离子间隙正常的代谢性酸中毒。酒精性酮症酸中毒时主要是β-羟丁酸明显增高，而酮体试验测定的是乙酰乙酸，故酮体试验可为阴性。乙烯乙二醇中毒时尿中常有草酸盐结晶，有助于诊断。

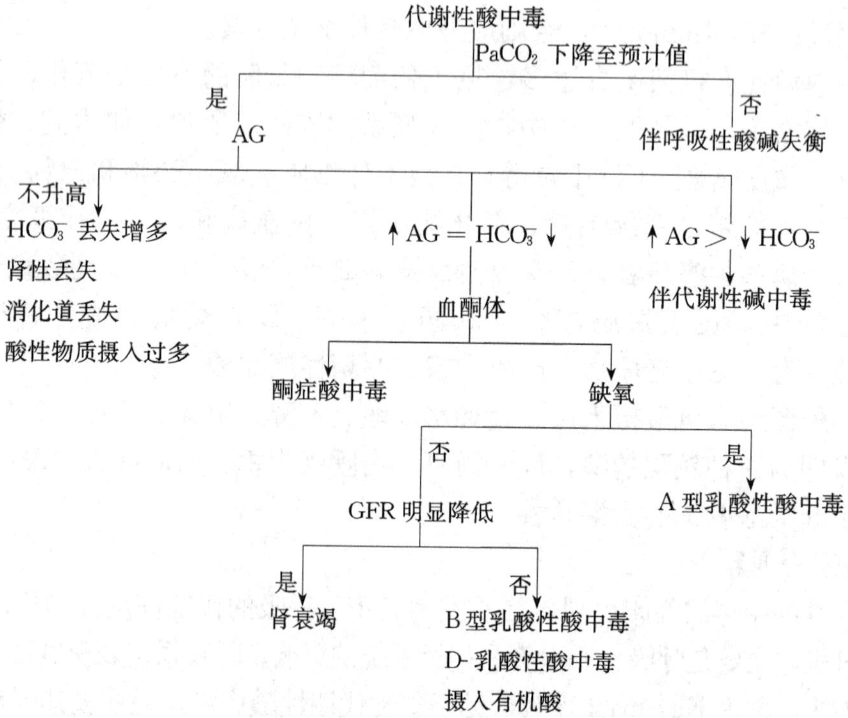

图 55-1 代谢性酸中毒的诊断和鉴别诊断示意图

【治疗方案与原则】

治疗包括危及生命情况的紧急处理、原发病的治疗、纠正酸中毒和钾代谢紊乱。

1. 危及生命情况的紧急处理　包括有机酸中毒等的特殊治疗，严重呼吸、循环和中枢神经系统抑制时的呼吸和循环支持，严重心律失常的紧急处理。

2. 纠正酸中毒　应考虑到原发病、酸中毒起病缓急和严重程度等。阴离子间隙正常或轻度升高时，酸中毒主要因 HCO_3^- 的净丢失所致，故需补碱。阴离子间隙明显升高时，若属乳酸和酮体等积累所致，因可代谢生成 HCO_3^-，且补碱可引起一系列不良反应，故仅 pH＜7.2 时才予补碱；若属其他不能转化为 HCO_3^- 的酸性物质积累所致，仍需补碱。

（1）HCO_3^- 缺失量计算：下列公式可简单估算 HCO_3^- 缺失量：HCO_3^- 缺失量（mmol）＝（24－实际血浆 HCO_3^- 浓度）×0.6×体重（kg）。式中 0.6 为体液占体重的比例。临床治疗时还应结合 HCO_3^- 的继续丢失量来调整。

（2）碱性药物的种类和选择原则：临床应用的碱性药物包括碳酸氢钠、乳酸钠、氨丁三醇（THAM）、枸橼酸和枸橼酸钠（钾）。碳酸氢钠最常用，能直接补充 HCO_3^-，故起效快。5%碳酸氢钠溶液为高渗液，1.25%者为等渗液。如患者无体液过多，且碳酸氢钠需求量大，应予等渗溶液，以避免高渗和高钠血症。乳酸钠、枸橼酸及其盐需经肝脏代谢生成 HCO_3^-，肝功能损害时禁用；而乳酸钠在乳酸性酸中毒患者禁用。

（3）碱性药物的补充

1）阴离子间隙正常或阴离子间隙升高但非有机酸增多引起者：慢性患者 pH＞7.2 时，可给予口服碳酸氢钠 1.0～3.0g/d，分三次服用。急性患者、慢性患者 pH＜7.2 时，首选静脉输注碳酸氢钠。剂量根据计算所得 HCO_3^- 缺乏量并考虑到继续丢失量，12～24 小时内输注，使血浆 HCO_3^- 提高至 16mmol/L 以上。HCO_3^- 每升高 1mmol/L 需 0.6mmol HCO_3^-/kg，约需 5%碳酸氢钠（含 HCO_3^- 600mmol/L）1ml/kg。肾小管性酸中毒引起者常应用枸橼酸及其盐溶液，请参阅有关章节。

2）有机酸增多引起的高阴离子间隙代谢性酸中毒：因原发病不同而采用不同方法。乳酸性酸中毒时，关键是治疗原发病、改善组织血液灌注和氧供。饥饿性和酒精中毒性酮症酸中毒的治疗主要是补充生理盐水和葡萄糖。糖尿病酮症酸中毒的治疗请参阅有关章节。因碳酸氢钠可增加乳酸生成，高渗液可引起细胞脱水、容量过多等不良反应，故仅在 pH 极度降低（＜7.2）可直接引起生命危险时，以及糖尿病酮症酸中毒足量胰岛素治疗后仍存在严重高钾血症或酸中毒加重时应用。

由水杨酸、甲醇、乙烯乙二醇等中毒引起者，除补充碳酸氢钠纠正酸中毒外，严重者应进行血液透析以清除这些药物。

（4）血液透析：当以上措施仍不能有效纠正酸中毒，或肾功能减退、尿量明显减少不能耐受较大量补液时，可考虑血液透析。

3. 纠正和预防钾代谢紊乱　代谢性酸中毒时，高钾血症和低钾血症均十分常见，与原发病及治疗有关，严重时可引起危及生命的心律失常和呼吸肌麻痹，应注意密切随访及时纠正。有些情况如酮症酸中毒时，尽管体内 K^+ 含量下降，但由于 K^+ 释出增多，仍可表现为高钾血症，此时在纠正酸中毒前和过程中如未及时补钾，可引起严重低钾血症。

二、代谢性碱中毒

代谢性碱中毒（metabolic alkalosis）是指原发性 HCO_3^- 增多引起动脉血 pH＞7.45，$PaCO_2$ 代偿性升高，可见于各种原因引起的非挥发酸丢失过多、补碱过多、肾脏 HCO_3^- 重吸收或再生成增多，导致净 HCO_3^- 获得过多。

外源性 HCO_3^- 负荷增加见于：①补充碱剂过量：肾功能正常时，肾脏排泄 HCO_3^- 能力强大，短时间内补充大量碱剂仅引起一过性代谢性碱中毒，而长期补充碱剂则引起轻度代谢性碱中毒。肾功能减退时，补充大量的碱剂可引起明显的代谢性碱中毒。如口服或静脉补碱、静脉高营养液中含醋酸盐、大量输血（含枸橼酸盐）、应用抗酸药治疗溃疡病尤其是与阳离子交换树脂合用。②牛奶-碱中毒综合征：长期大量饮用牛奶可引起高钙血症和维生素 D 中毒，使肾脏 HCO_3^- 重吸收增多，肾钙化和功能减退。

肾脏重吸收和（或）再生成 HCO_3^- 增多见于血容量不足、Cl^- 缺乏、K^+ 缺乏、肾小球滤过率显著下降、醛固酮增多。

临床上常根据患者有效血容量状态将代谢性碱中毒分为两类，有助于鉴别诊断和治疗。

1. 伴有效血容量不足的代谢性碱中毒　血压正常，伴 K^+ 缺乏和继发性高肾素、高醛固酮血症。

（1）胃肠道疾病：呕吐、胃液引流、胃瘘、肠绒毛腺瘤和先天性氯泻症引起 Cl^- 和 K^+ 缺乏，引起血容量不足。

（2）肾性病因：袢利尿剂和噻嗪类利尿剂大量应用的早期可因容量迅速减少引起“浓缩性”碱中毒，长期应用则有容量不足、钾缺乏和醛固酮增多等机制参与；水肿状态，但有效血容量不足；高碳酸血症快速纠正后，肾脏 HCO_3^- 重吸收和再生成代偿性增多这一代偿机制未能及时调整，将出现代谢性碱中毒；乳酸性酸中毒或酮症酸中毒治疗后，乳酸或酮体被代谢生成

HCO_3^- 并消耗 H^+；尿中不被重吸收的阴离子增多，如给予大量不能被重吸收的阴离子如青霉素和碳青霉素，使管腔电位差加大，远端小管分泌 H^+ 增多；镁缺乏促进醛固酮分泌；钾缺乏；Bartter 综合征和 Gitelman 综合征。

2. 伴有效血容量增多代谢性碱中毒　原发性醛固酮增多症，肾上腺酶缺乏（11β-和 17α-羟化酶和 11β-羟类固醇脱氢酶缺陷），Cushing 综合征和 Liddle 综合征。

上述病因中，以利尿剂、上消化道 Cl^- 和 H^+ 的丢失最常见。

【临床表现】

呼吸浅慢，可引起轻度低氧血症，尤其是在原有肺部疾病时。有基础心脏病时可促发或加重心律失常。低钾血症和低钙血症为其重要表现。严重代谢性碱中毒可引起神经肌肉表现，如抽搐、肌痉挛、烦躁、谵妄甚至昏迷。

【诊断要点】

根据血 pH、HCO_3^-、$PaCO_2$、电解质主要是 K^+ 和 Cl^-、有效循环血容量状态和原发病的表现，代谢性碱中毒的诊断和鉴别诊断可分为四个步骤。①肯定代谢性碱中毒的存在，即血 pH 和 HCO_3^- 均升高。②判断呼吸代偿是否完全，如 $PaCO_2$ 未上升至预计值，表明存在呼吸性酸碱失衡。③观察肾功能，肾功能下降提示可能存在碱剂补充过多或胃液丢失等。④如肾功能正常，且代谢性碱中毒持续存在，则观察有效血容量状态，并结合尿 Cl^- 和血肾素、醛固酮浓度等，作出原发病诊断。

检测尿 Cl^- 并据此分类，对治疗有重要指导意义。①氯反应性代谢性碱中毒：即补充氯化钠可纠正碱中毒，表明机体有 Cl^- 缺乏，尿 $Cl^- < 10mmol/L$。见于血容量不足引起的代谢性碱中毒，但 Batter 综合征、Gitelman 综合征、高碳酸血症纠正后、Mg^{2+} 缺乏和严重的 K^+ 缺乏除外。②氯抵抗性代谢性碱中毒：补充氯化钠不能纠正碱中毒，尿 $Cl^- > 20mmol/L$。见于血容量过多及上述少数病因引起的血容量不足。

【治疗方案与原则】

1. 纠治原发病　如停止补碱，避免过度利尿，及时纠治呕吐，补足血容量。对肿瘤引起的原发性醛固酮增多症等，及时手术切除。

2. 纠正引起肾脏 HCO_3^- 重吸收和（或）再生成增多的因素　对于氯反应性代谢性碱中毒，给予足量 0.9%氯化钠溶液补充血容量即可纠正代谢性碱中毒。伴低钾血症时，给予氯化钾。利尿剂引起者，氯化钠治疗常无效，应同时给予氯化钾纠正低钾血症。

3. 补酸　当严重代谢性碱中毒，血 pH>7.6，伴显著低通气（$PaCO_2$>60mmHg），对氯化钠和补钾治疗反应不佳时，应考虑补酸。①0.1M 稀盐酸。

浓度为100mmol/L。HCO_3^- 的分布容积约为体重的50%，1mmol HCO_3^- 需1mmol H^+ 中和，故血 HCO_3^- 下降1mmol/L，需0.5mmol H^+/kg，即需0.1M HCl 5ml。稀盐酸起效最快，但可引起溶血，故应经中心静脉输注。计算求得的补充量于12～24小时内给完，并每4～6小时随访血气和电解质。如 $PaCO_2$ 显著升高，滴速应减慢，以免引起严重的呼吸性酸中毒。当pH<7.5时，停止补酸。②氯化铵。血 HCO_3^- 下降1mmol/L，需氯化铵0.044g/kg，可口服或稀释为0.9%溶液，分2～3次静脉滴注。严重肝病时禁用。③盐酸精氨酸：适用于肝功能不全时，但肾功能减退时禁用，因可引起与血pH下降不平衡的严重高钾血症，系促进 K^+ 释出细胞外所致。

三、呼吸性酸中毒

呼吸性酸中毒（respiratory acidosis）是指原发性 H_2CO_3 潴留，导致动脉血 $PaCO_2$ 升高和pH<7.35，血 HCO_3^- 代偿性升高。起病24小时以内为急性，超过24小时为慢性。

1. 急性呼吸性酸中毒　①呼吸中枢抑制。应用麻醉药、镇静药、吗啡、β受体阻断剂，脑血管意外，中枢神经系统感染，颅脑外伤和肿瘤。②神经肌肉疾病。药物过量、严重低钠血症等电解质紊乱、重症肌无力危象和Guillain-Barre综合征等。③人工呼吸机应用不当。④气道梗阻或肺实质病变。气道异物、喉头水肿、重症哮喘、有毒气体吸入、急性成人呼吸窘迫综合征、急性肺水肿、广泛而严重的肺实质或间质炎症。⑤胸廓胸膜病变。胸廓外伤、气胸、血胸、大量胸腔积液等，引起肺扩张受限制。

2. 慢性呼吸性酸中毒　①呼吸中枢受抑制。主要见于长期应用镇静药、慢性酒精中毒、脑肿瘤、睡眠呼吸障碍如高度肥胖等。②气道梗阻和肺实质病变。慢性阻塞性肺病、哮喘、肺间质纤维化和肺气肿等。③胸廓胸膜病变。胸廓畸形、胸膜增厚等。

【临床表现】

呼吸性酸中毒的临床表现与起病速度和严重程度、原发病及低氧血症的程度等有关。急性起病时，可出现焦虑、呼吸困难、精神错乱、扑翼样震颤、嗜睡甚至昏迷。慢性 CO_2 潴留常表现为睡眠异常、记忆力下降、人格改变、运动障碍如震颤等。CO_2 可致脑血管扩张、眼底血管扩张和扭曲，引起头痛等颅内压增高的表现，严重时出现视神经乳头水肿。

轻、中度急性呼吸性酸中毒引起心输出量增加、肾血管扩张，血压可正常或升高，常有皮肤充血潮红。严重急性呼吸性酸中毒则引起心输出量下降、血压降低、肾血管收缩，心律失常多见，尤其是在肺心病患者应用洋地黄类药物时。多伴有水钠潴留。

【诊断要点】

根据血 pH 和 $PaCO_2$ 可确诊，结合血 HCO_3^- 明确是否存在代谢性因素。肺功能测定有助于确定肺部疾病；详细询问用药史，测定血细胞比容，检查上呼吸道、胸廓、胸膜和神经肌肉功能，则有助于其他原发病的诊断。

【治疗方案与原则】

视病情程度和起病缓急决定治疗方案。对于急性患者，主要是治疗原发病和呼吸支持，包括气管插管和应用人工呼吸机。怀疑存在药物中毒时，可应用呼吸兴奋剂。对于慢性患者，主要是采用各种措施改善肺功能。吸氧应慎用，因为此时缺氧是刺激呼吸的主要因素，快速纠正缺氧可引起呼吸抑制，必要时应以最低浓度氧吸入。对某些患者，尤其是高碳酸血症与肺功能减退不平衡者，可应用呼吸兴奋剂。慢性患者 $PaCO_2$ 突然升高时，应考虑在原发病基础上出现肺部感染等加重因素。

四、呼吸性碱中毒

呼吸性碱中毒（respiratory alkalosis）是指过度通气引起的动脉血 $PaCO_2$ 下降和 pH>7.45，血 HCO_3^- 代偿性下降。

1. 急性呼吸性碱中毒

（1）中枢性病因：①过度通气综合征。②中枢性疾病。损伤、感染、肿瘤、脑血管意外等。③药物性。水杨酸类药、尼古丁等。④其他。如中暑、发热、肝功能衰竭、败血症等。

（2）组织缺氧：各种原因引起的组织缺氧，如高原反应、心肝疾病等，均可刺激呼吸中枢引起换气过度。

（3）尚见于呼吸机应用不当。

2. 慢性呼吸性碱中毒　除上述引起急性呼吸性碱中毒的病因，尚包括妊娠、肝性脑病、严重贫血、长期生活在高原地区等。

【临床表现】

急性患者主要表现为口唇和四肢发麻、刺痛，肌肉颤动，头部轻飘感；严重可出现眩晕、昏厥、抽搐、意识不清。有基础心脏病的患者可出现心律失常。应用麻醉药或呼吸机正压通气时则可出现血压下降。有些患者可表现为胸闷、胸痛、口干、气胀等。慢性患者除原发病表现外，常伴血 K^+ 降低和 Cl^- 升高，无特殊临床表现。

【诊断要点】

根据动脉血 pH 和 $PaCO_2$，诊断并不困难。测定血浆 HCO_3^- 浓度有助于判断是否存在代谢性因素。应尽可能作出原发病诊断。

【治疗方案与原则】

主要是治疗原发病。当应用人工呼吸机时，需适当调整呼吸机的潮气量和呼吸频率等。对过度通气综合征，可通过纸筒呼吸以增加气道无效腔，进行心理治疗，必要时给予小剂量镇静剂。如属高原反应，可提前 2 天给予乙酰唑酮 500mg/d，使机体产生轻度代谢性酸中毒，以减轻进入高原地区后则开始出现的呼吸性碱中毒情况。

五、混合型酸碱平衡紊乱

混合型酸碱平衡紊乱（mixed acid-base disturbance）是指同时存在两种或两种以上酸碱平衡紊乱，包括三种情况：两种或两种以上单纯型酸碱平衡紊乱同时存在，如代谢性酸中毒加呼吸性碱中毒，对体液 pH 的影响可相互加重或相互抵消；一种酸碱平衡紊乱有两种机制同时或先后参与发病，如高阴离子间隙和高氯性代谢性酸中毒同时存在，急性和慢性呼吸性酸中毒相继发生，对体液 pH 的影响相互加重；上述两种情况同时存在。单纯型酸碱平衡紊乱时出现的代偿性反应不能列入其中。混合型酸碱平衡紊乱临床常见，尤其是在心肺停止，败血症，肾、肝、肺等脏器功能衰竭，药物中毒等。

1. 代谢性酸中毒和呼吸性酸中毒　常见于心肺骤停、慢性阻塞性肺病合并循环衰竭、严重肾衰竭合并呼吸衰竭、药物和 CO 中毒、腹泻或肾小管性酸中毒时由于低钾（或高钾）致呼吸肌麻痹。

2. 代谢性碱中毒和呼吸性碱中毒　多见于肝性脑病时出现过度通气，而呕吐、胃肠引流、应用利尿剂、严重低钾血症、碱剂补充过多等则引起代谢性碱中毒。

3. 代谢性碱中毒和呼吸性酸中毒　常见于急性呼吸衰竭时应用利尿剂、胃肠引流、呕吐等。

4. 代谢性酸中毒和呼吸性碱中毒　常见于危重患者如高热、休克、败血症、急性肺水肿、低氧血症等，在呼吸性碱中毒的基础上出现循环衰竭引起的乳酸性酸中毒或肾衰竭引起的代谢性酸中毒。水杨酸中毒。

5. 代谢性酸中毒和代谢性碱中毒　肾衰竭、酮症酸中毒本身引起代谢性酸中毒，而呕吐、腹泻引起严重低钾血症、血容量不足等则导致代谢性碱中毒。心肺复苏和酮症酸中毒、乳酸性中毒时补碱过多。

6. 混合型代谢性酸中毒　多种因素同时引起代谢性酸中毒。如循环衰竭同时引起乳酸性酸中毒和肾衰竭所致的高氯性酸中毒。酮症酸中毒时由于循环衰竭引起乳酸性酸中毒或肾衰竭。尿毒症合并酮症酸中毒或乳酸性酸中毒。

7. 混合型代谢性碱中毒　不同的因素同时引起原发性血 HCO_3^- 升高。如严重呕吐引起 H^+ 丢失，而随后的血容量不足、醛固酮合成增多则引起 HCO_3^- 的重吸收和再生成增多。

8. 三重型混合性酸碱平衡紊乱　系混合型代谢性酸碱平衡紊乱合并呼吸性酸中毒或呼吸性碱中毒。严重慢性阻塞性肺病在呼吸性酸中毒的同时因应用利尿剂等引起代谢性碱中毒，而循环衰竭则引起乳酸性酸中毒或肾衰竭。心肺复苏患者在原有代谢性酸中毒和呼吸性酸中毒基础上由于补碱过度引起代谢性碱中毒。严重充血性心力衰竭时原有呼吸性碱中毒、利尿引起代谢性碱中毒，而循环衰竭引起乳酸性酸中毒。

【临床表现】

主要为原发病表现。酸碱平衡紊乱的表现取决于各种因素作用后对血 pH 和 $PaCO_2$ 的综合影响，可出现 $PaCO_2$ 极度升高或降低、pH 极度升高或降低引起的相关表现。同时伴随的电解质紊乱也常较单纯型酸碱平衡紊乱更为明显。

【诊断要点】

关键是弄清由哪些单纯型酸碱平衡组成。血 pH 正常仅表示 HCO_3^-/$PaCO_2$ 比值正常，并不表示 HCO_3^- 和 $PaCO_2$ 的绝对值正常，故也不代表酸碱平衡正常。存在相互抵消的多种单纯型酸碱平衡紊乱时，血 pH 可正常。详细的病史询问和体格检查对酸碱平衡的初步判断和鉴别诊断十分重要。病史包括过去疾病史，呕吐、腹泻及其他体液丢失情况，饮食和相关药物应用史，误服毒物史，近期和目前治疗情况。体检应着重了解血容量状况、循环和呼吸情况、抽搐等。应注意鉴别代偿性因素和原发致病因素。代谢性酸碱平衡紊乱引起呼吸性代偿反应，而呼吸性酸碱平衡紊乱则引起代谢性代偿反应。HCO_3^- 和 $PaCO_2$ 的变化与代偿预计值相差较多时应考虑混合型酸碱平衡紊乱。

阴离子间隙对判断高阴离子间隙代谢性酸中毒是否合并其他类型酸碱平衡紊乱有重要帮助。在高阴离子间隙代谢性酸中毒，血浆 HCO_3^- 下降值与阴离子间隙升高值相等；而其他任何单纯型酸碱平衡紊乱时，HCO_3^- 的变化均伴有 Cl^- 的变化，故阴离子间隙无显著改变。但严重碱中毒尤其是代谢性碱中毒时，蛋白质所带负电荷增多，故阴离子间隙轻度升高；而酸中毒时，阴离子间隙轻度下降。因此在高阴离子间隙代谢性酸中毒，HCO_3^- 和阴离子间隙两者的变化值相差 5 以上，提示合并其他类型酸碱平衡紊乱。HCO_3^- 下降值低于阴离子间隙上升值，提示合并代谢性碱中毒或呼吸性酸中毒；HCO_3^- 下降值高于阴离子间隙上升值，提示合并正常阴离子间隙代谢性酸中毒或呼吸性碱中毒；如严重碱中毒时，阴离子间隙轻度升高，可能仅为单纯型碱中毒，但需结

合 HCO_3^- 和 $PaCO_2$ 判断是否为混合型酸碱平衡紊乱。

电解质中 K^+ 和 Cl^- 的变化对诊断常有重要帮助。代谢性酸碱平衡紊乱对 K^+ 影响较大，高阴离子间隙代谢性酸中毒对 K^+ 影响则较小，血 K^+ 下降和 HCO_3^- 升高提示代谢性碱中毒，而血 K^+ 升高和 HCO_3^- 下降提示代谢性酸中毒。酸碱平衡紊乱诊断明确而无相应血 K^+ 变化提示 K^+ 代谢紊乱。血 Cl^- 变化可因水代谢或酸碱平衡紊乱引起，而酸碱平衡紊乱对血 Na^+ 无明显影响，故血 Cl^- 和 Na^+ 不平衡变化提示存在酸碱平衡紊乱。血 Cl^- 上升比例高于血 Na^+，提示正常阴离子间隙代谢性酸中毒或呼吸性碱中毒；血 Cl^- 下降比例高于血 Na^+，提示代谢性碱中毒或呼吸性酸中毒。

【治疗方案与原则】

治疗的目的是使机体酸碱代谢恢复正常，主要针对各种单纯型酸碱平衡紊乱采取相应治疗，以使血 pH 较快恢复到安全范围。但需注意各种治疗之间的相互影响，避免在纠正一种酸碱平衡紊乱的同时引起或加重另一种酸碱平衡紊乱。相互抵消的混合型酸碱平衡紊乱，处理应较为缓和，对代谢性因素的纠正应先于呼吸性因素。严重代谢性酸中毒合并呼吸性碱中毒时，如治疗过程中 $PaCO_2$ 迅速恢复正常，则使血 pH 迅速下降而加重酸中毒；呼吸性酸中毒合并代谢性碱中毒时，应先纠正代谢性碱中毒，且 pH 下降尚可刺激呼吸中枢而增加肺泡通气，但如快速纠正呼吸性酸中毒，则 $PaCO_2$ 迅速降低可显著加重代谢性碱中毒。

第五十六章　慢性肾衰竭的用药原则和给药方法

大多数药物完全或部分以原形或代谢产物经肾脏排泄，故肾小球滤过率（GFR）的下降往往引起药代动力学和药效动力学的变化，并可能由此引起药物的疗效和不良反应发生变化。GFR重度下降的肾衰竭患者在透析治疗期间，药物的清除还会受到透析或其他血液净化治疗的影响。因此，临床医师需熟悉肾衰竭患者的药代动力学和药效动力学变化的特点，掌握肾衰竭患者的用药原则与方法，以保证慢性肾衰竭患者的药物疗效及防止药物不良反应。本文所提出的慢性肾衰竭患者用药剂量及用药时间间隔的调整方法，临床医师可将此作为参考，并注意个体化用药。

一、肾衰竭时药代动力学和药效动力学的变化

1. 药物吸收的变化　在GFR显著下降后，尤其是终末期肾病时，由于胃肠道水肿、恶心、呕吐、自主神经病变，以及应用磷结合剂等因素，均可能使药物的吸收下降。

2. 药物分布的变化　所谓表观分布容积（V_d），是指药物溶解于其中的体液容积，药物的血浆浓度也就是表观分布容积体液内的浓度。由于患者水肿、血容量变化等情况，药物的分布容积也会发生变化。慢性肾衰竭患者营养不良时常有血清蛋白水平降低，某些尿毒症毒素可降低白蛋白与多种药物的亲和力，因而慢性肾衰竭患者体内药物与蛋白结合减少。一般地说，由于慢性肾衰竭时常存在低蛋白血症、酸中毒及尿毒症毒素蓄积等情况，因此在药物总浓度不变的情况下，常可有药物的血浆游离浓度升高。

3. 药物代谢与清除的变化　药物的血浆清除率常用下述公式表示：$C_p = C_r + C_{nr}$（C_p为血浆清除率，C_r为肾清除率，C_{nr}为非肾清除率）。肾对药物的清除，取决于肾小球滤过率和肾小管的转运，多数药物是部分以原形、部分以代谢物形式经肾小球滤过，其滤过率取决于肾小球滤过率和药物与血浆蛋白的结合程度。肾衰竭患者药物的肾脏清除率明显下降，如肾外其他清除途径能充分代偿，则C_p可变化较小或保持不变。药物排泄减少可能使药物的有效浓度和中毒浓度间的差距缩小，易出现药物的不良反应。而肾衰竭患者往往应用多

种药物，药物的相互作用也经常发生。

4. 药效动力学的变化 肾衰竭时靶器官的敏感性增高。某些药物如麻醉药、镇静剂等药物透过血脑屏障增加，中枢神经系统中毒的机会增多。胃肠黏膜对阿司匹林等药物的敏感性增加。由于 K^+ 和 Ca^{2+} 等电解质变化，心肌细胞对洋地黄类药物的敏感性增高。

二、血液净化治疗对药物清除的影响

血液净化治疗包括血液透析、血液滤过、血液灌流、腹膜透析等多种方式，这些治疗方式主要通过半透膜两侧的浓度差、压力差及膜的吸附能力等来清除肾衰竭患者体内的毒素与水分，也是药物清除的重要途径之一。药物的分子大小、蛋白结合率、分布容积、水溶性或脂溶性的不同、透析膜的性质/面积、药物-透析膜的电荷作用与结合程度等，都影响血液净化治疗对药物的清除。

分子量＜1000Da 的药物，其中多数较易通过透析清除，且加强超滤可提高这些药物的清除率，但蛋白结合率高的药物通过透析清除的量较少。透析对分布容积大的药物清除相对较慢、较少，故这些药物的清除半衰期延长。分布容积 $V_d<1L/kg$ 的药物透析清除率相对较大；V_d 1～2L/kg 者清除率居中，而 $V_d>2L/kg$ 者通过透析清除的量则较少。

对大多数口服或静脉所用药物来说，腹膜透析的清除率往往低于血液透析，这是因为持续性腹膜透析期间腹膜透析液的流速较低的缘故。影响血液透析清除的药物特性同样也影响腹膜清除。腹腔给药吸收入血循环很显著，因为腹腔分布容积较小，故结合药物的蛋白也较少。

血液滤过、连续动静脉血液滤过、血液灌流等治疗方式对药物清除的影响较为复杂，专科医师可参阅有关专著。

三、肾衰竭患者的用药原则与剂量调整的方法

1. 用药原则 ①了解常用药物的药代动力学和药效动力学特点，必要时仔细阅读药品说明书或有关临床药理专著；②仔细了解患者的肾功能情况及其他病理生理状况，如肝功能、血清蛋白水平、酸碱平衡及电解质代谢状况等；③熟悉肾功能不全及其他病理生理状况时的用药方法，首先选用肾毒性作用相对较小的药物；④如确需应用某些有肾毒性的药物，则应根据相应方法减少药物剂量，或延长用药间隔；⑤对某些治疗窗（指低于中毒浓度的有效浓度范围）相对较窄的药物，如有条件，可测定药物（如地高辛、氨茶碱、氨基糖苷类抗生素等）血清或血浆浓度；⑥应按肾功能减退的程度调整某些药物特别是

以原形经肾排泄的药物的剂量，个体化用药，注意药物的相互作用；⑦认真进行临床观察，及时发现某些不良反应，及时进行恰当处理。

2. 确定给药的负荷量和维持量

（1）确定药物的负荷量：同肾功能正常者。

（2）确定药物维持量的方法：有些药物可以与正常人剂量相似，但主要经肾脏排泄的药物则其维持给药量常需予以调整。一是调整给药剂量，二是调整给药间期，或两者都进行调整。

1）减少每日或每次给药剂量而给药间期不变：①肾功能轻度、中度和重度损害时各给正常量的2/3～1/2、1/2～1/5、1/5～1/10。②如某些药物基本上全部经肾排泄，则可以每日或每次量除以患者的血肌酐值（mg/dl），即为患者每日或每次应用的剂量。

2）延长给药间隙而每次给药量不变：①据肾功能减退程度延长给药间期；②如某些药物基本上全部经肾排泄，则以正常人给药间期乘以患者血肌酐值（mg/dl）为患者给药间隔时间。

3）根据公式计算出应调整的给药剂量或时间间隔

$I_{RF}=I_{NL}\cdot[1-F_K(1-K_f)]^{-1}$，即 $I_{NL}/(I_{RF})=1-F_K(1-K_f)$

或：$D_{RF}=D_{NL}\cdot[1-F_K(1-K_f)]$，即 $D_{RF}/D_{NL}=1-F_K(1-K_f)$

注：I_{NL}为正常人药物时间间隔；D_{NL}为正常人药物剂量；I_{RF}为肾衰竭患者药物时间间隔；D_{RF}为肾衰竭患者药物剂量；F_K 为原形药物经肾脏排泄的百分比；K_f 为肾衰竭患者肾功能为正常肾功能的百分比；$K_f=Cl_{RF}/Cl_{NL}=$肾衰竭患者肌酐清除率/正常人肌酐清除率$=Cl_{RF}/100$。

3. 透析清除后的剂量补充　对血液透析或腹膜透析清除显著的药物，则在透析后需补充剂量。可根据透析清除的多少确定每天或每次透析后应补充的剂量。药物补充剂量=（药物理想血浆水平－目前血浆水平）×分布容积×体重（kg）。

四、常用药物的剂量调整和注意事项

1. 抗生素类　各种抗生素在肾衰竭时的应用可分为3类：①基本上不调整剂量者：有多西环素、利福平、红霉素、青霉素G、哌拉西林、异烟肼、咪康唑等。多西环素在肾功能重度减退时大部分由肠道排出，利福平、异烟肼在肾功能减退时不在体内蓄积，红霉素及其他大环内酯类抗生素在肾功能减退时，血浆半衰期稍延长，但无需减量。②不用或尽量避免使用者：包括四环素类、磺胺类、呋喃类、头孢唑林等。③肾衰竭时需调整剂量或延长给药间隙者：有林可霉素、两性霉素B、甲硝唑、氨基糖苷类、多黏菌素类、乙胺丁醇、氧氟沙星、万古霉素及部分头孢菌素类（头孢他啶、头孢噻肟、头孢吡肟、头孢克肟、头孢克洛、头孢氨苄、头孢拉啶）等。新型β-内酰胺类抗生素如亚安培南等在严重肾衰竭时也需减量（25%～50%），氨曲南严重肾衰竭时需减量 1/2～3/4（或用药间隔延长 2～4 倍）。氯霉素的血半衰期在肾功能严重减退时仅稍有延长，但其代谢产物葡萄糖醛酸衍生物可能在体内蓄积，故应酌情减量。林可霉素、青霉素等的半衰期在肾功能减退时有一定延长，但因毒性较低，故仅需略减少剂量。某些抗病毒药肾衰竭时也需减量，如阿昔洛韦严重肾衰竭时需减量 1/2，更昔洛韦在中度肾衰竭时需减量 1/2～3/4（用药间隔延长 2～4 倍），严重肾衰竭时需减量 3/4～7/8（用药间隔延长 4～8 倍）。

肾衰竭和蛋白结合减少可使β-内酰胺类抗生素的神经毒性增加，重者可发生神志障碍、昏迷、抽搐等脑病表现。许多抗生素有后作用，如氨基糖苷类、亚胺培南类等，故在给药间期不必将血药浓度维持在最小抑菌浓度之上。肾衰竭时，应用氨基糖苷类、万古霉素和红霉素等多种抗生素时，可出现耳毒性和前庭毒性。药物及其代谢产物的蓄积，加之尿毒症患者潜在的尿毒症神经病变可影响第 8 对脑神经。

由于腹腔分布容积小，结合蛋白少，大多数腹腔给药的抗生素可全身吸收，腹膜炎时吸收增加。

2. 心血管病药物　肾衰竭患者高血压的治疗原则与非肾衰竭患者大致相同，但药物的选择可能有所不同。如水负荷多的患者选用利尿剂控制血压时，常选用袢利尿剂，因为 GFR<25ml/min 时，噻嗪类利尿剂通常无作用；应避免使用保钾利尿剂，以防出现高钾血症。β受体阻断剂对有心绞痛或近期心肌梗死的患者较好。血管紧张素转化酶抑制剂（ACEI）或血管紧张素受体拮抗剂（ARB）可能引起少数患者发生高钾血症，应用过程中应密切观察。除福辛普利（fosinopril）是经肝、肾双通道排泄外，多数 ACEI 类药物均主要经肾排泄，故 ACEI 的治疗通常从低剂量开始，肾功能不全时应适当减量。

地高辛的应用：该药经肾脏排泄约占 70%（0.7），如果患者 Cl_{RF} 为 20ml/min，则此患者给药剂量应为：

$$\begin{aligned}D_{RF}&=D_{NL}\cdot[1-F_K(1-K_f)]\\&=0.25\text{mg}[1-0.7(1-20/100)]\\&=0.25\text{mg}\times[1-0.7\times0.8]\\&=0.25\text{mg}\times0.44=0.11\text{mg}\end{aligned}$$

即每天给予的剂量为 0.11mg，或每周剂量为 0.11mg×7=0.77mg，可按每周给药 3 次，每次 0.25mg。

3. 神经精神药物　大部分麻醉药、镇静药、神经精神用药是经肝脏代谢的，但肾衰竭时药物的治疗和毒性作用的敏感性增加，这可能是由于药代动力学的变化及尿毒症毒素的作用等多种因素的影响。因此，虽然肾衰竭时这些药物多数不需调整剂量，但最好减量使用，并根据临床反应调整剂量。

应用盐酸哌替啶时应特别小心，因长期应用此药可引起去甲盐酸哌替啶蓄积（该产物可兴奋中枢神经系统，诱发癫痫）。中至重度肾衰竭时哌替啶、吗啡应减量1/2。中至重度肾衰竭时拟胆碱药新斯的明应减量1/2～3/4。

肌肉松弛剂氯化琥珀胆碱（suxamethonium chloride）的作用是使细胞膜极化，将K^+排出到细胞外，可使正常人血K^+轻度升高，但可使肾衰竭患者血K^+升高到致命的水平，故肾衰竭时不宜应用。

4. 降糖药与调脂药　糖尿病伴肾功能不全患者，在应用胰岛素和某些口服降糖药物时应慎重，因为这些药物或其代谢产物在肾衰竭时可蓄积，引起低血糖或乳酸性酸中毒等严重并发症。

中至重度肾衰竭患者胰岛素用量一般应减少1/3，并应注意根据血糖水平调整用量。阿卡波糖（acarbose）是一种α-葡糖酐酶（α-glucosidase）抑制剂，在肾功能不全的患者应用比较安全。磺脲类药物在肝代谢为活性或非活性代谢产物，药物原形及其代谢产物主要经肾排泄，肾衰竭时磺脲类药物如妥拉磺脲（tolazamide）、醋磺乙脲（acetohexamide）、格列本脲（glibenclamide）的原形或代谢产物易蓄积，导致严重低血糖。二甲双胍（metformin）主要在肾清除，代谢甚少，在肾衰竭时可蓄积引起乳酸性酸中毒，在中至重度肾衰竭时不宜应用。甲苯磺丁脲（tolbutamide）、格列吡嗪（glipizide）、格列齐特（gliclazide）和格列喹酮（gliquidone）一般较少引起低血糖，因其代谢产物是非活性代谢产物或降糖作用较弱。

肾衰竭患者常应用降脂药，但一般应避免应用胆酸分离剂，因为此药可能加重酸中毒。他汀类降脂药（如洛伐他汀）、非诺贝特等可能使少数患者横纹肌溶解增加，应注意观察。

5. 抗风湿病药和抗痛风药　由于非甾体抗炎药（NSAIDs）可拮抗肾组织前列腺素，可能对老年或血容量减少者的肾组织血供产生不利影响，故一般不宜大剂量或长期应用。如临床确有必要应用非甾体抗炎药，轻至中度肾衰竭时一般不必减量，但重度肾衰竭时非甾体抗炎药应从低剂量开始。重度肾衰竭时青霉胺、金制剂等抗风湿病药需避免应用。

肾衰竭患者高尿酸血症发生率升高，应根据肾功能水平调整抗痛风药的剂量。重度肾衰竭时秋水仙碱宜减量1/2，别嘌醇减量1/2～3/4。肾衰竭时应用秋水仙碱可引起肌痛和多发性神经病变，应密切观察。

6. 免疫抑制剂与抗肿瘤药物　糖皮质激素一般不需减量。免疫抑制剂环孢素、他克莫司（FK506）一般不需减量，但它们本身有一定肾毒性，故血肌酐大于 265μmol/L 时需慎用。中至重度肾衰竭时环磷酰胺、硫唑嘌呤、吗替麦考酚酯等需适当减量。

中至重度肾衰竭时丝裂霉素 C、卡铂、顺铂、奥沙利铂、美法仑、苯丁酸氮芥、依托泊苷等抗肿瘤药需适当减量。甲氨蝶呤（MTX）在中度肾衰竭时应减量 1/2，重度肾衰竭时不宜应用。

7. 消化系统药物　肾衰竭患者常伴发消化性溃疡等胃肠道疾病，某些胃肠道用药常引起不良反应。长期应用含铝制剂可引起铝吸收和蓄积。H_2 受体拮抗剂主要经肾排泄，肾衰竭时需减量，西咪替丁、雷尼替丁均需减量 1/2～3/4，法莫替丁需减量 1/2～9/10。质子泵抑制剂奥美拉唑、兰索拉唑一般不需减量。

大部分胃动力药（如多潘立酮）和止吐药肾衰竭时无需调整剂量，但重度肾衰竭时西沙必利应减量 1/2。肾衰竭时应用甲氧氯普胺（胃复安）易引起锥体外系症状，应减量 1/2～2/3。

8. 其他药物　中至重度肾衰竭时碳酸锂需减量 1/2～3/4。轻、中、重度肾衰竭时氨甲环酸分别需减量 1/2、3/4、9/10（或用药间隔延长 2、4、10 倍）。金刚烷胺需减量 1/2～3/4。

总之，肾衰竭患者用药时，应注意根据肾功能损害的程度、药物的药代动力学和药效动力学特点制订治疗方案，提倡个体化用药。在应用毒性较大的药物，且该种药物的治疗浓度与中毒浓度相差较小时，例如环孢素最好能监测药物的血浓度。对透析患者，则制订治疗方案时应同时考虑透析对药物的清除能力。

附　录

1. 糖皮质激素治疗肾脏疾病的专家共识
2. 重组人促红细胞生成素在肾性贫血中合理应用的专家共识
3. 长效二氢吡啶类钙通道阻滞剂在慢性肾脏病高血压中应用的专家建议
4. 吗替麦考酚酯在肾内科中的应用
5. 维持性腹膜透析共识
6. 血管紧张素转换酶抑制剂在肾脏病中正确应用的专家共识
7. 活性维生素D在慢性肾脏病继发性甲旁亢中合理应用的专家共识
8. 环孢素A治疗肾小球疾病的应用共识
9. 慢性肾脏病蛋白营养治疗共识

参考文献

1. 中华医学会肾脏病学分会．重组人促红细胞生成素在肾性贫血中合理应用的专家共识．中国血液净化，2007，6（8）：440-443

2. 维持性腹膜透析专家协作组．维持性腹膜透析共识．中华肾脏病杂志，2006，22（8）：513-516

3. 血管紧张素转换酶抑制剂在肾脏病中正确应用专家协作组．血管紧张素转换酶抑制剂在肾脏病中正确应用的专家共识．中华肾脏病杂志，2006，22（1）：57-58

4. 活性维生素D的合理应用专家协作组．活性维生素D在慢性肾脏病继发性甲旁亢中合理应用的专家共识．中华肾脏病杂志，2005，21（11）：698-699

5. 环孢素A在肾内科的应用专家协作组．环孢素A治疗肾小球疾病的应用共识．中华肾脏病杂志，2005，21（9）：556-557

6. α酮酸制剂在肾内科应用专家协作组．慢性肾脏病蛋白营养治疗共识．中华肾脏病杂志，2005，21（7）：421-424

7. 吗替麦考酚酯在肾内科应用专家协作组．吗替麦考酚酯在肾内科应用的指导意见．中华肾脏病杂志，2004，20（5）：385

附录1 糖皮质激素治疗肾脏疾病的专家共识

免疫异常是众多肾脏疾病的重要发病机制，免疫调节或免疫抑制是治疗这些肾脏疾病的重要方法。自1935年第一个糖皮质激素可的松发现以来，糖皮质激素的种类不断增多，由于它们确切而强大的抗炎和免疫抑制作用，在肾脏病临床治疗中应用十分广泛。糖皮质激素的应用有严格适应证，使用不当会造成严重的副作用，因此有必要规范糖皮质激素的使用。

一、糖皮质激素的定义

糖皮质激素（glucocorticoid，GC）是由肾上腺皮质束状带合成和分泌的一类激素的总称，其特征是具有21个碳原子的典型的固醇结构，其代表是皮质醇。正常人体每天皮质醇的分泌量约20mg，由下丘脑-垂体轴（HPA）通过促肾上腺皮质激素（ACTH）控制，具有24小时的生物节律，凌晨血浆浓度最低，随后血浆浓度升高，上午8点左右血浆浓度最高。

二、糖皮质激素的作用机制

主要包括四个方面，不同剂量和用法时，作用机制和途径不完全相同。小剂量时，糖皮质激素主要通过与其受体结合而调节相关基因的转录和蛋白表达，起效较慢。大剂量使用时，则可通过与糖皮质激素受体结合后的非基因效应、与膜受体结合后的生化效应和与低亲和力受体结合而发挥作用，起效快。见附件1-1。

三、糖皮质激素的作用

糖皮质激素作用广泛而复杂，且随剂量不同而异。生理情况下所分泌的糖皮质激素主要影响物质代谢过程，超生理剂量的糖皮质激素尚有抗炎、免疫抑制等药理作用。见附件1-2。

四、糖皮质激素的种类和临床选择

糖皮质激素的种类繁多，可根据半衰期不同分成短效、中效和长效三种。

短效：生物半衰期6～12小时，如可的松、氢化可的松。

中效：生物半衰期12～36小时，如泼尼松、泼尼松龙、甲泼尼龙。

长效：生物半衰期48～72小时，如地塞米松、倍他米松。

糖皮质激素分子结构的微小改变会对其作用产生很大影响。糖皮质激素的基本结构是由 21 个碳原子组成的固醇结构，泼尼松、泼尼松龙、地塞米松、甲泼尼龙的 C1＝C2 为双键结构，使糖皮质激素作用增强而盐皮质激素作用下降，抗炎作用增加。氢化可的松则无 C1＝C2 结构。C6 位甲基化（如甲泼尼龙），可使亲脂性增加，组织渗透性提高，从而使药物能够快速到达作用靶位，起效迅速、抗炎活性增加。另外，C11 位羟基化（泼尼松龙、甲泼尼龙和氢化可的松等）则为活性形式，无需肝脏转化，肝脏疾病时使用一方面不会增加肝脏负担，另一方面也不会因肝脏转化减少而影响药物的作用；泼尼松则 C11 位尚未羟基化，必须通过肝脏转化，在肝功能损害时应避免使用。地塞米松 C9 位氟化，虽然抗炎活性增强，但对 HPA 轴抑制增加，肌肉毒性增加，而泼尼松、泼尼松龙、甲泼尼龙则无氟化。

不同种类激素的作用特点比较

	抗炎强度	等效剂量（mg）	糖皮质激素作用	盐皮质激素作用	血浆半衰期（min）	与胎儿肺部受体亲和力（2℃时）	对 HPA 轴抑制作用	对 HPA 轴抑制时间（d）
氢化考的松	1	20	1	1	90	100	1	1.25～1.50
泼尼松	4	5	4	0.8	60	5	4	1.25～1.50
泼尼松龙	4	5	4	0.8	200	220	4	1.25～1.50
甲泼尼龙	5	4	5	0.5	180	1190	5	1.25～1.50
氟羟泼尼松龙	5	4				190	5	2.25
倍他米松	25	0.75	20～30	0	100～300	710	50	3.25
地塞米松	25	0.75	20～30	0	100～300	540	50	2.75

目前，在肾脏病临床治疗上最为常用的是中效糖皮质激素制剂，即泼尼松、泼尼松龙、甲泼尼龙。其中甲泼尼龙具有以下药理学特性和优点，是较为理想的糖皮质激素制剂之一。① C6 位甲基化使其亲脂性增强，能快速到达作用部位；②为一种活性药物，不需经肝脏转化；③与血浆蛋白的结合较少，血浆游离成分较多，而只有游离的糖皮质激素才有药理学活性，因此甲泼尼龙有效药物浓度较高，有利于发挥治疗作用；④与受体的亲和力最高，而通常情况下糖皮质激素的抗炎和免疫调节等作用主要是通过糖皮质激素受体介导的；⑤与蛋白的结合为一种恒定的线性关系，其游离部分始终与剂量成正比，对一个确定的剂量，有效浓度是已知的，因此可以通过这一线性关系来预测激素剂量的改变而带来的血浆游离糖皮质激素的变化，并进一步预估对患者病情所带来的影响；而泼尼松龙与蛋白的结合为非线性关系，随着药物剂量降低，与蛋白的结合逐渐增多，而游离活性药物逐渐减少；⑥甲泼尼龙的血浆清除率稳定，不会随时间的延长而增加，而泼尼松龙的血浆清除率随着用药时间的延长而明显增加，因此长期用药时泼尼松有效血药浓度下降；⑦盐皮质激素样作用

弱，水钠潴留副作用较小。糖皮质激素分子结构和药理学特性的不同可能带来临床疗效及安全性的差异。有报道在肾移植术后患者应用甲泼尼龙组长期肾存活率显著高于泼尼松龙组。

五、糖皮质激素应用的注意事项

有以下情况一般不使用糖皮质激素，包括活动性消化性溃疡、肝硬化和门脉高压引起的消化道大出血、新近接受胃肠吻合术。

有以下情况时使用糖皮质激素应严格掌握指征，用药过程中密切随访，及时防治副作用，包括严重感染（病毒、细菌、真菌和活动性结核等），严重的骨质疏松，严重糖尿病，严重高血压，精神病，青光眼，病毒性肝炎。

六、糖皮质激素的应用方法

1. 口服用药：成人口服剂量一般不超过 1mg/(kg・d) 泼尼松（龙）（最大剂量不超过 80mg/d）或甲泼尼龙 0.8mg/(kg・d)。建议清晨一次顿服，以最大限度地减少对 HPA 的抑制作用。逐步减量，减量时也可采取隔日清晨顿服。

2. 静脉用药：严重水肿时，因胃肠道水肿影响糖皮质激素的吸收，可采用静脉给药。病情严重时也可应用甲泼尼龙静脉冲击治疗，剂量 250～1000mg/d×3 天，必要时重复 1～2 个疗程。糖皮质激素冲击治疗应严格掌握指征和剂量，严密观察并及时防治副作用，一般情况下建议剂量为 250～500mg/d。

七、激素治疗反应的判断

在肾病综合征时，根据应用激素后患者的尿蛋白和尿量的变化判断治疗反应。

- 激素敏感：足量泼尼松（龙）1mg/(kg・d) 或甲泼尼龙 0.8mg/(kg・d)治疗 8 周内，连续三天尿蛋白<0.3g/24h。局灶节段性肾小球硬化患者对糖皮质激素的治疗反应较慢，有学者提出对于局灶节段性肾小球硬化，判断激素疗效的时间可延长到 16 周。
- 激素依赖：激素治疗有效，激素减量过程中或停药后 2 周内复发，连续 2 次以上。
- 激素抵抗：使用足量泼尼松（泼尼松龙）1mg/(kg・d) 或甲泼尼龙 0.8mg/(kg・d) 8 周无效，局灶节段性肾小球硬化的判断时间可延长为 16 周。

八、糖皮质激素的副作用

糖皮质激素的副作用取决于剂量和时间。一般大剂量或长期应用易出现副作用。主要副作用包括：

1. 肾上腺 肾上腺萎缩，库欣综合征。

2. 心血管系统 高脂血症，高血压，动脉粥样硬化、血栓形成。

3. 中枢神经系统 行为、认知、记忆和精神改变。

4. 胃肠道系统 胃肠道出血，胰腺炎，消化性溃疡。

5. 免疫系统 免疫力低下，易患感染尤其是重症感染。

6. 皮肤 萎缩，伤口愈合延迟，红斑，多毛，口周皮炎，糖皮质激素诱发的痤疮、紫纹和毛细血管扩张等。

7. 骨骼肌肉系统 骨坏死，肌萎缩，骨质疏松症，长骨生长延缓。

8. 眼 白内障，青光眼。

9. 肾 水钠潴留，低钾血症。

10. 内分泌系统 对内源性垂体-下丘脑轴的抑制导致肾上腺萎缩和肾上腺皮质功能低下，激素性糖尿病。

11. 生殖系统 青春期延迟，胎儿发育迟缓。性腺功能减退改变。

九、糖皮质激素在常见肾脏疾病中的应用

一般建议在肾活检明确病理诊断的基础上结合病因和临床特点决定是否应用糖皮质激素，选择合适的种类、剂量、使用方法和时间。需密切评估疗效、不良反应，根据病情及时调整治疗方案。

1. 适应证

(1) 肾小球疾病

1) 原发性肾小球疾病

■ 微小病变肾病（MCD）

■ 局灶节段性肾小球硬化（FSGS）

■ 膜性肾病（MN）

■ 膜增生性肾小球肾炎（MPGN）

■ IgA 肾病和系膜增生性肾小球肾炎（MsPGN）

■ 新月体肾炎

2) 继发性肾小球疾病

■ 狼疮性肾炎（LN）

■ 系统性血管炎（SV）：如 MPA，WG

■ 其他：干燥综合征、类风湿性关节炎、紫癜性肾炎等

（2）肾小管-间质疾病

包括特发性间质性肾炎、系统性红斑狼疮和干燥综合征等所致肾小管间质性肾炎、药物引起的肾小管间质性肾炎。

（3）肾移植排异反应的防治

2. 原发性肾小球疾病

（1）微小病变肾病：糖皮质激素对微小病变肾病治疗效果较好。但随着患者年龄增加，糖皮质激素的有效率有下降趋势。

对儿童微小病变肾病综合征（MCD-NS），推荐泼尼松（龙）口服 60mg/(m^2·d)（不超过 80mg/d）或甲泼尼龙 48 mg/(m^2·d)，治疗 4～6 周后（90%的患者尿蛋白可以转阴），改为隔日泼尼松（龙）40mg/m^2，或甲泼尼龙 32mg/m^2，标准疗程是 8 周，但停药后复发率高，可延长维持治疗用药时间。隔日疗法治疗 4 周后，每月减少隔日治疗剂量的 25%，总疗程 6 个月以上，可降低复发率。

成人近 25%的肾病综合征患者为 MCD，糖皮质激素疗效较儿童略差，常需要更长时间的糖皮质激素治疗。治疗起始剂量以泼尼松（龙）1mg/(kg·d)（最大剂量不超过 80mg/d）或甲泼尼龙 0.8mg/(kg·d)。约 60%成人患者于足量激素治疗 8 周获得缓解，尚有 15%～20%患者于治疗后 12～16 周获得缓解。故如足量激素治疗 8 周尿蛋白虽有明显减少，但尚未获得完全缓解时，如未出现明显的激素副作用，在排除可逆因素和合并症，可适当延长足量激素治疗的疗程（最多不超过 12～16 周），但必须严密观察并及时防治副作用。完全缓解 2 周后开始减量，每 2 周减去原剂量的 5%～10%。并以每日或隔日 5～10mg 或甲泼尼龙 4～8mg，维持相当长时间后再停药，根据病情选择疗程，一般总疗程不短于 4～6 个月。

（2）局灶节段性肾小球硬化：对于表现为肾病综合征的局灶节段性肾小球硬化患者，糖皮质激素治疗方案可参照微小病变肾病，但维持治疗时间需酌情延长。单纯激素治疗疗效常有限，且起效较慢，部分和完全缓解率仅 15%～40%，成人中位完全缓解时间为 3～4 个月。对于激素依赖或反复复发的患者，需加用免疫抑制剂治疗。

（3）膜性肾病：特发性 MN 约占成人肾病综合征（NS）的 30%，其中 40%～50%病变呈良性进展，25%有自愈倾向，约 25%进展至终末期肾病。单用糖皮质激素治疗常常无效或疗效非常有限，应联合使用免疫抑制剂。一般主张表现为严重肾病综合征、肾功能减退时使用糖皮质激素。糖皮质激素剂量

为泼尼松（龙）0.5～1mg/(kg·d) 或甲泼尼龙 0.4～0.8mg/(kg·d)，如治疗获得完全或部分缓解，则激素酌情减量并维持，总疗程至少 6～12 个月。

（4）膜增生性肾小球肾炎：也称为系膜毛细血管性肾小球肾炎，糖皮质激素和免疫抑制剂治疗原发性膜增生性肾小球肾炎（MPGN）的疗效不肯定，目前也无较为统一的治疗方案。糖皮质激素治疗可能对改善Ⅰ型 MPGN 患者的肾功能有效，尤其对儿童。

（5）IgA 肾病：原发性 IgA 肾病的临床和病理表现多样，应根据肾脏病理和临床情况选择适当治疗方法，强调激素联合其他药物（免疫及非免疫药物）的综合治疗。

• 尿蛋白定量小于 1.0g/24h 的患者，尚无足够证据表明糖皮质激素治疗有效。

• 24h 尿蛋白定量介于 1.0～3.5g，如肾功能正常时，可应用糖皮质激素；如肾功能减退，肾活检病理为活动性的、增生性病变为主，可以考虑糖皮质激素治疗或联合应用免疫抑制剂。糖皮质激素用法为：泼尼松（泼尼松龙）0.5～1.0mg/(kg·d) 或甲泼尼龙 0.4～0.8mg/(kg·d)，持续给药 6～8 周后逐渐减量，减量至每日或隔日 5～10mg 时维持。总疗程为 6 个月或更长时间。

• 尿蛋白定量≥3.5g/24h，临床为肾病综合征、病理表现轻微者，治疗同 MCD。若病理提示严重的肾小球硬化及间质纤维化，则糖皮质激素疗效常较差，如用药后尿蛋白无明显减少，则根据病情及时减量并停药。

• 临床表现为急进性肾炎，肾病理提示为 IgAN-新月体肾炎类型的，治疗同急进性肾炎，需用甲泼尼龙冲击治疗。甲泼尼龙 0.5～1g/d 冲击 3 天，根据病情可重复 1～2 个疗程，然后予泼尼松（龙）0.6～1.0mg/kg 或甲泼尼龙 0.5～0.8mg/kg 口服治疗，疗程同上。

• 临床表现为单纯性镜下血尿，不主张用激素治疗。

• 肾功能检查明显减退，病理表现为重度慢性硬化性病变，不建议激素治疗

（6）新月体肾炎：必须根据肾活检分型治疗。根据免疫病理分为三型，各型有不同的病因。

• Ⅰ型：抗 GBM 型。足量糖皮质激素［泼尼松（泼尼松龙）每日 1mg/kg 或甲泼尼龙每日 0.8mg/kg］，或先给予甲泼尼龙 250～1000mg/d，可根据病情重复使用甲泼尼龙冲击，继之足量糖皮质激素治疗，联合其他免疫抑制剂。根据病情决定维持治疗时间。同时可进行血浆置换或免疫吸附治疗。

• Ⅱ型：免疫复合物型。可见于原发性肾炎，如 IgA 肾病、链球菌感染后肾炎等，或继发性肾炎，如狼疮性肾炎、紫癜性肾炎、冷球蛋白血症性肾炎

等。少部分原因不明，即特发性。建议糖皮质激素联合免疫抑制剂治疗，具体用法参见Ⅰ型新月体肾炎。

- Ⅲ型：参照系统性血管炎。

(7) 其他：急性链球菌感染后肾炎（除病理表现为Ⅱ型新月体肾炎外）一般不用激素治疗。

3. 继发性肾小球疾病

(1) 狼疮性肾炎：提倡个体化的治疗方案。以肾病理活检为主要的治疗依据。需要定期评价治疗效果，单一激素口服治疗可能效果并不完全满意，必要时应糖皮质激素冲击治疗或加用其他免疫抑制剂。

1) Ⅰ型、Ⅱ型：对于尿液检查正常或改变极轻微者，不需针对狼疮性肾炎给予特殊治疗。若有肾外症状可据其严重程度决定糖皮质激素应用剂量及是否需联合应用其他免疫抑制剂。

2) Ⅲ型、Ⅳ型：糖皮质激素为基本治疗药物，可根据病情联合使用其他免疫抑制剂。治疗分为诱导治疗和维持治疗。前者主要处理狼疮活动引起的严重情况，应用较大剂量的糖皮质激素和免疫抑制剂；后者为一种长期治疗，主要是维持缓解、预防复发、保护肾功能，小剂量糖皮质激素联合免疫抑制剂，需避免治疗的不良反应。

轻至中度Ⅲ型LN：病理表现为轻至中度的局灶节段性系膜增生，累及的肾小球少，没有明显的袢坏死、新月体形成等活动性病变。可给予泼尼松（泼尼松龙）1mg/(kg·d）或甲泼尼龙每日0.8mg/(kg·d）口服，共4～8周。如反应良好，可于6月内缓慢减量至每日或隔日泼尼松（泼尼松龙）5～10mg或甲泼尼龙4～8mg维持。如对糖皮质激素抵抗，可加用免疫抑制剂。

重度Ⅲ型LN：有严重的节段性病变，有袢坏死及新月体形成，治疗同Ⅳ型LN。

Ⅳ型LN：可给予泼尼松（泼尼松龙）1mg/(kg·d）或甲泼尼龙0.8mg/(kg·d)，需要联合使用免疫抑制剂。有以下情况者适合甲泼尼龙静脉冲击治疗。①临床表现为快速进展性肾炎综合征；②肾活检显示肾小球有大量细胞浸润及免疫复合物沉积、伴细胞性新月体、袢坏死；③严重血细胞减少（系统性红斑狼疮所致）、心肌炎、心包炎、狼疮性肺炎、肺出血（需排除感染）、狼疮性脑病、狼疮危象及严重皮损。具体用法为甲泼尼龙250～1000mg/d静脉滴注，连续3天为一疗程，必要时重复。冲击治疗后予泼尼松（泼尼松龙）0.5～1mg/(kg·d)或甲泼尼龙0.4～0.8mg/(kg·d)。维持期采用每日或隔日泼尼松（泼尼松龙）5～10mg或甲泼尼龙4～8mg，并联合免疫抑制剂治疗。

3) Ⅴ型LN：单纯Ⅴ型LN如不伴肾病综合征，可给予每日泼尼松（泼尼松龙）1mg/kg 或甲泼尼龙 0.8mg/kg，共 8 周。有反应者 3～4 个月内缓慢减量至每日或隔日泼尼松（泼尼松龙）5～10mg 或甲泼尼龙 4～8mg。疗效不佳时应加用免疫抑制剂。如伴有肾病综合征，则开始治疗时就采用糖皮质激素联合免疫抑制剂。

4）Ⅵ型 LN：肾小球硬化型。一般不使用激素治疗。如有 LN 以外的 SLE 活动可用糖皮质激素或联合免疫抑制剂治疗。

（2）系统性血管炎：绝大多数成人寡免疫复合物性系统性小血管炎与 ANCA 相关，累及肾脏，表现为Ⅲ型即寡免疫复合物的新月体肾炎。

足量糖皮质激素［如泼尼松（泼尼松龙）每日 1mg/kg，或甲泼尼龙每日 0.8mg/kg］治疗 4～8 周后逐渐减量，一般于 6 个月后减量至每日或隔日泼尼松（泼尼松龙）5～15mg 或甲泼尼龙 4～12mg 维持治疗，同时合用免疫抑制剂，总疗程一般不短于 12 个月，必要时可延长维持治疗时间。对重症患者可给予甲泼尼龙冲击（250～1000mg /d，连续应用 3 天）治疗，并血浆置换或免疫吸附。

4. 肾小管-间质疾病　根据不同病因和病情严重程度给予相应的治疗。

（1）特发性急性间质性肾炎：可给予泼尼松（泼尼松龙）1mg/(kg・d) 或甲泼尼龙 0.8mg/(kg・d)，2～4 周病情好转后逐渐减量和维持治疗，部分患者治疗 4～6 周可以停药，一些继发于系统疾病者需根据病情决定维持治疗时间。如单纯激素治疗反应不佳，可考虑联合免疫抑制剂治疗。

（2）药物所致急性肾小管间质肾炎：首先应停用可疑药物，对于出现明显肾功能损伤者，伴肾间质明显炎症细胞浸润时，可给予泼尼松（泼尼松龙）0.5～1mg/(kg・d) 或甲泼尼龙 0.4～0.8mg/(kg・d) 治疗，2～4 周病情好转后逐渐减量，一般总疗程 1～4 个月。明显肾衰竭时可考虑激素冲击治疗。如单纯激素治疗反应不佳，可考虑联合免疫抑制剂治疗。

（3）慢性间质性肾炎：根据不同病因、病情给予相应治疗，少数情况如干燥综合征、结节病、药物所致者，可考虑激素治疗。

5. 肾移植排异反应的防治　免疫抑制剂治疗是预防和治疗排异反应的主要措施，也是移植肾长期存活的关键。糖皮质激素是肾移植免疫抑制治疗的基础药物，剂量和用法各单位不一。一般于手术前即刻或手术时给予甲泼尼龙 240～1000mg 静脉滴注，以后很快减量，口服维持，术后一周左右减为每日泼尼松（泼尼松龙）30mg 或甲泼尼龙 24mg。术后 1～6 个月每日泼尼松（泼尼松龙）剂量为 10～20mg 或甲泼尼龙 8～12mg。如病情稳定 6～12 个月，可逐渐减量至泼尼松（泼尼松龙）10～15mg 或甲泼尼龙 8～12mg 每日或隔日维持。1 年后维持剂量每日泼尼松（泼尼松龙）5～10mg 或甲泼尼龙 4～8mg。

需同时应用其他免疫抑制剂如环孢素A或他克莫司、霉酚酸酯或硫唑嘌呤等。当出现急性排异反应时，可静脉给予甲泼尼龙500～1000mg/d冲击治疗3～5天，对抵抗激素的难治性排异，则改为抗淋巴细胞球蛋白（ALG）或单克隆抗体（OKT_3）。

附件1-1 糖皮质激素的作用机制

1. 经典途径（基因调控途径）

（1）直接途径：糖皮质激素-糖皮质激素受体（GC-cGR）复合物可直接调节基因转录。GC通过细胞膜进入胞浆并与胞浆内的糖皮质激素受体（GR）结合，后者活化后进入细胞核，与DNA上的糖皮质激素受体反应元件（GRE）结合，启动或抑制相应基因的mRNA转录。如抑制TNFα、IL-1β、IL-2、IL-6和ICAM-1等mRNA转录，启动IκB（能抑制NF-κB的活化）mRNA转录。这个过程是高动力的，起效慢，GRE受刺激后向mRNA的转录以及特异性应答蛋白的最终产生需要6～12小时。

（2）间接途径：通过与其他核转录因子等的相互作用，发挥抗炎和免疫抑制作用。如GC-cGR与NF-κB相互作用，抑制后者的活化。低剂量糖皮质激素在尚不足以激活直接途径时即可发挥此作用。

2. GC-GR复合物介导的非基因作用：cGR在未与GC结合时，与热休克蛋白（HSP）90等胞浆蛋白结合后以复合物的形式存在于细胞浆中，这些胞浆蛋白可能包括了丝裂原激活的蛋白激酶（MAPK）信号转导通路中的一些激酶，这些激酶启动的下游事件包括磷酸化脂皮素-1，改变其在胞内的分布，从而抑制cPLA合成花生四烯酸。大剂量的GC还可以通过类似的机制快速活化内皮NO合成酶（eNOS），促进NO的合成，起到扩张血管、减轻缺血性损伤及抗炎的作用。大剂量（＞200mg泼尼松）时发挥作用，起效快，数秒至数分钟即发挥抗炎和免疫抑制作用，是糖皮质激素冲击治疗的可能机制。

3. 细胞膜受体（mGR）介导的生化效应：激素与其相应细胞膜受体mGR结合后，通过第二信使（Ca^{2+}、IP3、cAMP、PKC等）介导的信号转导通路，促发一系列与基因调节相关或不相关的胞内效应。有理论认为大剂量糖皮质激素冲击治疗时，短期内即产生显著疗效的部分机制为大量的GC溶解于细胞膜、线粒体膜等双层脂质膜中，影响膜的理化性质及膜内离子通道蛋白的功能，抑制Ca^{2+}离子的跨膜转运，降低胞浆中Ca^{2+}浓度，从而阻断免疫细胞的活化和功能的维持。

4. 大剂量糖皮质激素与低亲和力受体：正常情况下，GC与糖皮质激素高亲和力受体（GR_H）结合发挥生理和应激作用，但在病理情况下GR_H减少，靶细胞对 GC 反应性降低。大剂量 GC 可通过低亲和力 GR（GR_L）发挥作用，因此病理状态下，需要大剂量 GC 发挥作用。

附件 1-2 糖皮质激素的作用

糖皮质激素的功能是利用合成和分解代谢的作用始终保持有足够的葡萄糖维持脑的生理活动。

1. 对糖代谢的影响　糖皮质激素使血糖升高，糖耐量下降。

1）抑制外周组织对葡萄糖的摄取和利用。

2）促进糖原异生：糖皮质激素诱导肝脏中与糖原异生有关的酶的基因转录、活性增高；促进外周组织释放氨基酸，特别是丙氨酸，在肝脏中酶的作用下，转变为丙酮酸，再进一步转变为葡萄糖分解，释放出甘油和游离脂肪酸，为糖原异生提供原料和能量；糖皮质激素的“允许作用”促进了胰高血糖素和肾上腺素的刺激肝糖原异生作用。

2. 对蛋白质代谢的影响　糖皮质激素使肌肉、皮肤、结缔组织和淋巴组织等许多组织的蛋白质分解增加，并减少氨基酸向细胞内转运，抑制了蛋白质的合成，增加尿中氮的排泄，导致负氮平衡。由于合成障碍，分解增加，致皮肤变薄，伤口不易愈合。骨骼肌中氨基酸在细胞内转移减少的同时，经血液循环的消除增加，肌质量减少，导致明显的肌萎缩，骨基质的蛋白质分解增加，骨盐沉积困难而引起成人骨质疏松，儿童骨骼发育停滞。但糖皮质激素促进肝脏的蛋白质与 RNA 合成。

3. 对脂肪代谢的影响　糖皮质激素促进脂肪分解，使血浆中游离脂肪酸浓度升高。

1）直接作用：抑制葡萄糖的摄取和代谢，甘油生成减少，脂肪水解后的再酯化减少。

2）“允许作用”：在糖皮质激素作用下，儿茶酚胺类、生长激素、甲状腺素和胰高血糖素的脂解作用增强。大剂量的糖皮质激素还可抑制脂肪的合成，肾上腺皮质功能亢进或长期、大量应用糖皮质激素类药物时，可因脂肪再分布而导致“满月脸”和“向心性肥胖”，表现为四肢脂肪分布少而面部和躯干部脂肪分布多。

糖皮质激素对碳水化合物、蛋白质和脂类代谢的影响在停止治疗后可部分或完全恢复。

4. 糖皮质激素分解代谢的一系列典型效应　包括钙和氮负平衡以及肠中钙吸收减少；尿中钙的丢失增加；继发性代偿性甲状旁腺功能亢进；各种基质破坏以及矿物质的可利用表面积减少；抑制成骨细胞活性致骨生成减少；生长

激素的产生减少。

5. 抗炎和免疫抑制作用 糖皮质激素对炎症过程的各个阶段几乎均有作用，具体包括：

• 抑制 IL2 等的合成，从而阻止 T 细胞的活化。

• 阻止毛细血管通透性的提高而阻断炎症反应，促使水肿消退及组织中各种活性物质释放减少。

• 减少巨噬细胞和粒细胞与受损的毛细血管内皮的粘连，抑制诱导细胞分裂的趋化因子的产生。

• 干扰巨噬细胞吞噬抗原及其在细胞内的转化。抑制磷脂酶 2 的作用，使前列腺素和白三烯的合成减少。

• 阻断受伤和炎症组织所释放的缓激肽的活化。抑制中性蛋白酶、胶原酶和弹性蛋白酶的作用。

附件 1-3 糖皮质激素的抗炎信号机制

糖皮质激素和糖皮质激素受体位于炎症调控网络的顶点，通过产生和激活脂皮素-1、产生 MAPK 磷酸酶 1 和抑制环氧化酶 2（COX2）的转录这三种独立的机制抑制前列腺素产生。

1. 脂皮质蛋白 I 是一种抗炎蛋白，生理情况下与胞质磷脂酶 2α（cPLA2α）作用并抑制其活性。炎症刺激下，活化的 cPLA2α 从核周膜转移到胞质中，水解含有花生四烯酸的磷脂。糖皮质激素诱导脂皮质蛋白 I，从而抑制 cPLA2α，抑制花生四烯酸的释放以及花生四烯酸向类花生酸的转化（即前列腺素、血栓素、前列环素和白介素）。

2. 细胞因子、细菌和病毒感染和紫外线作为炎症反应信号激活 MAPK 级联反应。紫外线激发激酶级联反应，磷酸化 Jun-N 端激酶（JNK），使转录因子 c-Jun 磷酸化。磷酸化的 c-Jun 同二聚体和 c-Jun-Fos 异二聚体与 DNA 序列即核转录因子激活蛋白-1（AP-1）反应元件结合，转录炎症和免疫基因。糖皮质激素诱导的 MAPK 磷酸酶 1 使 JNK 去磷酸化并失活，抑制 c-Jun 介导的转录。MAPK 磷酸酶 1 也使 MAPK 家族的所有成员去磷酸化和失活，包括 JNK、细胞外相关激酶 1 和 2、P38 激酶。最后，MAPK 磷酸酶 1 也可能通过抑制 MAPKs 和 MAPK 相互作用激酶的磷酸化，抑制 cPLA2α 活性。除了阻止 c-Jun 途径上游的主要成分，糖皮质激素和其受体还直接干扰 c-Jun 介导的转录。这是主要的抗炎机制。

3. 皮质醇-糖皮质激素受体复合体在生理情况下，与 NF-κB 作用抑制其转录活性。在 NF-κB 失活情况下，抑制蛋白 IκB 使 NF-κB 保留在胞质中。TNF-

α、白介素-1、微生物病原体、病毒感染和其他炎症信号启动激活 IκB 激酶的信号级联反应。IκB 磷酸化导致其泛素化和被蛋白酶降解，暴露 NF-κB 上的核定位信号。在细胞核内，NF-κB 结合 DNA 序列，即 NF-κB 元件，并且刺激细胞因子、趋化因子、细胞黏附分子、补体及这些物质相应受体的转录。NF-κB 也导致 COX2 的转录。糖皮质激素诱导 NF-κB 拮抗剂产生，抑制 COX2，从而抑制前列腺素合成。糖皮质激素受体和 NF-κB 相互直接作用可能是抑制 NF-κB 的主要因素。糖皮质激素及其受体也调节其他因子的活性。

4. 如前所述，糖皮质激素可通过非基因途径快速影响炎症反应。包括内源性 NOS（eNOS）的激活。糖皮质激素与受体结合，在不依赖转录状况下激活磷酯酰肌醇-3-激酶（PI3K），作用于内皮细胞。活化的 PI3K 磷酸化 AKt。磷酸化的 AKt 磷酸化和激活 eNOS，导致 NO 产生。

附录2 重组人促红细胞生成素在肾性贫血中合理应用的专家共识

肾性贫血是慢性肾脏病的重要临床表现，是慢性肾脏病患者合并心血管并发症的独立危险因素，有效治疗肾性贫血是慢性肾脏病一体化治疗的重要组成部分。重组人促红细胞生成素（rHuEPO）是临床上治疗肾性贫血的主要药物，在我国临床应用已经10余年，不仅应用于血液净化维持透析治疗的患者，而且也应用于非透析的慢性肾脏病患者。促红细胞生成素（EPO）是一种糖蛋白激素，分子量约34kD。血浆中存在的EPO根据碳水化合物含量不同，EPO分为两种类型：α型和β型。两种类型临床应用效果上无明显差别。

一、rHuEPO在慢性肾脏病患者治疗中的意义

众多国内外资料显示：合理应用rHuEPO，不仅能有效纠正慢性肾脏病患者贫血，减少慢性肾脏病患者的左心室肥大等心血管合并症发生，改善患者脑功能和认知能力，提高生活质量和机体活动能力；而且能降低慢性肾脏病患者的住院率和死亡率。因此，rHuEPO在慢性肾脏病治疗中，目前是不可缺少和替代的。

二、贫血定义和检查

1. 贫血定义　WHO的贫血诊断标准：成人女性血红蛋白（Hb）＜12g/dl，成人男性Hb＜13g/dl。但应考虑患者年龄、种族、居住地的海拔高度和生理需求对Hb的影响。

2. 贫血检查时机　所有慢性肾脏病患者，不论其分期和病因，都应该定期检查Hb。女性Hb＜11g/dl，男性Hb＜12g/dl时应实施贫血检查。贫血检查和评估应该在EPO治疗前实施。

3. 贫血实验室检查内容　贫血检查应包括：血红蛋白/血细胞比容（Hb/Hct），红细胞指标（红细胞计数、平均红细胞体积、平均红细胞血红蛋白量、平均红细胞血红蛋白浓度等），网织红细胞计数（有条件提倡检测网织红细胞血红蛋白量），铁参数（血清铁、总铁结合力、转铁蛋白饱和度、血清铁蛋白），大便隐血试验。

4. 对于慢性肾脏病患者，如未发现有其他贫血原因，且血清肌酐＞2mg/dl，则贫血最可能的原因是EPO缺乏。但如上述贫血检查提示存在EPO缺乏或缺铁之外的异常，则需要进一步的评估，以除外其他贫血原因（见附录：EPO

抵抗等）。

三、rHuEPO治疗肾性贫血的靶目标值

1. 靶目标值　Hb水平应不低于11g/dl（Hct大于33%），目标值应在开始治疗后4个月内达到。但不推荐Hb维持在13g/dl以上。对血液透析患者，应在透析前采取标本检测Hb浓度。

2. 靶目标值应依据患者年龄、种族、性别、生理需求以及是否合并其他疾病情况进行个体化调整：

• 伴有缺血性心脏病、充血性心力衰竭等心血管疾病的患者不推荐Hb>12g/dl。

• 糖尿病的患者，特别是并发外周血管病变的患者，需在监测下谨慎增加Hb水平至12g/dl。

• 合并慢性缺氧性肺疾病患者推荐维持较高的Hb水平。

四、rHuEPO的临床应用

1. 使用时机　无论透析还是非透析的慢性肾脏病患者，若间隔2周或者以上连续两次Hb检测值均低于11g/dl，并除外铁缺乏等其他贫血病因，应开始实施rHuEPO治疗。

2. 使用途径　rHuEPO治疗肾性贫血，静脉给药和皮下给药同样有效。但皮下注射的药效动力学表现优于静脉注射，并可以延长有效药物浓度在体内的维持时间，节省治疗费用。皮下注射较静脉注射疼痛感增加。

• 对非血液透析的患者，推荐首先选择皮下给药。

• 对血液透析的患者，静脉给药可减少疼痛，增加患者依从性；而皮下给药可减少给药次数和剂量，节省费用。

• 对腹膜透析患者，由于生物利用度的因素，不推荐腹腔给药。

• 对于rHuEPO诱导治疗期的患者，建议皮下给药以减少不良反应的发生。

3. 使用剂量

（1）初始剂量：皮下给药剂量：100～120IU/(kg・W)，每周2～3次。静脉给药剂量：120～150IU/(kg・W)，每周3次。

• 初始剂量选择要考虑患者的贫血程度和导致贫血的原因，对于Hb<7g/dl的患者，应适当增加初始剂量。

• 对于非透析患者或残存肾功能较好的透析患者，可适当减少初始剂量。

• 对于血压偏高、伴有严重心血管事件、糖尿病的患者，应尽可能的从

小剂量开始使用 rHuEPO。

(2) 剂量调整

• rHuEPO 治疗期间应定期检测 Hb 水平：诱导治疗阶段应每 2～4 周检测一次 Hb 水平；维持治疗阶段应每 1～2 个月检测一次 Hb 水平。

• 应根据患者 Hb 增长速率调整 rHuEPO 剂量：初始治疗 Hb 增长速度应控制在每月 1～2g/dl，4 个月达到 Hb 靶目标值。如每月 Hb 增长速度＜1g/dl，除外其他贫血原因（见附录：EPO 抵抗），应增加 rHuEPO 使用剂量 25%；如每月 Hb 增长速度＞2g/dl，应减少 rHuEPO 使用剂量 25%～50%，但不得停用。

• 维持治疗阶段，rHuEPO 的使用剂量约为诱导治疗期的 2/3。若维持治疗期 Hb 浓度每月改变＞1g/dl，应酌情增加或减少 rHuEPO 剂量 25%。

4. 给药频率（非长效型 rHuEPO）

• 在贫血诱导治疗阶段，无论皮下给药还是静脉给药，均不推荐每周一次大剂量使用 rHuEPO。因为用药之初过高的促红细胞生成素水平，可造成骨髓促红细胞生成素受体的饱和，而受体恢复时血清促红细胞生成素水平也已降低，造成了药物浪费。

• 进入维持治疗期后，原皮下给药的患者，给药频率可由每周 2～3 次调整为每周 1～2 次；而原为静脉给药的患者，给药频率可由每周 3 次调整为每周 1～2 次。

• 大剂量重组人促红素每周 1 次给药，可减少患者注射的不适感，增加依从性；但目前临床疗效的优劣尚缺少循证医学证据。

5. 不良反应

• 所有慢性肾脏病患者都应严格实施血压监测，应用 rHuEPO 治疗的部分患者需要调整抗高血压治疗方案。rHuEPO 开始治疗到达靶目标值过程中，患者血压应维持在适当水平。

• 接受 rHuEPO 治疗血液透析小部分患者，可能发生血管通路阻塞。因此，rHuEPO 治疗期间，血液透析患者需要检测血管通路状况。发生机制可能与 rHuEPO 治疗改善血小板功能有关，但没有 Hb 浓度与血栓形成风险之间相关性的证据。

• 应用 rHuEPO 治疗时，部分患者偶有头痛、感冒样症状、癫痫、肝功能异常及高血钾等发生，偶有过敏、休克、高血压脑病、脑出血及心肌梗死、脑梗死、肺栓塞等。

五、肾移植后贫血（PTA）的处理

肾脏移植后贫血常见。与其他慢性肾脏病患者不同，肾脏移植后贫血的发生，不仅与移植肾脏的功能水平相关，而且许多移植特有的因素也参与了贫血的发生。对于肾脏移植后引起贫血的多种因素，建议常规筛查并仔细评估。

由于目前肾脏移植后贫血治疗的循证医学资料有限，rHuEPO 在治疗肾脏移植后贫血的临床效果、不良反应及特殊性方面，尚缺少成熟意见。因此，目前建议肾脏移植患者遵循一般肾性贫血的治疗原则。

（一）肾脏移植后贫血患病特点

- 肾脏移植后最初 6 个月，常见不同程度的贫血。这一时期贫血的患病率和程度取决于移植前 Hb 水平、围手术期的失血量、抽血的频度、缺铁、长期尿毒症、内源性促红细胞生成素水平、促红细胞生成素的反应性、移植肾功能、排斥反应、感染和免疫抑制剂的使用等。
- 肾脏移植后 1 年时贫血发生率最低，此后随时间推移患病率增加。这种增加可能与移植肾功能下降有关。儿童中贫血患病率高于成人。

（二）肾脏移植后贫血的原因

1. 移植肾脏功能　移植肾功能水平是 PTA 的重要决定因素。患者 Hb 水平与移植肾功能间的相关性随移植后观察时间而不同。在肾移植后早期（6 个月内），即使移植肾的 GFR 大于 90ml/(min・1.73m^2)，仍有部分患者贫血，表明除了移植肾功能水平外可能有决定贫血的其他重要因素。

2. 缺铁　缺铁可能是肾移植后贫血发生的重要因素，移植前透析患者中铁储备不足且移植成功后红细胞生成铁利用增加，因此移植后早期缺铁的发生率可能更高。

3. 急性排斥反应　早期急性排异可引起 EPO 急剧减少和贫血。发生机制可能与参与 Hb 转录和合成、铁和叶酸结合以及转运的基因有关，也可能与排斥反应引起的炎症或微炎症等造血抵抗因素有关。此外，严重体液性排斥中出现的血栓性微血管病也参与贫血发生。

4. 药物

（1）免疫抑制药物

- 具有骨髓抑制作用的免疫抑制剂（硫唑嘌呤、霉酚酸酯和来氟米特）是移植后贫血发生的重要因素，该类药物引起的贫血常伴有白细胞或（和）血小板的减少。
- 免疫抑制剂 OKT3 引起的贫血与微血管病和溶血有关。
- 钙调神经磷酸酶抑制剂引起贫血少见，其最常见的机制为血栓性微血管病和溶血。

• 贫血是西罗莫司与环孢素A、糖皮质激素合用时重要的不良反应。发生机制可能与西罗莫司干预促红细胞生成素与受体结合后细胞间信号传导通路有关，并且西罗莫司也可引起血栓性微血管病。

(2) 抗病毒和抗细菌药物：包括更昔洛韦和甲氧苄氨嘧啶-磺胺甲基异噁唑（TMP-SMZ）等常用的抗病毒药物和抗生素都可引起贫血。

(3) 血管紧张素转换酶抑制剂（ACEI）和血管紧张素Ⅱ受体阻滞剂（ARB）可通过抑制内源性促红细胞生成素产生、减少血管紧张素Ⅱ介导的对红细胞前体的刺激以及ACEI诱导红细胞生成抑制蛋白等作用，导致贫血。

5. 感染和恶性肿瘤　贫血是巨细胞病毒感染（CMV）的重要临床表现。也有肾移植后患者感染副病毒B19诱发EPO抗体介导的纯红细胞再生障碍性贫血（PRCA）的报道。

6. 嗜血细胞综合征（HPS）　是一种反应性的单核巨噬系统疾病，临床上以发热，肝脾、淋巴结肿大，全血细胞减少为主要表现，在骨髓和脏器中有分化较成熟的组织细胞增生、浸润并伴有明显吞噬血细胞的现象为特征。HPS是肾移植后贫血的少见原因，常由感染或肿瘤性疾病引起，预后差。

7. 溶血尿毒综合征（HUS）　肾移植后HUS可复发，并导致移植肾功能丧失。HUS发生可能与应用环孢素A、他克莫司或OKT3有关，也可能与CMV和流感病毒A感染有关。

8. 与ABO血型不相容肾脏移植相关的溶血性贫血：血型A受体接受血型O供体的移植物或血型AB受体接受血型A或B供体的移植物可以产生溶血，其发生机制为供体的抗A或抗B抗体或过路淋巴细胞的自身抗体所诱发。

(三) rHuEPO对肾脏移植后贫血的治疗观点

1. 肾脏移植前rHuEPO的应用　现有临床资料显示，肾脏移植前EPO的应用与移植后肾功能延迟恢复及移植肾血管血栓形成无明显相关，肾脏移植前EPO的应用不会阻碍移植后内源性EPO的产生或对内源性EPO的反应。

2. 肾脏移植后早期rHuEPO的应用　rHuEPO可有效纠正移植后早期的贫血，但所需剂量可能高于移植前用量。由于研究报道较少，目前尚不能确定早期纠正肾移植后贫血是否具有改善患者生活质量等临床益处，也不能确定是否会发生移植肾功能延迟恢复、移植肾动脉血栓形成和高血压等严重不良反应。EPO能否减少缺血再灌注损伤所诱发的包括肾脏在内的各器官细胞的凋亡和坏死，尚需验证。但对于移植3个月后仍存在的贫血应建议予以充分的评估和治疗。

3. 肾脏移植后期rHuEPO的应用　rHuEPO对纠正肾移植后期的贫血仍

然有效，积极纠正肾移植后期的贫血可以延缓慢性移植物肾病的进展。由于骨髓抑制药物的应用、慢性炎症和其他原因，肾脏移植后患者对 rHuEPO 的反应降低；但与非肾脏移植的慢性肾脏病患者比较，移植后期是否需要更多的 rHuEPO 用量，尚不明确。

4. 移植肾失功患者 rHuEPO 的应用　移植肾失功患者因为存在慢性炎症和对 EPO 的相对抵抗，因此贫血的处理更困难，但应更积极。

附件 2-1　rHuEPO 的辅助治疗

(一) 补充铁剂

接受 rHuEPO 治疗的患者，无论是非透析还是何种透析状态均应补充铁剂达到并维持铁状态的目标值。血液透析患者比非血液透析患者需要更大的铁补充量，静脉补铁是最佳的补铁途径。蔗糖铁（ferric saccharate）是最安全的静脉补铁制剂，其次是葡萄糖醛酸铁（ferric gluconate）、右旋糖酐铁（ferric dextran）。补充静脉铁剂需要做过敏试验，尤其是右旋糖酐铁。

1. 铁状态评估

(1) 铁状态检测的频率：rHuEPO 诱导治疗阶段以及维持治疗阶段贫血加重时应每月一次；稳定治疗期间或未用 rHuEPO 治疗的血液透析患者，至少每 3 月一次。

(2) 铁状态评估指标

• 铁储备评估：血清铁蛋白。

• 用于红细胞生成的铁充足性评估：推荐采用血清转铁蛋白饱和度（TSAT）和有条件者采用网织红细胞 Hb 量（CHr）。而低色素红细胞百分数（PHRC）可因长时间的样本运送和储存增高，并不适于常规采用；平均红细胞体积（MCV）和平均红细胞血红蛋白浓度（MCH）仅在长时间缺铁的情况下才会低于正常。

• 铁状态评估应对铁储备、用于红细胞生成的铁充足性、血红蛋白和 rHuEPO 治疗剂量综合考虑。

2. 铁剂治疗的靶目标值　rHuEPO 治疗期间，应该补充足够的铁剂以维持铁状态的以下参数：

• 血液透析患者：血清铁蛋白＞200ng/ml，且 TSAT＞20％或 CHr ＞29pg/红细胞。

• 非透析患者或腹膜透析患者：血清铁蛋白＞100ng/ml，且 TSAT＞20％。

3. 给药途径

- 血液透析患者优先选择静脉使用铁剂。
- 非透析患者或腹膜透析患者，可以静脉或口服使用铁剂。

4. 静脉补充铁剂的剂量

- 若患者 TSAT＜20％和（或）血清铁蛋白＜100ng/ml，需静脉补铁100～125mg/周，连续8～10周。
- 若患者 TSAT≥20％，血清铁蛋白水平≥100ng/ml，则每周一次静脉补铁25～125mg。
- 若血清铁蛋白＞500ng/ml，补充静脉铁剂前应评估 EPO 的反应性、Hb 和 TSAT 水平以及患者临床状况。此时不推荐常规使用静脉铁剂。

（二） 对于血液透析患者，应用左旋卡尼丁可能有益，但不推荐作为常规治疗，应按照临床实际酌情处理。

（三） 不推荐常规补充维生素 C 和雄激素制剂。

（四） 应该尽可能避免输血（尤其是希望肾移植的患者，但供体特异性输血除外），单纯 Hb 水平不作为输血的标准。但在以下情况可以考虑输注红细胞治疗（推荐输注去白细胞的红细胞）：

- 出现心血管、神经系统症状的严重贫血。
- 合并 EPO 抵抗的贫血。

附件 2-2 rHuEPO 治疗的低反应性（EPO 抵抗）

1. 定义 皮下注射 rHuEPO 达到 300IU/(kg·W)（20000IU/W）或静脉注射 rHuEPO 达到 500IU/(kg·W)（30000IU/W）治疗4个月后，Hb 仍不能达到或维持靶目标值，称为 EPO 抵抗。

2. EPO 抵抗最常见的原因是铁缺乏，其他原因包括：

- 炎症性疾病
- 慢性失血
- 甲状旁腺功能亢进
- 纤维性骨炎
- 铝中毒
- 血红蛋白病
- 维生素缺乏
- 多发性骨髓瘤
- 恶性肿瘤
- 营养不良
- 溶血

- 透析不充分
- ACEI/ARB 和免疫抑制剂等药物的使用
- 脾功能亢进
- EPO 抗体介导的纯红细胞再生障碍性贫血（PRCA）

3. rHuEPO 抗体介导的纯红细胞再生障碍性贫血（PRCA）

（1）PRCA 的诊断：rHuEPO 治疗超过 4 周并出现了下述情况，则应该怀疑 PRCA，但确诊必须存在 rHuEPO 抗体检查阳性；并有骨髓像检查结果支持。

1）Hb 以 0.5～1.0g/（dl・w）的速度快速下降，或需要输红细胞维持 Hb 水平。

2）血小板和白细胞计数正常，且网织红细胞绝对计数小于 10×10^9/L。

（2）PRCA 的处理：因为抗体存在交叉作用且继续接触可能导致过敏反应，所以谨慎起见，在疑诊或确诊的患者中停用任何 rHuEPO 制剂。患者可能需要输血支持，免疫抑制治疗可能有效，肾脏移植是有效治疗方法。

（3）PRCA 的预防：EPO 需要低温保存。与皮下注射比较，静脉注射可能减少发生率。

附录3 长效二氢吡啶类钙通道阻滞剂在慢性肾脏病高血压中应用的专家建议

钙通道阻滞剂（CCB）是临床上治疗高血压的常用药物之一，迄今使用历史已近30年。根据其化学结构和药理作用可分为二氢吡啶（DHP）与非二氢吡啶两大类。近年国内外大型临床试验及高血压防治指南均建议，合理选择长效控释（缓释）二氢吡啶类CCB，由于能产生相对平稳和持久的降压效果，可有效降低因高血压引发的各种并发症的发生。

一、控制血压在慢性肾脏病治疗中的意义

高血压是促进慢性肾脏病进行性发展的关键因素之一，大量循证医学证据表明，严格的控制血压对于延缓慢性肾脏病的进展、减少心脑血管并发症方面具有重要作用。将血压降低达目标值是有效保护靶器官的基础。目前国际上公认慢性肾脏病的血压应该控制在130/80mmHg（MAP＜97mmHg）以下。如果尿蛋白≥1g/d时，血压应该控制在125/75mmHg（MAP＜92mmHg）以下。为了使慢性肾脏病患者达到理想的血压控制，常常需要3～4种降压药物联合应用。由于肾实质性高血压病人常需终身服药，要尽量选用对糖、脂及嘌呤代谢影响较小的药物。当合并高脂血症、高尿酸血症或糖代谢紊乱时，对降压药的选择尤其需要注意。

二、CCB在慢性肾脏病高血压治疗中的地位

1. 配伍血管紧张素转化酶抑制剂（ACEI）或者血管紧张素受体拮抗剂（ARB）使用，使血压控制达目标值。CCB是联合用药治疗慢性肾脏病合并高血压最常用的选择之一。

2. 如果存在ACEI或者ARB使用禁忌时，应该选用CCB。

三、CCB在慢性肾脏病高血压治疗中的优势

1. CCB可以与各类抗高血压药（包括ACEI、ARB、β-受体阻滞剂、利尿剂等）联合使用而增强降压疗效，临床上具有较广的应用范围。

2. 降压效果明确，迅速、有效，无种族、年龄差别，个体差异较小。疗效不受食盐摄入量的影响，尤其适用于治疗难达标的老年人收缩期高血压。

3. 适用于肾动脉狭窄、老年人等高危人群。其耐受性好，对钾、尿酸、脂质及糖的代谢无不良影响。可以用于合并糖尿病、呼吸系统疾病、外周血管

疾病以及脂质紊乱的慢性肾脏病病人。

4. CCB在终末期肾衰治疗中有重要的作用。①在肾功能受损时，长效钙通道阻滞剂无需减低剂量。②具有减轻血管钙化、抗动脉粥样硬化作用，在减少心脑血管并发症方面有一定优势。③可纠正因使用促红细胞生成素引发的高血压。

5. 实验研究显示，CCB可能具有非血液动力学的肾脏保护作用。具有拮抗或预防肾脏缺血再灌注损伤、造影剂及环孢霉素A导致的肾损害等作用。

四、使用方法

长效CCB的降压作用是缓慢渐进出现的，用药剂量应从小剂量开始，逐渐加量，服药1周左右开始出现明显的降压作用，最大降压效果多在用药4～6周之后。若非血压极高而需要迅速降压，应逐渐将血压降至目标水平以下，以便充分评估患者对药物的反应，依据个体情况进行调整。老年人尤其如此，避免降压过度。

五、副作用

本类药物具有良好的耐受性，大多数副作用是轻-中度的，新型的长效二氢吡啶类CCB的副作用更少。

1. 踝部水肿、皮肤潮红、头痛　这些副作用可能与用药过程中外周血管扩张有关，在女性患者更多见，效应与用量大小有关。绝大多数症状是轻-中度，一般为一过性，继续用药可自行消失，难以耐受的患者需要停用。

2. 心悸　症状的出现与二氢吡啶类CCB的药理作用有关，其发生率与用药剂量有关，症状严重的患者不宜继续服用。

3. 肝酶升高　CCB可引起丙氨酸氨基转移酶、天门冬氨酸氨基转移酶、碱性磷酸酶和血清胆红素的一过性升高，通常见于治疗后2～3周，一般不致停药。有引起胆汁淤积性黄疸的报道，可能是一种特异性反应，也可能存在过敏机制。

4. 其他　发生率低的副作用有嗜睡、心动过缓、齿龈增生，便秘、多尿、尿频、肌肉疼痛和抽搐等，偶有过敏反应（神经血管性水肿、皮疹）、血象异常（粒细胞减少、血小板减少），必要时需停药治疗。

六、注意事项

1. CCB对系统血压的有效控制可以克服其扩张肾脏入球小动脉的弊端，即充分降压达目标值后，并不造成肾小球的高滤过、高灌注，使肾小球内的血液动力学变化得到改善，达到肾脏保护的作用。CCB与ACEI联合应用可起到互补效果，发挥更大的保护作用。

2. CCB长效制剂为特殊控释剂型，不能咀嚼或者掰断后服用。

3. 心肌梗死急性期、心源性休克、颅内出血与脑卒中急性期颅内压增高患者禁用CCB。合并有严重心力衰竭患者应慎重使用CCB。

4. CCB的扩血管作用是逐渐产生的，但与其他外周血管扩张药物合用时仍需谨慎，避免口服后出现血压急剧降低，特别是有严重主动脉瓣狭窄的病人。

5. CCB主要在肝脏代谢，严重肝功能不全患者应慎用。

6. 维持性血液透析患者应用CCB时，需注意药物的蛋白结合率和表观分布容积。长效制剂透析后无需补充给药。

附录 4　吗替麦考酚酯在肾内科中的应用

吗替麦考酚酯（MMF）是一种抗代谢免疫抑制剂，其防治各类实体器官移植急性排斥的疗效得到广泛认可，90 年代后期 MMF 逐渐应用于自身免疫性疾病，在系统性红斑狼疮、肾脏疾病的免疫治疗上显示出了独特的疗效。

一、适应范围

1. 活动性狼疮性肾炎　前瞻对照及临床观察性研究均证实 MMF 联合糖皮质激素适用于狼疮肾炎有肾脏活动性病变者，如弥漫增殖型狼疮肾炎（WHO 分型Ⅳ型）和其他类型（Ⅲ型和Ⅴ型）中有活动性病变者，其中合并血管病变如血管炎者效果更好。前瞻对照研究证实其疗效与环磷酰胺相似或疗效更优。而且副作用相对较轻。循证医学资料证实，MMF 用在狼疮肾炎缓解期维持治疗可有效防止疾病复发，长达三年耐受性较好。如经济条件许可，可考虑把 MMF 与环磷酰胺一样作为活动性狼疮肾炎诱导治疗的一线选择用药。

2. 难治性原发性肾病综合征　观察性研究证实对于难治性原发性肾病综合征中微小病变和系膜增生性肾炎表现为激素依赖或激素抵抗者，MMF 联合糖皮质激素有肯定疗效。可用于环磷酰胺等药物无效或有严重副作用时。

目前观察性研究资料显示 MMF 联合糖皮质激素对难治性原发性肾病综合征中膜性肾病、局灶节段肾小球硬化症亦有一定疗效。

3. IgA 肾病

（1）IgA 肾病缓慢进展型（病理活动性病变为主且程度较重、尿蛋白≥1.0g/d、肾功能有损害、出现高血压）及快速进展型（病理较多新月体及重度活动性病变，肾功能急剧恶化）MMF 可能有效。但需更多的临床 RCT 研究加以证实。

（2）IgA 肾病晚期病变表现为肾功能严重受损（血肌酐＞250μmol/L）且病理表现为明显慢性化为主如肾小球、间质小管纤维化，此时免疫抑制剂治疗（包括 MMF）并不一定能改善疾病预后，并且可增加治疗风险。应谨慎作出决策。

（3）IgA 肾病表现为肾病综合征（病理表现以系膜轻、中度增生为主），MMF 适应证同“难治性原发性肾病综合征”。

（4）IgA 肾病表现为单纯性血尿或蛋白尿（病理程度较轻，蛋白尿＜0.5～1.0g/d、肾功能正常、无高血压），不推荐使用 MMF。

4. 系统性小血管炎　有限的前瞻对照研究证实 MMF 联合糖皮质激素可

用于系统性小血管炎中ANCA阳性小血管炎的诱导治疗，其疗效优于环磷酰胺。亦可用在缓解期的维持治疗，能明显减少复发，且副作用较轻。前瞻对照研究也证实MMF联合糖皮质激素可用于有血管炎的紫癜肾炎诱导治疗，其疗效优于静脉环磷酰胺冲击。但上述适应证需要更多大样本随机对照研究（RCT）证实。

• 难治性原发性肾病综合征定义：微小病变及系膜增生性肾炎中激素依赖或抵抗型；膜性肾病、局灶节段肾小球硬化及膜增生性肾炎中激素抵抗型。

• 激素依赖：应用糖皮质激素有效，但撤药过程中半年复发2次或以上。

• 激素抵抗：应用泼尼松或相当于泼尼松1mg/(kg·d)以上达12周以上无效。局灶节段肾小球硬化则应使用上述剂量激素16周以上仍无效者，可考虑激素抵抗。

二、使用方法

成人推荐起始应用剂量为1.0～2.0g/d，每天分两次空腹服用。起始可逐渐加量以增加病人的耐受性。

在低蛋白血症、肾功能严重受损或存在明显副作用（消化道、骨髓抑制、感染）时，应适当减少MMF剂量或停用。

1. 狼疮肾炎、系统性小血管炎的治疗分诱导期及维持期治疗。诱导治疗期一般为6个月。但应视具体病人缓解情况决定诱导治疗期长短。维持治疗期一般不少于2年或更长时间。

诱导期应尽可能使病人达到完全缓解。达到缓解后可根据病人具体情况，逐渐减少MMF及激素剂量，进入维持期治疗。

诱导期起始MMF剂量见上。激素起始剂量一般为0.8～1.0mg/(kg·d)，1年后MMF维持剂量一般在0.75～1.0g/d之间，而此时激素维持剂量一般不>10mg/d。

2. 原发性肾病综合征治疗亦分起始期及维持期治疗。

在达到肾病综合征临床缓解后，可根据病人具体情况，逐渐减少MMF及激素剂量，进入维持期治疗。

原发性肾病综合征起始期及维持期治疗时间依据病理类型不同而有区别。

3. IgA肾病 MMF及激素剂量可参照狼疮肾炎、系统性小血管炎治疗。

MMF使用应循个体化治疗原则，如无效时，可更换成其他免疫抑制剂。

三、副作用

MMF的短期副作用较环磷酰胺及环孢素A等其他免疫抑制剂为轻，但少数患者仍可有严重副作用，用药过程中仍应密切观察。

循证医学资料证实，MMF 用在狼疮肾炎治疗，长达三年耐受性较好。

1. 感染

（1）细菌感染：大剂量 MMF 治疗过程中可合并各种细菌感染，如肺炎、淋巴结炎、疖肿和丹毒。加用敏感抗生素可以控制感染者可不停用 MMF，严重者应将 MMF 减量或停用。

（2）病毒感染：MMF 所致病毒感染多为巨细胞病毒、疱疹病毒等。应加用相应抗病毒治疗。严重者应将 MMF 减量或停用。

（3）真菌感染：MMF 可致念珠菌、曲菌等真菌感染。严重真菌感染时应及时把 MMF 减量或停药，选择恰当抗真菌治疗。

2. 胃肠道症状　MMF 药物代谢过程中存在肝肠循环，空腹用药可以提高药物利用度。但部分患者空腹服用可以出现腹泻、腹胀、腹痛等，多在减量后好转。然后仍可逐渐加至原剂量。

3. 骨髓抑制　可有 WBC 减少，$<3\times10^9/L$ 时 MMF 应减半量，待 WBC 计数恢复后 MMF 剂量可考虑回到原量；如 WBC$<2\times10^9/L$ 则应停药。个别可出现贫血，减量后可恢复，但较快出现的严重贫血（如 2 周内下降达 2g/dl）则应及时停药。血小板减少罕见，如血小板下降达 $60\times10^9/L$，应及时停药。（三系下降如系系统性红斑狼疮活动所致则无需减药）。

4. 其他　个别病人可以出现一过性 ALT 升高，如不伴有黄疸可观察并继续用药，多可以在 2～4 周左右恢复正常。

四、注意事项

1. 用药开始时应每 2 周监测血常规、肝功能。用药过程中如无副作用出现，应每月定期检查血常规和肝功能。出现轻度异常时应至少每周检查一次，直至恢复正常后再改为每月一次。半年内无副作用可每 3 个月检查一次。

2. MMF 通常与激素合用，在合用时，激素剂量有可能较单用时稍小或减量稍快。有资料表明，在部分原发性肾病综合征患者中，单用 MMF 也有疗效。

3. MMF 不宜与硫唑嘌呤同时合用。但 MMF 停药后继用硫唑嘌呤是可行的（序贯治疗）。

4. 在临床上应尽可能提倡在肾病理诊断指导下合理使用激素及免疫抑制剂。

5. 在肾功能损害时，MMF 剂量应减少。

附录5 维持性腹膜透析共识

腹膜透析是终末期肾衰竭患者的一种成功的肾脏替代治疗方法，它为终末期肾衰竭患者的生存提供可能。为使腹膜透析治疗更合理、更规范，更经济，以提高患者的生存率和生活质量，有必要建立以循证医学为基础的临床实践指南或共识。国外的K/DOQI腹透指南，即是根据循证医学的要求，在收集大量文献的基础上，由专家们筛选、整理、讨论而形成的，对腹透临床具有很好的指导意义。

但在我国，直接引用这些指南也还存在一些问题：第一，指南是根据国外的资料而来，是否适合我国的国情？第二，这些指南公布以来，近年来又出现了不少重要的研究，从而对一些问题的看法又有了新的认识。第三，在腹膜透析中，还有一些重要的问题由于难以进行大规模、随机对照的高质量研究，从而缺乏指南，需要先形成一些共识来加以规范。

为此，由全国肾脏病界组成的专家小组，在2005年7月召开了第一次会议，讨论并制定了这一《维持性腹膜透析共识》，以供大家在实践中参考。

一、患者的选择

大多数终末期肾衰竭患者都可选择腹膜透析，也应有选择腹透的权利。但为了保证腹透的疗效，在选择透析方式时应考虑一些社会、生理和心理上可能影响腹透效果的因素。对于腹腔严重粘连、严重腹壁缺陷、严重呼吸系统疾病或腰椎疾病等患者一般不适宜腹透。

二、时机的选择

1. 早期转诊　应在普内科、全科医师及心内科、内分泌科、风湿科等专科医师中宣传肾脏科相关知识，诸如慢性肾脏疾病（CKD）分期分层。一旦确诊CKD，应有肾脏科医师协同参与治疗方案的制订，以延缓肾脏疾病的进展。一旦进入CKD Ⅳ期，做好肾替代治疗准备以改善透析后的生存率。

2. 适时透析（healthy start）　一般当患者残肾功能下降至Krt/V＜2.0［相当于Ccr＜9～14ml/(min·1.73m^2)］可考虑开始肾脏替代治疗。但若患者无明显尿毒症症状与体征，又无营养不良表现（如体重及血清白蛋白水平稳定或升高、SGA评分为良好）时，可暂不透析。推荐Krt/V在1.5～1.7时可考虑开始腹透。糖尿病肾病患者结合临床，可适当更早开始透析。

三、植　　管

1. 导管选择　长期透析留置导管选用双克夫 Tenchoff 管，较为常用的是直管。末端卷曲管、鹅颈管等设计的目的是减少出口感染、进液时的疼痛和导管漂移等。

2. 导管植入的质量与手术技术密切相关。手术医师应该富有经验，认真负责，注意植入时的每一个细节，以最大限度减少导管相关的并发症。

3. 植入导管要点

(1) 切口应选在旁正中，以耻骨联合作为标记，不强调脐下二横指。

(2) 荷包应结扎在深克夫下，深克夫最佳位置应置于腹直肌鞘中，而不应放在腹腔中。

(3) 浅克夫应置于深皮下，距出口 2cm。

(4) 出口方向向上感染发生率高，故出口方向应向下（或水平）。但应用直管时注意不要过度弯曲以免增加漂管的发生。

(5) 腹透管腹腔段应置于脏层腹膜和壁层腹膜之间，末端置于真骨盆中。

4. 手术方式

(1) 外科切开法是目前使用最广泛的方法。

(2) 腹腔镜手术法可以直视导管的位置，但需要特定的仪器，不推荐作为常规手术。

(3) 穿刺法由于无法直接看到腹膜，手术并发症多，尤其不适合肥胖的患者，建议不采用。

5. 植管后休整期

(1) 为提高导管的长期生存，尽可能在植管后 2 周才开始透析。

(2) 如在此期间需要紧急腹膜透析，可采取卧位、低容量（＜1500ml）间歇性透析。

(3) 若置管后，较长时间内不透析，应定期行腹腔冲洗，以防止导管堵塞。

6. 术后护理

(1) 术后导管应制动以利于导管的愈合，减少渗漏、功能不良及导管相关感染的发生。

(2) 在出口完全愈合之前，应用透气性好的无菌纱布覆盖，每周换药一次，如遇渗漏、出汗多或感染时，加强换药。换药时应由受过培训的专业人员严格按照无菌要求操作。

(3) 一旦出口完全愈合，应每天检查出口，并使用杀菌肥皂或洗必泰等清洁剂。

四、出口和隧道感染

1. 出口感染的诊断 出口处有脓性引流物，伴红肿热痛，培养有细菌生长符合出口感染的诊断。如果出口处仅培养有细菌，但无异常征象（如红肿、渗出等），不能诊断出口感染。

2. 出口感染的治疗

（1）首先应进行局部涂片和病原菌培养，培养结果出来前应先行经验性治疗。经验性治疗选用的抗生素应覆盖金葡菌，口服抗生素有效。如以往有绿脓杆菌感染史，应选用对该细菌敏感的抗生素。待培养有结果后再根据培养的致病菌选用敏感的抗生素。

（2）金葡菌和绿脓杆菌引起的出口感染治疗疗程长，并常需联合用药。

（3）加强换药及肉芽组织的清除，换药可每天1～2次。

3. 出口感染的预防

（1）最重要的是坚持良好的卫生习惯，定期清洗出口处皮肤，保持其清洁无菌。每次换液前注意手的清洗。

（2）莫匹罗星软膏局部涂用可减少出口处金葡菌感染的发生。

4. 隧道感染的诊断

（1）隧道感染诊断标准：腹透管皮下隧道处红肿热痛，伴或不伴发热。常合并出口感染。

（2）隧道感染有时表现隐匿，腹透管隧道超声检查可提高其诊断阳性率。因此在出口感染、出口感染合并腹膜炎、顽固性腹膜炎的患者应进行腹透管隧道超声检查，以及早明确是否有隧道感染。

5. 隧道感染的治疗

（1）对于未累及深克夫的隧道感染，可先给予抗生素并加强换药等治疗，并进一步检查，包括加强超声随访，每隔2周复查一次，如克夫周围的低回声区域治疗后减少超过30%，可继续保守治疗，反之应拔管。

（2）通常隧道感染治疗效果差，如局部换药和抗生素治疗2周无效者应及早拔管。

6. 出口感染和隧道感染的预后

（1）预后，与病原菌有关。金葡菌、绿脓杆菌导致的感染治疗效果差，拔管率高。

（2）出口感染合并隧道感染比单纯的出口感染的拔管率高。

五、腹 膜 炎

1. 腹膜炎的诊断 具备以下三项中的二项：

（1）腹痛，腹水浑浊，伴或不伴发热。

（2）腹透流出液中 WBC 计数＞100/ml，中性粒细胞＞50％。

（3）腹透流出液中培养有病原微生物的生长。

2. 腹膜炎的预防

（1）腹膜炎仍然是腹透患者最常见的并发症之一，不仅增加住院率及死亡率，而且会损伤腹膜，导致技术失败，故应尽力预防腹膜炎的发生。

（2）最常见引起腹膜炎的原因是接触污染，因此要强调无菌概念，净化操作环境和强化洗手观念，注意无菌操作。

（3）腹膜炎与患者年龄、肥胖、原发病、包括机体免疫防御功能等有关，也与是否有出口感染和肠道感染密切相关。应加强导管出口的护理，避免出口感染或隧道感染，及时治疗便秘和肠炎。

（4）每个腹透单位应定期评估腹膜炎的发生率，每年至少一次，并及时寻找及去除可能纠正的影响因素。

（5）植入手术时预防性使用抗生素有利于减少腹膜炎的发生。推荐术前 1 小时及术后 12 小时内静脉注射 1g 第一代头孢菌素。

3. 腹膜炎的治疗

（1）在用药治疗前应先进行腹水常规、涂片革兰染色和细菌培养。不同病原菌的治疗和预后不同，因此应提高培养的阳性率。

（2）经验治疗：在细菌培养结果出来之前应及早开始经验性治疗。经验性治疗必须覆盖阳性菌和阴性菌。各单位也可根据各自常见致病菌的敏感性来选择抗生素。阳性菌可选用第一代头孢菌素，阴性菌可选用第三代头孢菌素或氨基糖苷类抗生素。使用氨基糖苷类抗生素需注意监测残肾功能和前庭功能，避免重复和长疗程使用。

（3）待明确病原菌后，再根据病原菌和药敏调整用药。

（4）用药途径：①腹腔局部使用抗生素有效。根据原透析方案，将一定剂量抗生素注入每袋腹透液中，灌入腹腔。②如患者同时合并发热等全身症状，在腹腔使用的同时可通过静脉途径使用抗生素。③对于腹痛剧烈，腹水严重浑浊的患者，可用腹透液先冲洗 1～2 袋。

（5）腹膜炎应及早诊断，及早治疗，并建议住院治疗。

（6）多数感染在治疗后 72 小时内改善，如治疗 5～7 天仍无效，需考虑拔管。长期反复使用抗生素会增加霉菌性腹膜炎的机会。

(7) 疗程：一般病原菌，抗生素治疗二周左右；金葡菌和绿脓杆菌、肠球菌感染等需治疗三周。

(8) 某些患者频繁发生腹膜炎，且多为同一病原菌时，需考虑腹透管壁有生物膜形成，应及早拔管，以防止反复感染并保存腹膜功能。

4. 拔管及处理

(1) 导管相关感染：① 对复发性腹膜炎、难治性腹膜炎、霉菌性腹膜炎以及难治性导管感染应及时拔除导管。②拔除的导管剪取末端作培养，以了解导管感染的致病菌。③拔管后一般需继续使用抗生素 5～7 天。

(2) 其他原因导致腹膜透析终止而需拔管者，拔管后无需抗生素治疗。

六、营养不良

1. 营养不良的评价 推荐综合评估。

(1) 血清白蛋白（Alb）和前白蛋白（Pre-A）：Alb 和 Pre-A 是经典的且仍然是临床应用较多的营养评估指标，它们能预示患者的临床预后。Alb＜35g/L 或 Pre-A＜30mg/dl，应注意存在营养不良。由于 Alb 和 Pre-A 为急性负时相反应蛋白，与炎症密切相关，因此在营养评估时应排除是否存在炎症。

(2) 蛋白分解率（PCR）和每日蛋白质摄入（DPI）：根据饮食回顾推算 DPI 的传统方法，需要营养师配合，否则可靠性和精确性较差。在氮平衡为零或轻度正氮平衡的患者中，可通过计算每日氮的排出量（如 PCR）推算 DPI。一般建议 DPI 或 NPCR（以体重校正的 PCR，见附件 5-1）达 1.2g/(kg・d)，有主张可以低于此值，但应严密观察。

(3) 主观综合性营养评估法（SGA）：是一种通过询问病史并简单体检后，判断营养状态的主观评估方法。它简便、有效、经济、无创伤，且在营养评估中与其他实验室指标有相当高的一致性，值得推广。特别是 CANUSA 研究中，经修正改良后的 4 项 7 分模式（4 项：体重、厌食、皮下脂肪、肌肉重量；7 分：1～2 分严重营养不良，3～5 分轻中度营养不良，6～7 分营养正常）SGA 更具有预测价值（见附件 5-2）。

(4) 人体测量：除了传统意义上的体重、皮肤皱褶厚度、上臂周径等测定，双能量 X 线吸收法（DEXA）、生物电阻抗分析（BIA）等新型测定具有精确性高的特点。

2. 营养不良的防治原则

(1) 透析剂量：在尚未达到透析充分性的患者，增加透析剂量不仅使溶质清除增加，同时有利于水分清除和营养指标改善（详见充分性章节）。

(2) 预防腹膜炎发生：腹膜炎时，大量蛋白质和氨基酸从透析液中丢失，尤其是反复多次腹膜炎可影响患者的营养状态。规范的腹透操作能减少腹膜炎的发生。

（3）残余肾功能的保护：即使处于很低的水平，残余肾功能仍与营养状态和死亡率有关。

（4）营养治疗：包括肠内外营养治疗，对营养状态的改善可能有帮助。

（5）抗炎症治疗：炎症是引起ESRD患者营养不良的主要原因之一。抗炎症治疗包括使用生物相容性良好的透析液及一些可能的抗炎症药物，如：ARB、ACEI、PPAR-γ激动剂和他汀类降脂药等，但这些药物的疗效尚需更多的证据证实。

七、容量负荷过多

腹透患者容量过多常见，且是影响患者生存率的一个重要原因，应加以重视。

1. 容量负荷过多的评定步骤

（1）水负荷过多：可通过临床表现及影像学检查，如水肿、高血压、超滤量、尿量、胸片及心脏彩超等评估。人体成分分析如BIA，DEXA等测定人体水负荷精确可靠。

（2）是否存在可逆性因素：是否饮水、摄盐过多，透析液留置时间与糖浓度应用是否合适，是否存在腹透管的机械性问题等。

（3）是否存在一些不可逆因素：如是否伴有明显残余肾功能减退，是否存在超滤衰竭。（后者可通过改良PET帮助鉴别，见附件5-3。）

2. 容量负荷过多的治疗

（1）水钠摄入的控制：水分的摄入主要以维持目标体重为目标，通过尿量加腹透超滤量再加上非显性失水来估计。另外，钠摄入过多增加患者容量负荷，应予以控制。为此，要加强对患者饮水和钠摄入限制的宣教，改善依从性。

（2）利尿剂的使用：大剂量的袢利尿剂（速尿250～1000mg/d）对肾功能恢复虽无作用，但可以使尿量有明显增加。目前尚无口服大剂量袢利尿剂毒副作用的报道。

（3）高渗透析液的使用：使用高糖透析液（2.5%，4.25%腹透液）后，腹腔中的渗透压升高，超滤量也随之增加。由于含高葡萄糖的透析液可损伤腹膜，故建议结合临床情况，权衡使用。

（4）留腹时间、交换次数的改变：腹透液交换次数的增加可相对缩短腹透液留腹的时间从而增加超滤量，而在同样透析剂量下留腹时间的增加有助于对钠的清除。因此，应根据患者钠或水分的清除具体情况结合腹膜平衡试验结果，决定是增加留腹时间还是增加交换次数。

3．容量负荷过多的预防

（1）保护残余肾功能：由于透析开始后，残余肾对溶质清除和体液平衡仍起着至关重要的作用，因此应重视对透析患者残余肾功能的保护。尽量避免使用肾毒性药物如氨基糖苷类、非甾体类消炎镇痛药和造影剂等；而 ACEI、ARB 类药物在腹透患者中有保护残余肾功能作用的报道。

（2）保护腹膜：腹膜炎对腹膜的结构与功能有损害，因此有效防治腹膜炎是保护腹膜的有力措施。使用生物相容性更好的透析液能保护腹膜免受高糖、高 GDP、低 pH 及含乳酸等非生物相容性因子的影响。在透析方案制定中应尽可能避免不必要的使用高糖透析液（如 4.25%）。

（3）高血糖的控制：水分的滤出取决于血液与腹腔中糖的梯度差，因此糖尿病患者控制高血糖对超滤相当重要。

（4）水钠摄入的控制：加强对患者饮水和钠摄入限制的宣教，改善依从性。

八、腹膜透析的充分性

透析是否充分与患者的生存率直接相关。而充分透析是给患者一个足够的、适当的剂量，既保证患者生存率又尽可能减少其过多的暴露于非生物相容性透析液的害处。

1．评估和标准：

（1）毒素蓄积症状：没有恶心、呕吐、失眠、下肢不适综合征等。

（2）水分蓄积症状：没有高血压、心力衰竭、浮肿等。

（3）营养状况：血清白蛋白≥35g/L、SGA 正常、无明显贫血、饮食蛋白摄入好等。

（4）酸碱、电解质平衡，没有酸中毒和电解质紊乱。

（5）钙磷代谢平衡，钙磷乘积 2.82～4.44 $(mmol/L)^2$，iPTH 150～200pg/ml 范围内。

（6）用 $1.73m^2$ 体表面积矫正后的每周总的肌酐清除（Ccr）率和总的每周 Kt/V 测定（计算方法见附件 5-4），代表了小分子溶质的清除。它是腹膜清除率及残肾清除率的总和。总 Kt/V 推荐在 1.5～1.7/周以上，总 Ccr 在 40～50L/(wk·$1.73m^2$）以上，对于达不到者，视患者经济情况密切观察病情变化。

2．检查频率推荐（在条件许可时）

（1）透析开始后的1个月和以后的每6个月测定一次，包括总Kt/V、Ccr、白蛋白、血球压积和血色素、SGA、钙磷及iPTH等指标。

（2）如果患者有残余肾功能，则应每两个月测定一次残肾Kt/V和Ccr，以便及时调整透析处方，直到残肾Kt/V＜0.1。

附件5-1　NPCR的计算（Randerson，Peritoneal dialysis. Edinburgh：Churchill Livingstone，1981：180-191.）

PCR（g/d）＝10.76（尿素氮生成率＋1.46）

尿素氮生成率（g/d）＝（Vd×DUN＋Vu×UUN）/t

Vd:24小时腹透液引流总量；DUN：腹透液中尿素氮的浓度；Vu：24小时尿量；UUN：尿中尿素氮的浓度；t：标本收集时间

NPCR（g/kg/d）＝PCR/理想体重

理想体重（kg）＝身高（cm）－105

附件5-2　SGA评分参考（JASN，1996，7：198）

改良SGA（CANUSA study）

内容：	严重	轻-中度	正常
1. 体重变化：	1 2	3 4 5	6 7
6月以来 体重＝_____ kg　2周以来下降%：____			
（＜5%，轻度）____（5%～10%，中度）____（＞10%，重度）			
2. 饮食变化：有无饮食限制 _____ 持续时间_____	1 2	3 4 5	6 7
类型：接近固体 _______ 足量液体_______			
低热量液体 _______ 绝食_______			
3. 皮下脂肪厚度	1 2	3 4 5	6 7
4. 肌肉消耗程度	1 2	3 4 5	6 7
SGA评分：1. 正常（评分以6、7为主或近期有明显改善）			
2. 轻-中度营养不良（评分以3～5分为主）			
3. 重度营养不良（评分以1、2分为主）			

说明：SGA评分中，体重变化和体检尤其重要。除了实际体重，体重呈稳定或上升趋势的，应视为营养良好的表现

附件5-3　改良PET（Kidney Int，1995，48：866；Perit Dial Int，1997，17：144）

（1）完全放出前一夜留腹的腹透液。

（2）卧位注入4.25%透析液2.0 L，每注入400ml患者需翻身（腹透液注入腹腔时患者应不断翻动身体以使腹膜与透析液充分接触）。腹透液注入结

束，记录时间为 0 点。

(3) 在 0、4 小时留取腹透液样本测定尿素氮、肌酐和葡萄糖；1 小时留取腹透液样本测定钠；2 小时留取血样测定尿素氮、肌酐、钠、葡萄糖测定。

说明：若 4 小时后超滤量低于 400ml 被认为是超滤衰竭。D/Pcr＜0.5 为低转运，＞0.81 为高转运，0.5～0.81 为平均转运。

附件 5-4 Kt/V 计算

$$\text{总 Kt/V}=\text{残肾 Kt/V}+\text{腹膜 Kt/V}$$

$$\text{残肾 Kt/V}=\frac{\dfrac{\text{24 小时尿尿素值(mmol/L)}}{\text{血清尿素值(mmol/L)}}\times \text{24 小时尿量(L)}\times 7}{\text{体重(kg)}\times 0.6\text{(男性)或 }0.55\text{(女性)}}$$

$$\text{腹膜 Kt/V}=\frac{\dfrac{\text{透析液尿素值(mmol/L)}}{\text{血清尿素值(mmol/L)}}\times \text{24 小时腹透液排出量(L)}\times 7}{\text{体重(kg)}\times 0.6\text{(男性)或 }0.55\text{(女性)}}$$

附件 5-5 肌酐清除率(Ccr)计算

$$\text{总 Ccr}=\text{残肾 Ccr}+\text{腹膜 Ccr}$$

$$\text{残肾 Ccr(L/周)}=\frac{\dfrac{\text{尿肌酐值(mmol/L)}}{\text{血肌酐值(mmol/L)}}\times \text{尿量(L)}\times 7+\dfrac{\text{尿尿素值(mmol/L)}}{\text{血尿素值(mmol/L)}}\times \text{尿量(L)}\times 7}{2}$$

$$\text{腹膜 Ccr (L/周)}=\frac{\text{透析液肌酐值(mmol/L)}}{\text{血肌酐值(mmol/L)}}\times \text{24 小时腹透液排出液总量(L)}\times 7$$

$$\text{体表面积校正的 Ccr (L/周/1.73m}^2\text{)}=\frac{\text{总肌酐清除率(L/周)}\times 1.73\text{m}^2\text{BSA}}{\text{患者 BSA(m}^2\text{)}}$$

附件 5-6 体表面积计算

DuBois and DuBois 法：$\text{BSA(cm}^2\text{)}=71.84\times \text{体重(kg)}^{0.425}\times \text{身高(cm)}^{0.725}$

Gehan and George 法：$\text{BSA(m}^2\text{)}=0.0235\times \text{体重(kg)}^{0.51456}\times \text{身高(cm)}^{0.42246}$

附录6　血管紧张素转换酶抑制剂在肾脏病中正确应用的专家共识

血管紧张素转换酶抑制剂（ACEI）通过抑制血管紧张素Ⅱ生成、阻断肾素-血管紧张素-醛固酮系统作用，及抑制缓激肽降解、增强缓激肽效应，而广泛用于肾脏病治疗。为了更合理、安全地应用这类药物，全国部分肾病专家于2004年4月24日在北京进行了专题研讨，对《血管紧张素转换酶抑制剂在肾脏病中正确应用的专家建议》进行了第2次修订，经充分讨论，会议达成如下共识。

一、适　应　证

1. 降低系统高血压　持续性高血压促进肾损害进展，引起严重心、脑血管并发症。对肾脏病患者合并的高血压（包括原发性高血压及肾实质性高血压）应积极治疗，并力争达标。尿蛋白＜1g/d时，血压应降达130/80mmHg（平均动脉压97mmHg）；尿蛋白＞1g/d时，血压应降达125/75mmHg（平均动脉压92mmHg）其中收缩压治疗达标尤为重要。此时，ACEI（或血管紧张素Ⅱ受体拮抗剂，ARB）应为首选降压药。

2. 减少尿蛋白排泄　蛋白尿、尤其大量蛋白尿有不少危害，并能促进肾损害进展，应积极治疗。ACEI能通过多种机制如改善肾小球内高压、高灌注及高滤过，及改善肾小球滤过膜选择通透性而减少尿蛋白排泄。蛋白尿较重时ACEI降尿蛋白效果往往更显著，应尽量将尿蛋白减少至正常或最低水平。

3. 延缓肾损害进展　ACEI除能通过上述作用保护肾脏外，还能通过减少肾脏细胞外基质蓄积（减少产生，促进降解），拮抗肾小球硬化及肾间质纤维化而延缓肾损害进展。

ACEI针对上述第2、3适应证发挥的疗效，部分为非血压依赖性效应，因此，这两个适应证对无高血压的肾脏病患者也适用。

糖尿病患者（包括1型及2型）应从尿蛋白排泄率增高开始即应用ACEI。

上述各适应证疗效已被许多临床循证医学试验验证。

二、使用方法

ACEI类药均需从低剂量开始应用，然后逐渐加量至起效，老年人尤应如此，避免降血压过度。

1. 降低高血压　若非血压极高需迅速降压，一般宜首选长效ACEI治疗。

为了有效降压，ACEI常需与其他降压药物配伍应用，一般常需3种或更多种降压药联合应用才能有效控制血压。联合用药常首选用小剂量利尿剂（肌酐清除率>25ml/min时可用噻嗪类利尿药，<25ml/min时用袢利尿剂，排钠利尿可提高ACEI降压疗效，但必须小量使用，勿导致脱水）。若降压效果不满意，可再加钙通道阻滞剂（包括双氢吡啶及非双氢吡啶类）、β受体阻断剂或α及β受体阻断剂（心率慢者不用），以及其他种类降压药。血管紧张素Ⅱ受体拮抗剂也可与ACEI联合应用。

用ACEI降血压时，需限制食盐入量。

2. 减少尿蛋白及延缓肾损害进展　为有效减少尿蛋白排泄及延缓肾损害进展，ACEI常需较大剂量（比降血压所需用量大），或联合应用血管紧张素Ⅱ受体拮抗剂，且用药时间要久（常需数年），同时应限制饮食中蛋白质及盐摄入量。

三、副　作　用

1. 咳嗽　此可能与激肽酶被抑制相关，血中缓激肽、前列腺素及P物质浓度增高引发咳嗽。严重者应停服ACEI，改用血管紧张素Ⅱ受体拮抗剂。

2. 血清肌酐增高　用药头两个月血清肌酐（Scr）可轻度上升（升幅<30%），为正常反应，勿停药；但是，如果用药过程中Scr上升过高（升幅>30%～50%），则为异常反应，提示肾缺血。出现后一情况时应停用ACEI，并努力寻找肾缺血病因设法解除，假若肾缺血能被纠正且Scr恢复正常，则可再用ACEI，否则，不宜再用。

3. 血钾升高　此与醛固酮被抑制相关，肾功能不全时尤易发生。血钾过高即应停用ACEI，并按高钾症处理原则及时治疗。

4. 其他　偶有过敏反应（神经血管性水肿、皮疹）及血像异常（白细胞减少等），出现时应停用ACEI。

四、注 意 事 项

1. 用ACEI期间应密切监测Scr及血钾变化。用药头两个月，宜每1～2周检测1次；若无异常变化，以后可酌情延长监测时间。发现Scr或血钾异常增高，需及时处理。

2. Scr<265μmol/L（3mg/dl）的肾功能不全患者，可以应用ACEI，但宜选用双通道（肾及肝）排泄药物，并据肾功能不全程度适当减量。Scr>

265μmol/L 时，是否仍能应用 ACEI 认识尚未统一，有资料报道，此时应用（尤其原已用 ACEI 者继续应用）ACEI 仍能有效地延缓肾损害进展，不过，ACEI 用量需相应减少，必须高度警惕高钾血症发生。

3. 双侧肾动脉狭窄患者禁用 ACEI；单侧肾动脉狭窄对侧肾功能正常患者可用 ACEI，但需从最小量用起，并应密切检测血压及 Scr 变化。

4. 脱水患者禁用 ACEI。并用利尿剂时，应避免过度利尿脱水导致 Scr 异常升高。

5. 孕妇禁用 ACEI，以免影响胎儿发育。

6. 血液透析患者用 ACEI 治疗高血压时，需注意所用 ACEI 药物的蛋白结合率及表观分布容积，蛋白结合率低及表观分布容积小者易被透析清除，需透析后给药。此外，用某些透析器（如 AN69 中空纤维透析器等）进行透析时，服用 ACEI 可能诱发过敏反应，也应注意。

7. ACEI 与红细胞生成素（EPO）并用时，有可能影响 EPO 疗效；非甾体类抗炎药与 ACEI 并用，可能影响 ACEI 降压疗效，并导致 Scr 升高，均需注意。

附录7 活性维生素D在慢性肾脏病继发性甲旁亢中合理应用的专家共识

慢性肾脏病（CKD），特别是肾功能不全患者常常存在着矿物质代谢的紊乱，其可以引起全身多系统的损害，包括骨病及心血管疾病。根据K/DOQI指南的建议，从CKD3期就应开始进行有关的检测和治疗。监测的指标包括矫正的血清总钙、血磷和全段甲状旁腺激素（iPTH）水平。

继发性甲状旁腺功能亢进（SHPT）是矿物质代谢紊乱的重要表现类型之一，其不仅可引起骨骼的严重损害，而且可以加重钙磷代谢异常，引起皮肤瘙痒、贫血、神经系统损害及心血管疾病等。

活性维生素D是治疗SHPT的重要药物，不仅有利于继发性甲旁亢相关骨病的治疗，也有利于SHPT所致的全身其他脏器损害的好转。但是使用活性维生素D不加监测，又会导致一系列不良后果。因此，必须合理使用活性维生素D，并严格监测血iPTH、钙、磷和钙磷乘积（Ca×P）等。

一、CKD患者校正的血清总钙、血磷和全段甲状旁腺激素（iPTH）水平的目标值

根据CKD的不同分期，要求血iPTH及钙、磷水平维持在目标值范围（见表7-1）。钙磷乘积应<55mg^2/dl^2（4.52mmol^2/L^2）。

表7-1 CKD不同时期iPTH及血钙、磷水平的目标范围

CKD分期	PTH目标范围	钙磷维持水平	
		Ca*	P
3期	35～70pg/ml (3.85～7.7pmol/L)	8.4～9.5mg/dl (2.10～2.37mmol/L)	2.7～4.6mg/dl (0.87～1.49mmol/L)
4期	70～110pg/ml (7.7～12.1pmol/L)	同上	
5期	150～300pg/ml (16.5～33pmol/L)	8.4～10.2mg/dl** (2.10～2.54mmol/L)	3.5～5.5mg/dl (1.13～1.78mmol/L)

* 血钙应以矫正钙浓度为标准，矫正钙=血清总钙+0.8×（4-血清白蛋白浓度g/dl）

** 5期患者血钙、磷浓度应尽量接近目标值的低限为佳

二、继发性甲旁亢的治疗原则

（一）降低血磷

1. 限制饮食中磷的摄入 每日摄入量控制于800～1000mg以内。

2. 磷的结合剂的使用　主要用于饮食限磷仍不能控制血磷在靶目标范围者。

(1) 含钙的磷结合剂，如碳酸钙、醋酸钙等，并于餐中服用，以最大程度发挥降血磷的作用。(为防止高血钙，由含钙的磷结合剂提供的总钙量不应超过1500mg/d，包含饮食在内的总钙摄入量应低于2000mg/d)。

(2) 有高血钙时应停用如含钙的磷结合剂，有条件可选择不含钙的磷结合剂，如Renagel (Sevelamer HCL)，碳酸镧等。

(3) 如上述措施及充分透析仍然有严重的高血磷［血磷＞2.26mmol/L (7mg/dl)］，可短期（3～4周）使用含铝的磷结合剂，然后改用其他制剂。

3. 充分透析：增加透析频率和时间有助于磷的清除。

(二) 调整血钙

CKD各期患者均应维持血钙在靶目标值范围。对于低血钙伴有低钙症状或iPTH高于目标值范围者，可补充钙剂或使用活性维生素D制剂；同时须防止高血钙，透析患者血钙浓度＞2.54mmol/L (10.2mg/dl) 时应采取措施，如减少或停用含钙制剂及活性维生素D、使用低钙透析液（1.25mmol/L或更低）等。

(三) 活性维生素D的应用

应根据iPTH水平，合理应用活性维生素D。在应用过程中密切监测iPTH、钙、磷水平、调整药物剂量。

(四) 经过规范的药物治疗仍不能控制的严重的SHPT（iPTH持续＞800pg/ml)，并且有顽固的高钙血症和（或）高磷血症，对治疗抵抗者，以及经同位素或超声检查证实存在甲状旁腺腺瘤或结节者，建议实施甲状旁腺次全切除术或甲状旁腺全切加自体移植术。

三、继发性甲旁亢时活性维生素D的合理应用

(一) 作用机制

1. 直接作用　作用于甲状旁腺，降低PTH基因的转录，减少甲状旁腺细胞的增殖，抑制PTH的合成与分泌。

2. 间接作用　促进小肠对钙的吸收，提高血钙水平，反馈抑制PTH分泌。

(二) 适应证

1. CKD 3、4、5期的患者，血浆iPTH超过相应目标范围时（CKD3期＞70pg/ml，CKD4期＞110pg/ml，CKD5期＞300pg/ml)，需给予活性维生素D制剂。

2. 活性维生素D治疗前必须纠正钙、磷水平异常，使 $Ca \times P <$ $55mg^2/dl^2$。

3. 无肾功能迅速恶化，愿接受随访的患者。

（三）活性维生素D使用方法

目前国内的活性维生素D制剂有1,25$(OH)_2D_3$及1-ct羟维生素D_3。下面就1,25$(OH)_2D_3$应用方法推荐如下：

1. 小剂量持续疗法　主要适用于轻度SHPT患者或中重度SHPT患者维持治疗阶段。

用法：0.25μg，每天一次，口服。

剂量调整：

(1) 若能使iPTH降低至目标范围，可减少原剂量的25%～50%，甚至隔日服用。并根据iPTH水平，不断逐渐调整剂量，避免iPTH水平的过度下降及反跳，直至以最小剂量维持iPTH在目标值范围。

(2) 如果iPTH水平没有明显下降，则增加原来剂量的50%，治疗4～8周后iPTH仍无下降或达到目标范围，可试用大剂量间歇疗法。

2. 大剂量间歇疗法（冲击疗法）　主要适用于中重度SHPT患者。

用法：iPTH 300～500pg/ml，每次1～2μg，每周2次，口服；iPTH 500～1000pg/ml，每次2～4μg，每周2次，口服；iPTH >1000pg/ml，每次4～6μg，每周2次，口服。

剂量调整：

(1) 如果经治疗4～8周后，iPTH水平没有明显下降，则每周1,25$(OH)_2D_3$的剂量增加25%～50%。

(2) 一旦iPTH降到目标范围，1,25$(OH)_2D_3$剂量减少25%～50%，并根据iPTH水平，不断调整1,25$(OH)_2D_3$剂量。最终选择最小的1,25$(OH)_2D_3$剂量间断或持续给药，维持iPTH在目标范围。

（四）应用活性维生素D治疗时血iPTH、钙、磷水平的监测

1. CKD3、4期患者　①血钙、磷：在最初治疗的3个月内至少每月测定1次；②血清iPTH：在最初治疗的6个月内至少每月测定1次，以后可改为每3个月测1次。

2. CKD5期患者　①血钙、磷：在最初治疗的1～3个月内至少每2周测定1次，以后可改为每个月测1次；②血清iPTH：在治疗的前3个月内至少每月测定1次（最好每2周测定1次），当达到目标范围后，可每3个月测1次。见表7-2。

表 7-2　应用活性维生素 D 时血 iPTH、钙、磷的监测

CKD 分期	不同治疗阶段	监测频率		
		PTH	Ca	P
3、4 期	治疗达标前	6 个月内至少 1 次/3 个月	3 个月内 1 次/月	3 个月内 1 次/月
	治疗达标后	6 个月后 1 次/3 个月	3 个月后 1 次/3 个月	3 个月后 1 次/3 个月
5 期	治疗达标前	3 个月内至少 1 次/月	1 个月内 1 次/2 周	1 个月内 1 次/2 周
	治疗达标后	3 个月后 1 次/3 个月	1 个月后 1 次/月	1 个月后 1 次/月

3. 在用低钙透析液、含钙的磷结合剂、大剂量活性维生素 D 冲击治疗或体内血钙、磷和 iPTH 变化大时，应根据病情相应增加血钙、磷和 iPTH 的监测频率，及时调整治疗。

(五) 应用活性维生素 D 常见的不良反应及其对策

1. 常见不良反应　血钙及血磷升高。此外，活性维生素 D 应用不当可使 iPTH 过度抑制，则可能导致低转运型骨病发生。

2. 对策

(1) 严密监测血 Ca、P、iPTH 及钙磷乘积水平。

(2) 若有血磷升高，首先积极降磷。

(3) 如血钙＞2.54mmol/L (10.2mg/ml)：① 应减少或停用含钙的磷结合剂；有条件时使用不含钙的磷结合剂。② 严重高血钙时应减量或停用活性维生素 D，待血钙恢复正常再重新开始使用。③对透析患者，根据血钙水平可使用低钙透析液 (1.25mmol/L 或更低) 透析，透析过程中应密切监测患者的症状及血压。

(4) 建议活性维生素 D 子夜间睡眠前肠道钙负荷最低时给药。

附录8 环孢素A治疗肾小球疾病的应用共识

环孢素A（cyclosporin A，CsA）为11个氨基酸组成的环形多肽，是从土壤霉菌中分离出来的一种强效、选择性的免疫抑制剂。CsA广泛用于器官移植及免疫性疾病的治疗，近年来已被用于治疗难治性肾病综合征和其他肾脏疾病。与其他免疫抑制剂相比，CsA的特点是选择性地作用于T淋巴细胞，并不影响骨髓中的粒系和红系细胞。对部分传统免疫抑制治疗抵抗、依赖、甚至无效的肾病综合征患者，CsA仍然有效。

1976年瑞士山德士药厂首次发现并报告它具有免疫抑制作用。同年，英国剑桥的R. Calne在动物的器官移植方面证实CsA具有令人惊喜的效果，并于1978年成功地将CsA用于临床肾脏移植和骨髓移植。1985年CsA被应用于治疗儿童难治性肾病综合征，其后陆续应用于治疗多种肾小球疾病和自身免疫性疾病，并取得了良好的疗效。

CsA的作用机制分为免疫介导和非免疫介导两方面。CsA的免疫抑制作用机制：CsA与T淋巴细胞膜上的高亲和力受体蛋白结合，并被动弥散通过细胞膜，在分子水平上干扰转录因子与IL-2助催化剂的结合，抑制IL-2 mRNA的转录，进而抑制IL-2的生成及其受体的表达，使细胞毒T细胞的聚集作用减弱，从而减少其他细胞因子的产生与聚集，使炎症反应减轻或消失。非免疫介导的机制为减少肾血流量，降低肾小球滤过压。

一、环孢素A应用于治疗原发性肾病综合征

CsA是治疗肾病综合征的二线药物，主要用于难治性肾病综合征或对肾上腺皮质激素有效而副作用较大者。对儿童肾病综合征或对使用肾上腺皮质激素有顾虑者也可作为一线药物。CsA治疗原发性肾病综合征有一定疗效，但对于治疗前已有血清肌酐（Scr）升高者（$>200\mu mol/L$），或（和）肾活检有明显肾间质小管病变者应慎用。对CsA过敏者及小于1岁儿童禁用。

难治性肾病综合征是指肾上腺皮质激素依赖、抵抗或经常复发的肾病综合征。肾上腺皮质激素抵抗：使用泼尼松1mg/(kg·d)，8周后不缓解。肾上腺皮质激素依赖：在最初缓解后于糖皮质激素减量过程中复发或停药两周内复发。经常复发：最初缓解后6个月内复发两次，或一年内复发3次。原发性肾病综合征患者中，无论何种病理类型都有可能出现难治性肾病综合征。

1. 微小病变性肾病（MCD） 对于难治性MCD，应用CsA常有效，副作用较少。肾上腺皮质激素依赖者，使用CsA后大部分病例可取得完全或部分

缓解。而肾上腺皮质激素抵抗者也有部分取得部分或完全缓解。CsA 与泼尼松 0.5mg/(kg·d) 合用，可显著提高缓解率。对接受 CsA 治疗的 MCD 患者，应定期监测肾功能。长期使用 CsA 治疗（超过 1 年以上者），必要时可重复肾活检以检测有无肾毒性的组织学证据。

2. 局灶节段性肾小球硬化（FSGS） CsA 可用于治疗 FSGS 导致的难治性肾病综合征。对肾上腺皮质激素依赖者，使用 CsA 疗效较好，对肾上腺皮质激素抵抗者单用 CsA 则疗效较差。若与泼尼松 0.5mg/(kg·d) 合用，则可显著提高疗效。

3. 膜性肾病（MN） MN 是临床上治疗较困难的一组病例。CsA 是 MN 治疗的选择药物之一。可在其他药物治疗无效时使用，也可作为 MN 的初始治疗。

4. IgA 及非 IgA 系膜增生性肾小球肾炎　对于肾活检提示为组织学病变轻微的 IgA 及非 IgA 系膜增生性肾小球肾炎，如果肾上腺皮质激素和环磷酰胺治疗失败，可使用 CsA 治疗。

二、环孢素 A 应用于治疗狼疮性肾炎

CsA 治疗狼疮性肾炎有效，Ⅲ、Ⅳ、Ⅴ型狼疮性肾炎患者，CsA 与肾上腺皮质激素联合应用可显著减少蛋白尿。长期疗效及安全性有待严格的临床对照研究和随访。

三、环孢素 A 的用量和浓度监测

1. CsA 治疗肾病综合征时，成人起始剂量一般为 4～5mg/(kg·d)。儿童起始剂量为 150mg/(m^2·d)，最大剂量不超过 200mg/(m^2·d)。治疗前 Scr 已不正常者，若认为需要使用时，起始治疗剂量应为 2.5mg/(kg·d) 或以下。使用 CsA 时若 Scr 较基础值升高 30%，则应考虑减量（每次下调 0.5～1mg/(kg·d)）。

2. 应综合考虑使用药物剂量与血药浓度两个参数指导剂量调整，成人 5mg/(kg·d)，儿童 200mg/(m^2·d) 时，即使血药浓度低，增加 CsA 剂量也会增加毒性。CsA 血药浓度在正常治疗范围内并不能排除发生肾毒性的可能性。

3. 使用 CsA 时，应调整血胆固醇在 6.5mmol/L 以下，胆固醇水平正常时 CsA 用量为 4～5mg/(kg·d)；血胆固醇在 7.8mmol/L 时，则很难达到有效组织浓度。

4. CsA 治疗肾病综合征时疗程为 3～6 个月，少数患者可小剂量(≤3mg/

(kg·d)) CsA 长期维持，CsA 治疗肾病综合征时可有治疗后效应（停药或减量后出现的疗效）。

四、联合用药

由于单用CsA治疗后复发率高，临床上常需联合用药。与肾上腺皮质激素或其他免疫抑制剂联合使用，可提高CsA的临床疗效。

1. 与肾上腺皮质激素联合使用，即使是小剂量［一般泼尼松 0.5mg/(kg·d)，成人 30mg/d］也可增加对治疗的敏感性。

2. CsA也可与其他免疫抑制剂合用，但要减少其他免疫抑制剂的剂量，并严密观察不良反应。

3. CsA与小剂量他汀类药物合用是安全的。某些药物如红霉素，新一代的二氢吡啶类钙离子拮抗剂等会增加CsA浓度。但钙离子拮抗剂虽可使CsA浓度升高，不会增加CsA的肾毒性，且可减少CsA的用量。

五、环孢素A的不良反应

1. 肾脏不良反应　CsA治疗中最重要的问题是其肾毒性。CsA可引起肾小管间质及肾血管的结构和功能改变，导致肾间质纤维化、血管钙化、肾小球硬化等，即使CsA血清浓度正常也可发生上述改变。CsA急性肾毒性与肾血流量的下降有关，这种功能性的肾毒性通常不会引起永久性的肾损害。急性CsA肾毒性多呈剂量依赖性，CsA减量或停用后可以恢复。慢性CsA肾毒性是CsA治疗的主要不良反应，主要表现为肾内小血管硬化和条索状的间质纤维化。

2. 肝脏不良反应　CsA致肝损害的发生率为5%～10%，多发生在用药头3个月内。

3. 环孢素相关性高血压　使用CsA过程中10%～14%患者可发生高血压，原无高血压，用药后血压升高超出正常范围，或是用CsA前，原降压药可控制的血压，使用CsA后变为不可控制。一般加用降压药或调整降压药剂量后，CsA导致的高血压可控制。

4. 其他不良反应　包括胃肠道不适及腹泻，高尿酸血症及痛风，血糖升高（少于2%），多毛，齿龈增生，震颤，感染等，长期使用有引起肿瘤的报告。

对肾功能不全、严重高血压或有明显肾间质小管损伤者，应用CsA治疗要慎重。有尚未控制的感染或恶性肿瘤的患者不宜使用CsA。长期使用应注意监测肝肾功能和血药浓度。

附件 8-1 环孢素 A 的血药浓度与检测方法

血液中的 CsA 33%～47%分布于血浆中，4%～9%分布在淋巴细胞，5%～12%在粒细胞，41%～58%在红细胞中。血浆中 CsA 几乎全部与蛋白结合，与血浆蛋白的结合率可高达约 90%，主要与脂蛋白结合。口服后达峰时间约为 3.5 小时，全血的浓度可为血浆的 2～9 倍，成人的血浆 $T_{1/2}$ 为 19（10～27）小时，而儿童仅约为 7（7～19）小时。CsA 的分布呈多室模型，并易分布至细胞内。几乎全部经肝脏代谢，有 10 余种代谢产物，再经肾或胆道排泄。消除半衰期随疾病状态而有所改变，肝功能正常者约 4 小时。

CsA 浓度测定时多主张用肝素抗凝，作全血浓度测定。取样时间通常在达稳态后用药前，以测定稳态谷浓度。测定的方法主要有高效液相色谱法（HPLC）和免疫测定法两类。两法灵敏度、线性范围、重复性均可满足要求。HPLC 法特异性高，重复性好，但色谱条件要求高，耗时。免疫法简便易行，过去使用多克隆抗体测定，由于 CsA 代谢产物可与抗体发生交叉反应，故其结果高于 HPLC 法，目前采用单克隆选择性 IgG 抗体，特异性大大提高。CsA 的治疗作用、毒性反应与血药浓度相关，安全范围窄。HPLC 法测得的 CsA 全血治疗浓度参考范围为 100～200ng/ml。

附件 8-2 环孢素 A 的药物相互作用

①CsA 与雌激素、雄激素、西咪替丁、红霉素、酮康唑等合用，其血浆浓度及肝、肾毒性均增加，故与上述药物合用必须慎重，应密切监测患者的 CsA 血药浓度及肝、肾功能，及时调整剂量。②CsA 与肝酶诱导剂如利福平、苯妥英钠、苯巴比妥等合用，由于会诱导肝微粒体酶而增快其代谢，减低其免疫抑制作用，故须调节 CsA 剂量。③某些药物，如氨基糖苷类抗生素、两性霉素和非甾体抗炎药等，不改变 CsA 的代谢和血浓度，但由于它们均具有肾毒性，故与 CsA 同时使用，有诱发急性肾衰竭的危险。④使用 CsA 时，如输注贮存超过 10 日的库存血，或与保钾利尿剂、血管紧张素转换酶抑制剂、含钾药物合用时，有发生高钾血症的危险。⑤与大剂量洛伐他汀合用，有可能增加横纹肌溶解和急性肾衰竭的危险。

附录9 慢性肾脏病蛋白营养治疗共识

近年来全球终末期肾病（ESRD）患病率在持续增长。这与人口老龄化、能够引起肾损害的疾病的发病率增加（特别是糖尿病）以及透析治疗的普及有关。治疗 ESRD 患者的费用也在增长，这对于全球特别是中国这样一个发展中的国家无疑是面对的一个巨大的经济问题。治疗费用的大幅攀升迫使我们需要更好的方法来预防和治疗慢性肾脏病（CKD）。

早在130多年以前，限蛋白饮食就是处理CKD患者的一个重要治疗手段。制定合理的低蛋白饮食谱的主要目的是在降低CKD患者机体不能排泄的废物的过多积聚的同时，维持一个相对良好的营养状态，并尽可能改善尿毒症的有关症状。只要CKD患者依从性好，这个目标就能达到。当饮食中的蛋白总量小于每天的最小需要量［0.6g/(kg·d)］时，为满足CKD患者的营养需要就必须补充必需氨基酸或相应的不含氮的前体（酮酸）。这样的饮食方案足以维持或者改善CKD的营养状况以及达到延缓肾脏病进展的目的。

由全国肾脏病和糖尿病界组成的专家小组在2004年2月召开了第一次《慢性肾脏病蛋白营养治疗共识》的制定，时隔1年，在实践的基础上进行再思考，于2005年3月进行了《共识》的再修订，旨在指出有关CKD患者限蛋白饮食的治疗前景，提供合理的临床饮食治疗方案。

一、营养治疗对慢性肾脏病的意义

限制蛋白质饮食是治疗慢性肾脏病（CKD）、特别是慢性肾衰竭的一个重要环节。在施行低蛋白饮食、尤其极低蛋白饮食治疗时，为防止营养不良，建议给患者同时补充复方α-酮酸制剂或必需氨基酸制剂。但是，已有研究表明，补充复方α-酮酸制剂在延缓肾损害进展上疗效优于必需氨基酸制剂。

研究表明，低蛋白饮食加复方α-酮酸制剂治疗有如下优点：①减轻氮质血症，改善代谢性酸中毒；②补充机体所缺必需氨基酸，改善蛋白质代谢；③减轻胰岛素抵抗，改善糖代谢；④提高脂酶活性，改善脂代谢；⑤降低高血磷，改善低血钙，减轻继发性甲状旁腺功能亢进；⑥减少蛋白尿排泄，延缓CKD进展。

［附件9-1：CKD定义及分期］

二、营养治疗的实施方案

（一）透析前慢性肾脏病（非糖尿病肾病）患者

1. 蛋白入量 CKD第1、2期原则上宜减少饮食蛋白，推荐蛋白入量

0.8g/(kg·d)。从CKD第3期起［GFR<60ml/(min·1.73m^2)］即应开始低蛋白饮食治疗，推荐蛋白入量0.6g/(kg·d)，并可补充复方α-酮酸制剂0.12g/(kg·d)。若GFR已重度下降［<25ml/(min·1.73m^2)］，且患者对更严格蛋白限制能够耐受，则蛋白入量还可减至0.4g/(kg·d)左右，并补充复方α-酮酸制剂0.20g/(kg·d)。由于复方α-酮酸制剂含钙（每片含钙50mg），因此服药量较大、尤其与活性维生素D同时服用时要监测血钙，谨防高钙血症发生。在低蛋白饮食中，约50%蛋白应为高生物价蛋白。

2. 热量摄入　实施低蛋白饮食治疗时，热量摄入需维持于30～35kcal/(kg·d)。

3. 其他营养素　各种维生素及叶酸应充分补充。当出现高磷血症时磷入量应限制在800mg/d以下（最佳入量为500mg/d）。

（二）透析前糖尿病肾病患者

1. 蛋白入量　从出现显性蛋白尿起即应减少饮食蛋白，推荐蛋白入量0.8g/(kg·d)。从GFR下降起，即应实施低蛋白饮食，推荐蛋白入量0.6g/(kg·d)，并可同时补充复方α-酮酸制剂0.12g/(kg·d)。

2. 热量摄入　实施低蛋白饮食治疗时，患者的热量摄入应基本与前述非糖尿病肾病患者相似，但是，肥胖的2型糖尿病患者需适当限制热量（总热量摄入可比上述推荐量减少250～500kcal/d），直至达到标准体重。由于患者蛋白入量（仅占总热量的10%左右）及脂肪入量（仅能占总热量的30%左右）均被限制，故所缺热量往往只能从碳水化合物补充，必要时应注射胰岛素保证碳水化合物利用。

3. 其他营养素　与非糖尿病肾病CKD患者要求相同。

［附件9-2：GFR计算公式］

（三）血液透析和腹膜透析患者

维持性血液透析患者推荐蛋白入量为1.2g/(kg·d)，当患者合并高分解状态的急性疾病时，蛋白入量应增加至1.3g/(kg·d)；维持性腹膜透析患者推荐蛋白入量为1.2～1.3g/(kg·d)。50%饮食蛋白应为高生物价蛋白。可同时补充复方α-酮酸制剂0.075～0.12g/(kg·d)。

热量摄入推荐35kcal/(kg·d)，60岁以上、活动量较小、营养状态良好者，可减少至30～35kcal/(kg·d)。患者需同时供给各种维生素、叶酸及铁。

三、实施低蛋白饮食治疗时对患者的监测

在实施低蛋白饮食治疗时，必须对患者治疗顺从性及营养状况进行密切监测，以防营养不良发生。

（一）饮食治疗顺从性的监测

1. 蛋白入量监测 测定患者24小时尿尿素排泄量，腹膜透析患者还应测24小时腹透液尿素排泄量，然后计算氮表现率蛋白相当量（protein nitrogen appearance rate，PNA）或蛋白分解代谢率（protein catabolic rate，PCR），在氮平衡情况下，其值应与蛋白入量相等。

［附件9-3：PNA及PCR计算公式］

2. 热量摄入监测 根据患者3天饮食记录，来计算患者实际摄入热量。

（二）患者营养状态的评估

CKD患者从GFR＜60ml/min起即易发生营养不良，故应从此开始对患者营养状态进行监测。对患者实施低蛋白饮食治疗后，更应规律地密切监测，治疗初或存在营养不良时推荐每月监测1次，而后每2～3个月监测1次。

需应用下列多种方法监测，然后进行综合分析，才能对患者营养状态作出客观评估。

1. 人体测量 包括体重指数（BMI）、肱三头肌皮褶厚度和上臂肌围等。

2. 生化指标 包括血清白蛋白、转铁蛋白、前白蛋白及血清胆固醇等。

3. 主观综合营养评估（SGA）

［附件9-4：SGA评估说明］

附件9-1 慢性肾脏病（CKD）的定义及分期

定义：是指肾脏损伤或GFR＜60ml/(min·1.73m^2）持续3个月。①肾脏损伤（肾脏结构或功能异常）≥3个月，可以有或无GFR下降，可表现为下列异常：病理学检查异常；肾损伤的指标阳性：包括血、尿成分异常或影像学检查异常；②GFR＜60ml/(min·1.73m^2）≥3个月，有或无肾脏损伤证据。

分期：见表9-1。

表9-1 慢性肾脏病的分期

分期	描 述	GFR［ml/(min·1.73m^2)］
1	肾损伤，GFR正常或增加	≥90
2	肾损伤，GFR轻度下降	60～89
3	GFR中度下降	30～59
4	GFR严重下降	15～29
5	肾衰竭	＜15（或透析）

（定义和分期依据K/DOQI慢性肾脏病临床实践指南）

附件 9-2 肾小球滤过率（GFR）的估计

肾小球滤过滤可以通过一些计算公式来估计，成人可以应用 Cockcroft-Gault 公式或简化 MDRD 研究公式，儿童需参考其他公式。

Cockcroft-Gault 公式：Ccr（ml/min）＝［（140－年龄）×体重×（0.85 女性）］/（72×Scr）

简化 MDRD 公式：GFR［ml/(min·1.73m^2)］＝186×（Scr）$^{-1.154}$×（年龄）$^{-0.203}$×（0.742 女性）

注：Ccr 为肌酐清除率；GFR 为肾小球滤过率；Scr 为血清肌酐(mg/dl)；年龄以岁为单位；体重以 kg 为单位。

附件 9-3 氮表现率蛋白相当量（PNA）及蛋白分解代谢率（PCR）

氮表现率蛋白相当量或总氮排出量蛋白相当量（protein equivalent of nitrogen appearance rate，PNA），是反映营养状况和蛋白摄入水平的较好指标。必须强调，只有当患者病情相对稳定、无高分解代谢因素时，方可应用 PNA 计算“蛋白相当量”；当患者发生明显高分解代谢因素时，用 PNA 推算饮食蛋白质摄入时，应注意避免过高估计 PNA 的“蛋白相当量”，因此时蛋白质实际摄入量往往低于 PNA 数值。

PNA（g/24h）＝7.62×UNA（g/24h）＋19.0（g/24h）

其中：

UNA（g/24h）＝UUN（g/24h）＋ΔBUN·BW·60%

或 UNA（g/24h）＝UUN（g/24h）＋DUN（g/24h）＋ΔBUN×BW×60%（透析患者）

UUN（尿尿素氮量 g）＝尿尿素氮浓度（g/L）×24h 尿量（L）

DUN（透析液尿素氮量 g）＝透析液尿素氮浓度（g/L）×24h 内透析液总量（L）

ΔBUN（血尿素氮变化 g/24h）＝（BUNf－BUNi）÷ 间隔天数

BUNf＝最后日 BUN（g/L），BUNi＝开始日 BUN（g/L）

BW＝体重（kg）（透析患者的体重，应在血液透析结束后或在腹透液排出后再测定）

另外，也可应用 Mitch 等介绍的如下公式来估计蛋白质摄入量（Diet protein intake，DPI）：

DPI（g/24h）＝6.25（UUN＋0.031 体重）(g/24h)

注：UUN为尿尿素氮量（g/24h）；体重以kg作单位。系数换算：UUN及BUN：1mmol/L＝2.8mg/dl＝0.028g/L

蛋白分解代谢率（PCR）计算公式如下：

PCR（g/d）＝9.35GU＋11

其中：

$$GU\ (mg/min) = Curea\ (ml/min) \times BUN\ (mg/ml)$$

$$Curea\ (ml/min) = \frac{Uurea\ (mg/ml)}{BUN\ (mg/ml)} \times \frac{尿量\ (ml)}{时间\ (min)}$$

注：GU为尿素生成率；Curea为尿素清除率；Uurea为尿尿素浓度；BUN为血尿素氮

附件9-4 主观综合性营养评估（SGA）说明

一、体重改变

1. 说明 根据既往半年和两周的体重变化情况给予积分，尤其重视近两周来的变化，若最近体重稳定或有增加，应加分。

2. 询问词 你目前体重？你六月前体重？最近两周体重变化了吗？（不变、增加、减少、多少具体数据）

3. 评价标准 ①6月内体重变化：A＝体重变化＜5%，或5%～10%但正在改善；B＝持续减少5%～10%，或由10%升至5%～10%；C＝持续减少＞10%。②2周内体重变化：A＝无变化、正常体重或恢复到5%内；B＝稳定，但低于理想或通常体重；部分恢复但不完全；C＝减少/降低

二、进食

1. 询问词 ①你的食欲好、不好、正常、非常好；②你的进食量有变化吗？不变、增加、减少、多久；③进食发生改变的持续时间；④你的食物类型有变化吗？没有变化；半流量、全流量、低能量流食、不能摄食或有其他的变化。

2. 评价标准 ①摄食变化：A＝好，无变化，轻度、短期变化；B＝正常下限但在减少；差，但在增加；差，无变化（取决于初始状态）；C＝差，并在减少；差，无变化。②摄食变化的时间：A＝＜2周，变化少或无变化；B＝＞2周，轻-中度低于理想摄食量；C＝＞2周，不能进食，饥饿。

三、胃肠道症状

1. 询问词 你常出现下面的问题吗？①没有食欲：很少、从不、每天、

2～3次/周、1～2次/周；②腹泻：很少、从不、每天、2～3次/周、1～2次/周；③恶心：很少、从不、每天、2～3次/周、1～2次/周；④呕吐：很少、从不、每天、2～3次/周、1～2次/周。

2. 评分标准　A＝少有，间断；B＝部分症状，＞2周；严重、持续的症状，但在改善；C＝部分或所有症状，频繁或每天，＞2周。

四、功能异常

1. 询问词　你还能做以前能做的事吗？①散步？没有、稍减少、明显减少、增多；②工作？没有、稍减少、明显减少、增多；③室内活动？没有、稍减少、明显减少、增多。④过去2周有何改变？有所改善、无变化、恶化。

2. 评分标准　A＝无受损，力气/精力无改变或轻-中度下降但在改善；B＝力气/精力中度下降但在改善，通常的活动部分减少，严重下降但在改善；C＝力气/精力严重下降，卧床。

五、体　　检

1. 说明　见表9-2。

表9-2　体检说明

皮下脂肪	要　旨	重度营养不良	轻-中度	良　好
下眼睑		黑眼圈，眼窝凹陷，皮肤松弛		轻度凸出的脂肪垫
二/三头肌	臂弯曲，不要捏起肌肉	两指间空隙很少，甚至紧贴		大量脂肪组织
肌肉消耗				
颞部	直接观察，让患者头转向一边	凹陷	轻度凹陷	看不到明显的肌肉
锁骨	看锁骨是否凸出	凸出	部分凸出	男性看不到，女性看到但不凸出
肩	看骨是否凸出、形状，手下垂	肩锁关节方形，骨骼凸出	肩峰轻度凸出	圆形
肩胛骨	患者双手前推，看骨是否凸出	骨凸出，肋、肩胛、肩、脊柱间凹陷	骨轻度凸出，肋、肩胛、肩、脊柱间轻度凹陷	不凸出，不凹陷
骨间肌	手背，前后活动拇指和食指	平坦或凹陷	轻度	肌肉凸出，女性可平坦
膝盖（下肢变化不明显）	患者坐着，腿支撑在矮板凳上	骨凸出		肌肉凸出，骨不凸出

续表

皮下脂肪	要旨	重度营养不良	轻-中度	良好
股四头肌	不如上肢敏感	大腿内部凹陷，明显消瘦	轻度凹陷，瘦	圆形，无凹陷
腓肠肌		瘦，无肌肉轮廓		肌肉发达
水肿/腹水	活动受限的患者检查骶部	明显	轻-中度	无

2. 评价标准　①皮下脂肪：A＝大部分或所有部位无减少；B＝大部分或所有部位轻-中度减少，或部分部位中-重度减少；C＝大部分或所有部位中-重度减少。②肌肉消耗：A＝大部分肌肉改变少或无变化；B＝大部分肌肉轻-中度改变，一些肌肉中-重度改变；C＝大部分肌肉重度改变。③水肿：A＝正常或轻微；B＝轻-中；C＝重度。④腹水：A＝正常或轻微；B＝轻-中；C＝重度。

六、SGA 总评

SGA 评分等级：A＝营养良好（大部分是 A，或明显改善）；B＝轻-中度营养不良；C＝重度营养不良（大部分是 C，明显的躯体症状）。